NOUVELLES MÉTHODES DE TRAITEMENT

DES

MALADIES ARTICULAIRES

PAR

A. BONNET

PROFESSEUR DE CLINIQUE CHIRURGICALE A L'ÉCOLE DE MÉDECINE DE LYON
MEMBRE CORRESPONDANT DE L'INSTITUT, ASSOCIÉ DE L'ACADÉMIE IMPÉRIALE DE MÉDECINE
MEMBRE CORRESPONDANT DE LA SOCIÉTÉ DE CHIRURGIE
CHEVALIER DE LA LÉGION D'HONNEUR.

SECONDE ÉDITION, REVUE ET AUGMENTÉE D'UNE NOTICE HISTORIQUE

PAR LE DOCTEUR J. GARIN

MÉDECIN DE L'HÔTEL-DIEU DE LYON.

Accompagnée de 17 planches intercalées dans le texte

ET D'UN

RECUEIL D'OBSERVATIONS SUR LA RUPTURE DE L'ANKYLOSE.

PARIS

J. B. BAILLIÈRE ET FILS

LIBRAIRES DE L'ACADÉMIE IMPÉRIALE DE MEDECINE,
rue Hautefeuille, 19.

LONDRES	NEW-YORK
HIPPOLYTE BAILLIÈRE, 249, REGENT-STREET.	BAILLIÈRE BROTHERS, 40, BROADWAY

MADRID, C. BAILLY-BAILLIÈRE, CALLE DEL PRINCIPE, 11.

1860

NOUVELLES MÉTHODES DE TRAITEMENT

DES

MALADIES ARTICULAIRES

A. BONNET.

OUVRAGES DU PROFESSEUR BONNET

CHEZ LES MÊMES LIBRAIRES.

Traité des maladies des articulations, Paris, 1845, 2 vol. in-8, avec atlas in-4º, de 16 planches...................... 20 fr.

Traité de Thérapeutique des maladies articulaires, Paris, 1853, 1 vol. in-8, avec 97 planches intercalées dans le texte.
9 fr.

Traité des sections tendineuses et musculaires dans le strabisme, la myopie, la disposition à la fatigue des yeux, le bégaiement, les pieds bots, les difformités du genou, les torticolis, les resserrements des mâchoires, les fractures, etc. Lyon, 1841, in-8 avec 15 planches.

Du décret du 10 avril dans ses rapports avec l'éducation du médecin. Lyon, 1852, in-8.

Influence des lettres et des sciences sur l'éducation. Lyon, 1855, in-8 de 52 pages.

Mémoire sur la nature et le traitement de l'infection purulente. Lyon, 1855, in-8 de 51 pages.

Traité pratique de la cautérisation, d'après l'enseignement clinique de M. le professeur A. BONNET, de Lyon, par le docteur R. PHILIPEAUX, *Ouvrage couronné par la Société des sciences médicales et naturelles de Bruxelles,* et honoré d'une récompense par l'Académie des Sciences (prix Monthyon). Paris, 1856, in-8 de 626 pages.   8 fr.

CORBEIL, typographie et stéréotypie de CRÉTÉ.

NOUVELLES MÉTHODES DE TRAITEMENT

DES

MALADIES ARTICULAIRES

PAR

A. BONNET

PROFESSEUR DE CLINIQUE CHIRURGICALE A L'ÉCOLE DE MÉDECINE DE LYON
MEMBRE CORRESPONDANT DE L'INSTITUT, ASSOCIÉ DE L'ACADÉMIE IMPÉRIALE DE MÉDECINE
MEMBRE CORRESPONDANT DE LA SOCIÉTÉ DE CHIRURGIE
CHEVALIER DE LA LÉGION D'HONNEUR.

SECONDE ÉDITION, REVUE ET AUGMENTÉE D'UNE NOTICE HISTORIQUE

PAR LE DOCTEUR J. GARIN

MÉDECIN DE L'HÔTEL-DIEU DE LYON.

Accompagnée de 17 planches intercalées dans le texte.

ET D'UN

RECUEIL D'OBSERVATIONS SUR LA RUPTURE DE L'ANKYLOSE.

PARIS

J. B. BAILLIÈRE et FILS,

LIBRAIRES DE L'ACADÉMIE IMPÉRIALE DE MÉDECINE,
rue Hautefeuille, 19.

LONDRES	NEW-YORK
HIPPOLYTE BAILLIÈRE, 219, REGENT-STREET.	BAILLIÈRE BROTHERS, 440, BROADWAY

MADRID, C. BAILLY-BAILLIÈRE, CALLE DEL PRINCIPE, 11.

1860

Droit de traduction réservé.

PRÉFACE DE L'AUTEUR

Pendant longtemps, le traitement local des maladies articulaires n'a laissé au chirurgien d'autre alternative que l'emploi de moyens topiques qui se bornaient à modifier les fonctions et la structure de la peau, ou le choix d'opérations qui entraînaient des accidents graves, et laissaient après elles de tristes mutilations.

Il importait de sortir de cette voie stérile ou dangereuse et de trouver des méthodes plus efficaces que les topiques, les frictions et les douches, et qui permissent en même temps de conserver l'intégrité et les fonctions des jointures.

Ce progrès a été accompli, du moins dans une certaine mesure, pendant les vingt dernières années. Il a été la conséquence d'études sérieuses sur les altérations de forme, de rapports et de fonctions dont les jointures peuvent devenir le siége, et sur l'emploi de méthodes thérapeutiques propres à ramener les membres à leur direction normale, à en assurer le repos, et à régler, suivant les cas, l'exercice élémentaire ou l'exercice complet des mouvements.

L'ensemble de ces travaux fondés sur la base solide de l'anatomie et de la physiologie, a été favorisé par plusieurs découvertes modernes. *La méthode sous-cutanée* a fourni des moyens sûrs et innocents de vaincre les résistances opposées par les tendons et par les muscles. *L'éthérisation*, en permettant de faire mouvoir les jointures malades sans y provoquer de douleur, a rendu un service immense au diagnostic des lésions et au redressement des difformités. *Les systèmes de bandages qui se moulent sur les formes du corps*, quoique primitivement inventés pour les fractures, ont permis de supprimer les pansements dont les attelles droites et inflexibles formaient la base, et d'assurer le repos des articulations sans exercer de pressions douloureuses. Enfin *la cautérisation*, constituée dans ses principes et perfectionnée dans ses procédés, a fourni des moyens nouveaux de favoriser la résolution et l'organisation complète des tissus engorgés et fongueux.

Quoique l'école de Paris ait pris une part importante à la généralisation, au perfectionnement et à la diffusion de quelques-unes de ces découvertes, elle est restée étrangère à l'invention de la plupart d'entre elles. Le mouvement s'est accompli hors de son sein, en ce qui regarde les nouveaux systèmes de pansement et de cautérisation, les principes de redressement des membres dans les difformités articulaires, la rupture de l'ankylose, les tuteurs et les appareils de mouvement. Il est résulté de cette direction scientifique un singulier contraste entre l'esprit d'innovation qui, à Lausanne, à Bruxelles, à Lyon, à Naples et à Berlin, présidait aux travaux de thérapeutique articulaire, et la conservation, à Paris, des traditions classiques, depuis la théorie, religieusement suivie, des causes de l'allongement et du raccourcissement dans les coxalgies par la répulsion et la luxation du fémur, jusqu'à l'absence de tout redressement et de tout appareil contentif ou moteur.

Dans cette situation, il importait d'abandonner la voie des publications dans les journaux et dans les livres, dont l'expérience prouvait toute la stérilité, et de démontrer les méthodes nouvelles en présence des corps savants qui font autorité et desquels part toute publicité faite pour obtenir quelque retentissement. Il importait plus encore d'employer publiquement ces méthodes, afin de mieux faire apprécier le détail des procédés et les conséquences de leur application.

Ce sont ces motifs qui m'ont engagé à faire un voyage à Paris vers le milieu du mois d'août de cette année. Grâce à la bienveillance dont j'ai été honoré, j'ai pu porter la parole successivement dans trois séances consécutives de l'Académie des sciences, de l'Académie de médecine et de la Société de chirurgie, et j'ai consacré les deux jours suivants à des opérations publiques, dont deux, entre autres, ont été faites à la clinique de la Faculté sur des malades qui m'avaient été confiés par M. Adolphe Richard, suppléant à cette époque du professeur Nélaton, et dont l'obligeance m'a été extrêmement précieuse.

Il m'a paru utile de rassembler en un seul fascicule tous les faits qui se rapportent à ce voyage, et d'en compléter le récit en signalant les publications et les traitements dont mes mémoires et mes démonstrations ont été le point de départ. Ce récit permettra d'embrasser d'un coup d'œil rapide les travaux les plus récents sur les maladies articulaires ; de juger, en partie du moins, par des faits soumis à un contrôle public, de l'utilité des méthodes nouvelles et des limites dans lesquelles se renferme leur action ; enfin d'apprécier les vues de plusieurs médecins distingués sur des questions bien anciennes, si l'on considère les écrits dont elles ont été l'objet, mais très-nouvelles, si on leur assigne pour date le moment où elles ont commencé à fixer l'attention.

J'ose croire que la forme de cette monographie, qui est celle d'une démonstration adressée à une réunion que l'on veut convaincre, et d'un échange d'explications, d'objections et de réponses, par lesquelles se traduit la vie des assemblées délibérantes, donnera à ce travail plus d'animation et d'intérêt que n'en comporte en général l'exposition de recherches spéciales et pratiques, comme celles qui sont traitées dans cet écrit.

A. BONNET.

Lyon, 15 novembre 1858.

PRÉFACE

DE LA SECONDE ÉDITION.

Le succès de cet ouvrage, dont la première édition a été rapidement épuisée, en justifierait seul la réimpression. Mais d'autres raisons recommandent cette œuvre au public.

Le sujet traité par l'auteur est d'un intérêt permanent pour la science et pour l'humanité. Il s'agit, en effet, des *maladies articulaires* le plus généralement considérées comme incurables, et des *nouvelles méthodes* de traitement imaginées pour les guérir. Les tumeurs blanches des jointures et les ankyloses qui les suivent, les opérations et les manœuvres curatives de ces maladies, voilà tout l'objet de ce livre.

Appliqué, depuis près de vingt ans, à l'étude la plus persévérante et la plus heureuse de cette question difficile, A. Bonnet avait fait du traitement des maladies articulaires comme sa spécialité ; et pendant ces longues années d'une pratique non interrompue dans l'un des plus grands hôpitaux de France (1), il a publié sur ce sujet de prédilection un grand nombre de mémoires importants et deux traités *ex professo* (2), qui lui ont valu parmi ses contemporains une juste réputation. C'est le résumé de ces laborieuses investigations, c'est la substance même de cette vaste expérience qu'il a voulu condenser, sous une forme originale, dans ce volume que pour la seconde fois nous offrons au public.

Là, sans doute, n'est point son œuvre tout entière ; A. Bonnet, le premier, a eu soin de le dire (3), et le lecteur soucieux de juger équitablement ses travaux aura besoin d'en faire une revue rétrospective plus complète. Mais dans cette succincte et pittoresque exhibition de ses idées devant les corps

(1) L'Hôtel-Dieu de Lyon.

(2) *Traité des maladies des articulations,* 2 vol. in-8, avec atlas in-4 de 16 planches. Paris, 1845.

Traité de thérapeutique des maladies articulaires, 1 vol. in-8, avec 97 planches intercalées dans le texte. Paris, 1853.

(3) « Je suis très-reconnaissant de la bienveillance avec laquelle plusieurs de mes confrères ont accueilli mes dernières communications ; mais je ne peux m'empêcher de remarquer que tous ces auteurs les citent comme si elles constituaient l'ensemble de mes travaux, et que je n'eusse rien publié d'analogue sur les maladies articulaires. Une telle supposition serait loin de la vérité ; mes travaux actuels ne sont que la continuation, le couronnement pour ainsi dire de ceux que je poursuis depuis plus de vingt ans ; tous reposent sur les mêmes méthodes d'analyse, sur les mêmes principes d'anatomie et de physiologie. » (*Nouvelles méthodes,* p. 144.)

constitués de la·science les plus autorisés qui fussent jamais, il a mis en lumière, avec un talent d'exposition incontestable, les principes généraux de ses doctrines sur les maladies articulaires et les procédés aussi hardis qu'efficaces de ses méthodes de traitement. C'est pourquoi nous croyons payer à sa mémoire un légitime tribut d'hommage et rendre au progrès de l'art un service véritable, en donnant une seconde édition de cet ouvrage, dernier fruit de ses veilles et de ses persévérantes recherches.

Cependant, cette deuxième édition, malgré l'addition de plusieurs documents dignes d'intérêt, n'est guère qu'une réimpression de la première. D'assez nombreuses corrections, certains arrangements du cadre adopté par l'auteur, l'intercalation dans le texte de figures propres à en faciliter l'intelligence, peuvent bien avoir ajouté quelque chose à la forme, mais n'ont apporté aucun changement au fond de l'ouvrage. Tout changement de cette nature nous était d'ailleurs interdit : A. Bonnet seul aurait pu modifier son œuvre; encore, ne l'aurait-il fait qu'aux dépens de l'exactitude historique; car, il ne faut pas l'oublier, cet opuscule est un procès-verbal.

Mais, tel qu'il est, ce procès-verbal, où l'illustre chirurgien a consigné le récit d'une véritable campagne scientifique, a un mérite qu'on ne retrouve au même degré dans aucun autre de ses écrits ; il s'y est peint lui-même sans le vouloir, et l'absence de toute préoccupation à cet égard a rendu le portrait plus ressemblant.

L'homme, en effet, non moins que le savant, revit dans cet ouvrage.

Las de s'épuiser en de stériles publications pour réformer la pratique des maladies articulaires, A. Bonnet résolut d'aller à Paris, comme au cœur de la place, tenter une de ces explications directes qui, entre gens de bonne foi, avancent plus les affaires, en un jour, que dix ans de discussion : premier trait de ce caractère ardent et chevaleresque toujours prêt à servir la vérité et même à se dévouer pour elle. C'est ainsi que pendant cinq jours consécutifs on put le voir portant tour à tour la parole devant l'Institut et l'Académie de médecine, dans l'enceinte de la Société de chirurgie et à l'hôpital des cliniques de la Faculté, faire sans relâche la propagande de ses propres idées : ici, par des mémoires rédigés dans un but spécial ; là, par des discours improvisés où le talent du professeur brille sous la modestie du savant ; ailleurs, par des opérations pleines de hardiesse dont il donnait à la fois le précepte et l'exemple ; partout, enfin, montrant, dans sa puissante individualité, l'écrivain, l'orateur et le chirurgien par leurs côtés les plus divers et les plus caractéristiques.

L'effet qu'il produisit dans ces grandes assemblées fut considérable. Les journaux du moment l'ont reconnu avec éloge, et aujourd'hui encore l'on en peut juger par le compte-rendu fidèle qu'il nous a laissé de ces remarquables séances, sans pouvoir toutefois faire passer dans ces pages muettes ce que la voix, le geste, la vie, en un mot, ajoutait de chaleur communicative à sa parole.

Il suffit de lire son mémoire à l'Institut pour reconnaître le tour didactique de toutes ses compositions et la probité invariable de sa science. La distribution nette du sujet, l'ordre logique des idées, la clarté de la démonstration, la sincérité des détails, la loyauté des jugements sur autrui, l'estime contenue de soi-même, tout rappelle le savant honnête homme que chacun a connu et respecté. Il n'y a pas jusqu'au simple récit fait après cette lumineuse lecture qui ne nous montre l'homme sous le savant. Peut-on oublier, par exemple, cette touchante histoire de pied bot (1), où l'on voit le cœur du chirurgien si paternellement ému, quand sa main pour guérir va devenir impitoyable.

Le mémoire lu à l'Académie de médecine révèle d'autres dons précieux de cette belle intelligence.

Et d'abord, quel choix du sujet pour intéresser un auditoire familier avec tous les sujets! *Des effets des déviations de la taille sur la respiration et des moyens d'y remédier ;* question grave et jusque-là inexplorée. Mais à l'Académie l'heure presse et le temps est compté ; il faut, suivant l'adage, parler vite et parler bien. Aussi, voyez comme le style de l'écrivain devient bref et presque aphoristique ; sa

(1) Page 26.

phrase est courte; l'énumération y domine; des
chiffres marquent les repos de la pensée; les transi-
tions sont omises et des paragraphes les rempla-
cent. On le sent, ce mémoire a été vite fait, vite lu,
et si l'auteur se hâte, c'est que possédant à fond la
matière, il n'a d'autre préoccupation que de mettre
à profit tout le loisir de ses auditeurs et le sien;
faisant songer parfois à ces concours dont la palme
est, non au plus correct ou au plus disert, mais, à
la fois, au plus abondant et au plus rapide.

Mais où A. Bonnet a excellé dans ce tournoi
scientifique, c'est, sans aucun doute, dans l'exposition dogmatique et expérimentale du résultat de
ses études sur la question toujours pendante des
coxalgies; c'est là qu'on le retrouve tel qu'il était
en ses meilleurs jours d'enseignement.

Soit qu'en présence de la Société de chirurgie, il
développe ses doctrines sur l'ankylose de la hanche
et le traitement qui convient à cette grave infirmité, soit que dans une chaire de la Faculté de
Paris, il confirme ses théories par des démonstrations cliniques, au milieu de ses collègues comme
devant les élèves, il fait admirer également et l'élo-
quence du professeur et l'habileté du chirurgien.
Tantôt, armé de l'analyse la plus sagace, il porte
une vive lumière dans le diagnostic si complexe des
coxalgies; il éclaire d'un jour nouveau l'un des
points les plus obscurs de ce difficile sujet, en
faisant connaître les causes réelles de l'allongement
ou du raccourcissement de la cuisse dans les

maladies chroniques de la hanche, et l'importance relative de cette différence de longueur dans le traitement. Tantôt, faisant l'application rigoureuse de ses idées aux cas cliniques que le hasard lui fournit, le hardi novateur soumet ses doctrines au contrôle des faits les plus éclatants. Mais la précision de ses manœuvres est si exacte, le but partiel ou général de ses opérations si bien déterminé, le résultat définitif si régulièrement atteint, qu'il faut se reporter par le souvenir aux correctes manipulations d'Orfila et aux expériences les mieux réussies de Dulong, pour trouver un équivalent à la dextérité géométrique du chirurgien lyonnais. Aussi, dans ces pages où l'homme renaît tout entier, où le professeur et l'opérateur agissent de concert, on ne sait lequel reparaît le mieux à l'esprit charmé du lecteur, lequel il faut le plus admirer : quand il parle, on croit l'entendre; quand il opère, on croit le voir; et l'illusion dure jusqu'au bout pour celui qu'un long usage a familiarisé, comme nous, avec l'enseignement si animé, si attrayant de l'illustre chirurgien. Et si tant est que cet ouvrage, achevé presque dans les ombres de la mort, pût être comparé au dernier chant du poëte, il ne lui manquerait ni la supériorité sur les ouvrages précédents de l'auteur, ni cet intérêt suprême qui s'attache au legs d'un mourant.

Mais n'insistons pas. La piété de l'élève pourrait paraître suspecte et tourner contre le maître. Voyons plutôt comment un chirurgien distingué des hôpitaux de Paris, M. Paul Broca, secrétaire général de la Société de chirurgie, jugeant de haut le réformateur lyonnais, a rendu témoignage de ses travaux et en particulier du livre dans lequel nous venons de retrouver quelques traits de cette magistrale figure.

« J'arrive, Messieurs (1), à la partie la plus importante de son œuvre, à celle qui lui assure une place légitime parmi les premiers chirurgiens de notre époque, et vous devinez déjà qu'il s'agit de ses travaux sur les maladies des articulations. Je n'aurai pas besoin d'insister longtemps sur les doctrines qui ont été plusieurs fois discutées dans cette enceinte, qu'il est venu y développer lui-même, et qui sont encore présentes à tous les souvenirs. Un grand nombre de mémoires, deux grands ouvrages didactiques (2), et un dernier volume qui n'a paru que quelques jours après sa mort, témoignent de la persévérance de ses efforts sur ce sujet difficile qu'il a éclairé d'une vive lumière.

« Avant lui, sans doute, on guérissait déjà sans amputation et sans résection beaucoup de tumeurs blanches, mais ces cures ne s'obtenaient souvent qu'au prix d'une infirmité permanente. La sou-

(1) Cette citation est un fragment de l'éloge d'A. Bonnet, prononcé par M. Broca devant la Société de chirurgie de Paris, dont l'auteur était membre correspondant.

(2) *Traité des maladies des articulations*. Paris, 1845, 2 vol. in-8. — *Traité de thérapeutique des maladies articulaires*. Paris, 1853, 1 vol. in-8, avec 97 planches intercalées dans le texte.

dure de l'articulation était considérée comme une terminaison heureuse ; les déviations, les rétractions, les subluxations consécutives comme des accidents presque sans remède. On désirait toujours, dans la prévision de l'ankylose, que le membre gardât une position déterminée ; on avait recours aux gouttières ou aux appareils pour l'y maintenir en immobilité ; mais lorsqu'il était déjà dévié, lorsque la rétraction instinctive des muscles, provoquée et entretenue par la douleur inflammatoire, avait déjà déformé la jointure, on croyait devoir respecter cette attitude vicieuse, dans la crainte d'exaspérer l'inflammation par des manœuvres violentes et très-douloureuses, de provoquer la suppuration et d'interrompre le travail d'une guérison commencée.

« Bonnet, dans ses premières tentatives, ne se proposait d'abord, en redressant les tumeurs blanches, que d'atténuer les inconvénients de l'ankylose éventuelle ; et, dominé comme tout le monde par la crainte de redoubler l'inflammation, il n'était pas sans inquiétude sur le résultat des tiraillements auxquels il soumettait l'articulation malade. Mais il reconnut bientôt, à sa grande satisfaction, que le redressement et même le redressement brusque, quelque douloureux qu'il fût sur le moment, était suivi au bout de quelques heures d'un soulagement marqué, pourvu que le membre fût immédiatement immobilisé dans un appareil convenable ; puis il constata que l'inflammation,

au lieu de s'accroître, diminuait souvent avec rapidité, et qu'en définitive la bonne position n'était
pas seulement un moyen d'empêcher la production
des difformités, que c'était encore un moyen anti-
phlogistique.

« Je passe sous silence l'explication peut-être
contestable qu'il a donnée de ce grand fait, et les
expériences anatomiques qui l'ont conduit à déterminer pour chaque articulation la position la plus
favorable. Cette position est précisément celle que
les chirurgiens avaient indiquée et désirée : la rectitude pour la hanche et le genou, l'angle droit
pour le coude-pied, la demi-flexion pour la jointure
du coude, etc.

« Mais si l'on se bornait à redresser le membre
et à le maintenir immobile, l'ankylose complète
ou incomplète aurait toute chance de se produire,
et les fonctions de la jointure seraient à jamais
perdues. Prévenir l'ankylose, telle fut la seconde
indication que poursuivit notre éminent collègue.
Tous les chirurgiens avaient déjà eu la même pensée ; plusieurs avaient osé la mettre à exécution, et
certes ce n'étaient pas les moyens qui manquaient.
Il suffisait à la fin du traitement, et lorsque l'inflammation paraissait éteinte, de soumettre l'articulation à des manipulations méthodiques, pour
empêcher la soudure des surfaces opposées, et
pour rendre aux ligaments rétractés, et aux muscles
raccourcis par une longue inaction, leur longueur
et leur flexibilité. Mais cette indication, si simple

qu'elle fût, n'avait pu pénétrer dans la pratique commune. On craignait toujours de rallumer l'inflammation, de provoquer la récidive de la tumeur blanche; on voulait attendre avant d'agir que l'engorgement fût entièrement dissipé, et lorsque ce moment était venu, il était trop tard, l'ankylose était déjà confirmée.

« Tel était l'état des esprits avant les travaux de Bonnet. Qu'il me soit permis de dire cependant que déjà avant 1830, un médecin dont je m'honore d'être le gendre, avait professé, dans ses cliniques à l'hôpital Saint-Louis, que le mouvement articulaire favorise, chez les scrofuleux, la résolution des tumeurs blanches au déclin. Bonnet, qui était alors interne dans le même hôpital, ne perdit pas le souvenir des leçons de Lugol, et n'hésita pas, quinze ans plus tard, à lui attribuer la découverte de ce fait important. M. Malgaigne, en 1843, fit faire un grand pas à la question en divisant avec précision la marche des tumeurs blanches en deux périodes bien distinctes, l'une où l'immobilité est de rigueur, l'autre où les mouvements sont nécessaires; il indiqua les signes propres à chacune des deux périodes, et dans cette voie il alla même plus loin que Bonnet. Ce n'est donc pas celui-ci qui a inauguré la nouvelle méthode; mais c'est lui qui l'a développée, perfectionnée, et qui en a démontré l'excellence par des faits nombreux et éclatants; c'est lui enfin qui a eu le mérite de la faire prévaloir dans la pratique.

« En étudiant la question de plus près, il reconnut que souvent les altérations anatomiques sont très-inégalement réparties sur les ligaments et les surfaces d'une même articulation, qu'elles peuvent entrer en résolution à des époques différentes et qu'il peut être avantageux de faire exécuter certains mouvements, à un moment où certains autres seraient nuisibles. La flexion et l'extension, l'adduction et l'abduction, la rotation, la circumduction sont autant de fonctions distinctes ; il faut savoir les remettre en jeu par des moyens indépendants, et souvent à des périodes successives. Le *fonctionnement partiel* ou *élémentaire*, suivant son expression, doit donc le plus souvent précéder le *fonctionnement complet*. Bonnet attachait beaucoup d'importance à cette idée, qui lui avait suggéré le plan d'un *Traité de thérapeutique fonctionnelle*, ouvrage dont il rassemblait depuis longtemps les matériaux, lorsque la mort vint le frapper. Pour obtenir le fonctionnement partiel des articulations, il inventa un grand nombre de machines fort ingénieuses et fort efficaces, sans aucun doute, mais qui ont peut-être l'inconvénient de compliquer outre mesure l'arsenal de la chirurgie.

« Il avait déjà beaucoup fait pour la thérapeutique des affections articulaires, et grâce aux moyens qu'il avait vulgarisés, le nombre des tumeurs blanches guéries sans difformité et sans infirmité allait croissant de jour en jour. Mais il restait une nombreuse catégorie de malades qui,

mal dirigés ou mal soignés, gardaient, après la guérison, des déviations osseuses , des rétractions de
ligaments ou de muscles, des subluxations ou des
adhérences. Fallait-il abandonner à leur sort ces
malheureux estropiés ? Bonnet ne put s'y résoudre, et le traitement de ces cas, presque toujours réputés incurables jusqu'alors, fut le but
principal de ses efforts pendant les dernières années de sa vie.

« Il s'occupa surtout des coxalgies anciennes, de
ces difformités dont la nature a été si longtemps
méconnue, dont l'étiologie a été si souvent discutée,
et qu'on attribuait, avant les travaux de notre collègue, M. Parise, à un déboîtement spontané de l'articulation coxo-fémorale. Vous connaissez tous le
beau travail dans lequel M. Parise a démontré que
cette prétendue luxation est presque constamment
une simple déviation articulaire, une adduction exagérée et permanente , compliquée de rotation et
accompagnée d'une forte inclinaison du bassin.
L'esprit éminemment pratique de Bonnet tira parti
de ces notions précieuses, et sa persévérance obstinée, son habileté , son audace surmontèrent
toutes les difficultés. De vigoureuses manipulations
faites à la faveur de l'anesthésie , qui écarte la
douleur et relâche les muscles, lui permirent de
redresser en une ou plusieurs séances des coxalgies
invétérées, et lorsque la rétraction trop considérable des adducteurs rendit ces tentatives infruc-
tueuses, il n'hésita pas à plonger sous la peau un

long ténotome et à aller, sur le pourtour du trou obturateur, au milieu des ramifications de l'artère obturatrice, couper les insertions de ces muscles rebelles. Ce fut le désir de faire connaître cette méthode savante et hardie qui le conduisit au milieu de nous, au mois d'août dernier. Le moment n'est peut-être pas encore venu de la juger. La discussion longue et animée qu'elle provoqua lui fut favorable à quelques égards. Le principe des manipulations fut assez généralement accepté, mais l'opportunité de la section des adducteurs fut mise en doute par beaucoup d'entre vous. Quoi qu'il en soit, Messieurs, un certain nombre de succès complets, et un plus grand nombre d'améliorations, ont été obtenus depuis cette époque dans les hôpitaux de Paris, et si l'on est loin d'être d'accord sur la nature des cas où la nouvelle méthode doit être appliquée, on sait du moins que la coxalgie ancienne a cessé d'être incurable. C'est un grand progrès, et c'est à Bonnet qu'il est dû.

« Les objections qui lui avaient été présentées n'avaient fait que redoubler sa persévérance, et son premier soin, en revenant à Lyon, fut de réunir en un volume les diverses communications qu'il avait faites sur ce sujet à l'Institut, à l'Académie de Médecine, à la Société de Chirurgie ; de rédiger les leçons qu'il avait improvisées à l'hôpital des Cliniques pendant son court séjour à Paris, et de répondre aux arguments qu'on lui avait opposés soit parmi nous, soit dans la presse. Il se proposait, sans doute, de joindre à ce travail une série d'observations cliniques, seules capables d'entraîner toutes les convictions, lorsqu'un accident terrible et imprévu vint le saisir au milieu de son travail et interrompre tout à coup sa carrière.... »

Dans l'appréciation qu'on vient de lire, il nous semble que l'honorable secrétaire général retient souvent d'une main ce qu'il donne de l'autre, et qu'il accorde volontiers à notre auteur plus de brevets de perfectionnement que de brevets d'invention. Cependant, malgré cette sévérité que nous constatons sans la vouloir discuter ici, nous avons tenu à citer un juge si compétent sur le fond des choses, pour montrer quel état on fait à Paris, au sein même de la Société de chirurgie, des travaux de A. Bonnet sur les maladies des articulations, et plus particulièrement du livre qui les résume et que nous rééditons aujourd'hui.

Nous n'ajouterons donc rien à ce jugement sur la valeur scientifique et pratique des *Nouvelles méthodes de traitement des maladies articulaires.* L'ébranlement donné à l'opinion par l'excursion expérimentale du professeur Bonnet et l'émulation des chirurgiens, qui, tant à Paris qu'à Lyon, l'ont vu à l'œuvre, disent assez quel écho a trouvé dans le monde médical le présage favorable de M. Broca. Quant aux modifications que nous avons apportées à la contexture extérieure de l'ouvrage, quelques mots suffiront pour les faire accepter.

Le professeur Bonnet, en publiant la relation de son voyage à Paris, n'avait voulu donner au public qu'un opuscule né des circonstances, une de ces brochures qui sont comme les rudiments d'un plus long ouvrage en cours d'exécution. Pour un tel but, la forme de compte rendu sténographique qu'il avait choisie était à la fois la plus convenable et la plus fidèle. Elle reproduisait, comme il le dit lui-même, la vie des assemblées devant lesquelles il avait eu l'honneur de parler, l'intérêt et l'animation de leurs séances. Elle donnait aussi, par la discussion subséquente consciencieusement rapportée, la mesure exacte de la conviction qu'il avait su faire passer dans l'esprit de ses auditeurs.

Mais ce caractère transitoire ne convenait plus à une œuvre que la mort de l'auteur rendait définitive. Aussi, pour concilier l'intégrité de la composition avec les exigences de cette nouvelle édition, avons-nous trouvé bon, sans rien changer ni au fond ni à la forme de l'exposition conçue par A. Bonnet, de modifier seulement le cadre général et le titre des divisions qu'il avait admises. C'est ainsi que ce livre a été divisé très-naturellement en deux parties : l'une théorique, comprenant l'enseignement dogmatique ; l'autre démonstrative et expérimentale, embrassant les observations cliniques et les opérations faites à l'appui de la théorie. Chaque partie, à son tour, a été partagée en un certain nombre de chapitres, chaque chapitre en paragraphes, avec des titres et des sous-titres, correspondant aux sujets généraux traités dans l'ouvrage, ainsi qu'aux points particuliers de ces divers sujets. Cette distribution, qui a pu s'effectuer sans altérer l'ordre des divisions primitives, est plus conforme aux règles de toute composition didactique; elle rend la lecture plus facile, et permet, rien qu'en parcourant la table où cette distribution est reproduite, de voir l'ensemble des matières, dans leur succession logique.

Une amélioration qui porte non plus sur l'ensemble du cadre, mais sur les détails mêmes de l'exposition pour les rendre plus intelligibles, c'est l'intercalation dans le texte d'un certain nombre de figures, représentant les appareils principaux mis en usage par A. Bonnet dans le traitement des maladies des articulations, et répondant aux principales indications descriptives de son ouvrage.

On a vu par les dernières lignes de l'examen critique de M. Broca, que des observations nombreuses et concluantes devaient être jointes à ce livre pour venir en aide aux doctrines de l'auteur. Rien n'est plus vrai, et si A. Bonnet eût pu compléter son œuvre, nul doute que ces preuves authentiques ne fussent venues s'ajouter aux préceptes qu'il a formulés. Nous aurions voulu combler cette lacune, mais les observations que A. Bonnet a laissées ne sont rédigées que sous forme de notes brèves que lui seul pouvait bien comprendre et développer. Ces observations manquent d'ailleurs des commentaires qui les eussent transformées en leçons

pratiques dignes de tout notre intérêt. Nous avons
tâché de suppléer à cette perte regrettable, en
demandant à tous ceux qui ont marché dans la
route ouverte par l'illustre chirurgien, la communication de leurs propres observations ou de
celles qu'ils avaient recueillies dans la pratique du
maître. Plusieurs, dont le témoignage, assis sur
une expérimentation suffisante, pouvait être uti-
lement invoqué, se sont empressés de répondre à
notre appel. M. Barrier, ex-chirurgien en chef de
l'Hôtel-Dieu et professeur de clinique externe à
l'école de Lyon, nous a donné deux observations
des plus probantes qu'il a enrichies de considérations tirées du fond du sujet et inspirées par un
sens pratique dont les preuves, depuis longtemps,
ne sont plus à faire. M. Berne, mettant à profit sa
position de chirurgien en chef d'un grand hospice
d'enfants malades, a pu réunir, en moins d'une
année, plus de vingt observations concluantes sur
le traitement des Coxalgies, par le redressement
immédiat. Avec une impartialité dont le lecteur
sera juge, il a déduit de ces faits, touchant le diagnostic, le pronostic et le traitement de ces infirmités si communes dans l'enfance, des remarques
importantes qui resteront et qu'on trouvera consi-
gnées dans le mémoire intéressant que nous devons
à son talent et à son obligeance. M. Philipeaux, qui,
pendant plusieurs années, a suivi avec zèle les opérations du professeur Bonnet, nous a remis une note
substantielle avec deux observations détaillées où

l'on retrouve intacte la tradition originale à laquelle il a été directement initié. Enfin, M. Achille Bonnes, l'un des internes distingués de nos hôpitaux, le dernier qui ait secondé A. Bonnet dans ses salles de clinique, préparait sa thèse inaugurale sur le traitement des coxalgies ; il nous en a bien voulu réserver les prémices. Avec une appréciation judicieuse des procédés qu'il a vu mettre en usage dans le traitement des maladies de la hanche, il nous a communiqué six observations dont plusieurs ont été recueillies dans le service même du professeur Bonnet, et qui, toutes, sont un encouragement pour les chirurgiens à entrer dans la voie nouvelle. Nous remercions ici publiquement ces honorables collègues au nom de la chirurgie lyonnaise, dont le patrimoine, si largement accru par les travaux de A. Bonnet, n'a qu'à gagner à leur propre concours. Des documents, que nous devons à leur obligeante coopération, nous avons formé l'appendice qui termine ce volume. Le lecteur y verra la confirmation la plus frappante des enseignements que A. Bonnet devait si légitimement transmettre, entre autres, à deux de ses plus méritants successeurs dans les hôpitaux et dans l'école de Lyon.

Nous ne parlons que pour mémoire des légères corrections que, çà et là, nous avons dû apporter à l'œuvre de notre maître. Avec quelle respectueuse discrétion nous en avons usé, il n'est pas besoin de le dire : sans nous prévaloir en rien du droit de critique qu'il accordait si libéralement à ses amis, nous sommes toujours resté aussi près de l'expression que du sens de l'auteur. Tour à tour interne, secrétaire et collaborateur de l'éminent chirurgien, initié dès longtemps à ses idées, préparé même à ce travail d'aujourd'hui (si peu, hélas! dans nos prévisions), par une lecture de son livre faite sous ses yeux, nous sommes sûr d'avoir été, en toute circonstance, un interprète scrupuleux de sa pensée. Investi d'une mission de confiance par des éditeurs savants et dévoués, nous avons eu pour but unique de conserver à notre vénéré maître, sans autre intérêt que la vérité, le lustre auquel il tenait le plus, celui de l'ordre et de la clarté. Puissions-nous avoir réussi!

C'est avec le même respect de la vérité historique, uni cette fois au plus vif regret de la perte d'un ami, que nous avons esquissé la vie de A. Bonnet. Il nous a semblé que le livre qui venait de fermer si prématurément la carrière scientifique d'un grand chirurgien, ne pouvait reparaître sans dire quelque chose de son passage dans le monde de la science, quelque chose aussi de l'influence qu'il y a exercée. Si parfois le lecteur trouve que l'éloge se mêle trop à l'histoire, nous lui rappellerons que le héros de ce récit peut servir de modèle, et que louer le bien, autant que blâmer le mal, c'est rendre hommage à la vertu.

Dr J. GARIN.

Lyon, 15 novembre 1859.

NOTICE BIOGRAPHIQUE

LE PROFESSEUR BONNET.

Si le génie, comme l'a dit Buffon, n'est qu'une longue
patience, c'est-à-dire un effort constant vers le but, nul
ne connut mieux que le professeur Bonnet le secret de
ce sublime effort. Mais le chirurgien éminent dont nous
esquissons la vie ne fut pas seulement dans le domaine
de la science un chercheur patient et infatigable, il fut
par-dessus tout, pour la jeunesse, un ardent apôtre des
fortes études, et dans tous les actes de sa vie publique ou
privée, l'homme invariable du devoir. C'est par cette vi-
vante incarnation du travail et de la vertu, dont il nous
offre comme le type achevé, que ce savant mérite d'être
cité en exemple et de prendre place dans la galerie des
contemporains illustres.

Amédée Bonnet naquit le 19 mars 1809, dans la petite ville d'Ambérieux, en Bugey, au milieu de cette fer-
tile et pittoresque contrée qui, presque en même temps,
donna à la France Bichat, Richerand et Récamier. Dernier né d'une nombreuse famille, il reçut de son père,

médecin lui-même, des traditions professionnelles qui décidèrent de sa carrière.

Préparé par des études élémentaires d'anatomie et de chirurgie qu'il fit à Lyon, école depuis longtemps renommée dans ces deux branches de la médecine, le jeune Bonnet se rendit à Paris vers le printemps de l'année 1827. Il avait à peine dix-huit ans, mais une raison précoce et une volonté énergique en avaient fait un étudiant sérieux ; la saine éducation qu'il avait reçue de sa mère le préserva de tous les écarts de la jeunesse.

Dès la première année de ses études, Bonnet vit s'ouvrir devant lui cette brillante lice des concours où il ne devait rencontrer que des triomphes. Élève externe des hôpitaux en 1827, interne en 1828, grand prix de l'Ecole pratique en 1831, il dut à ce dernier et glorieux succès une médaille d'or qu'il ne montrait jamais sans émotion, et la gratuité de toutes ses épreuves devant la Faculté de Paris.

C'est pendant ces cinq années de séjour dans les hôpitaux, qu'il accomplit ces études consciencieuses par lesquelles il mûrissait lentement ses futures destinées. Collaborateur d'un maître devenu célèbre, il publia, avec M. Trousseau, plusieurs mémoires de physiologie pathologique et de thérapeutique fonctionnelle que les contemporains n'ont point oubliés. Maître lui-même et élève tout ensemble, enseignant le soir ce qu'il avait appris le matin, il professait tour à tour l'anatomie, la chimie et l'histoire naturelle, la chirurgie et la médecine, la matière médicale et la clinique ; rien ne lassait le zèle de ce jeune homme né pour l'enseignement, et qui déjà révélait ce don précieux d'initiation resté depuis lors le trait le plus caractéristique de sa belle intelligence.

En 1832, Bonnet mit le sceau à ses études classiques par une thèse inaugurale très-remarquable et qui, par l'originalité des vues comme par la variété des sujets, attestait la fécondité non moins que la curiosité de son esprit investigateur. Muni du diplôme de docteur, il attendait à Paris le vent de l'avenir, lorsqu'un dernier concours vint fixer son sort et lui offrir l'occasion d'une nouvelle victoire.

Nommé, en 1833, au poste si envié de chirurgien en chef de l'Hôtel-Dieu de Lyon, il se livre, pour l'occuper plus dignement un jour, à des études profondes. Anatomie comparée, anatomie pathologique, chimie organique, médecine opératoire, clinique chirurgicale, il embrasse, il enseigne tout, tout ce qui peut faire de lui un chirurgien savant et exercé. Et si l'objet de ses recherches sort du cadre trop étroit de son enseignement, il en fait le sujet de publications fréquentes qui répandent bientôt son nom dans la presse médicale et dans les académies. Il faut rapporter à cette époque l'apparition de ses mémoires sur la *dissolution des calculs par l'action de la pile voltaïque*, sur la *composition chimique du pus*, les *globules et la fibrine du sang*, les *fistules lactées*, la *cure radicale des hernies*, le *traitement des surdités* et la publication de plusieurs autres opuscules qui tous portent son empreinte vigoureuse. C'est ainsi que partageant son temps entre les soins d'un grand service de chirurgie et les études spéculatives du laboratoire et de l'amphithéâtre, absorbé par ses méditations solitaires et se refusant aux sollicitations intéressées de la clientèle, Bonnet arriva, à travers bien des épreuves, au terme du stage de cinq années qu'il dut fournir avant de prendre, à son tour, le titre de chirurgien en chef de l'Hôtel-Dieu.

Avec l'année 1839 s'ouvre l'ère de ses grands succès. Mis en possession définitive de sa charge, nommé professeur de clinique à l'École de Lyon, il revient avec plus d'ardeur que jamais à ses travaux de prédilection. La pratique heureuse de son art, l'enseignement de la jeunesse, la composition de ses mémoires, suffisent à peine à sa dévorante activité. Un remarquable discours sur la *Méthode à suivre pour arriver à la connaissance et au perfectionnement de la chirurgie* (1838), sert d'inauguration à ses fonctions nouvelles ; puis il traite successivement des *Fractures du col du fémur et de l'humérus* (1839), de la *Cure radicale des varices* (1839), de la *Cautérisation comme moyen de prévenir ou de combattre l'infection purulente* (1840), des *Injections iodées dans les articulations* (1841), de la *Lithotritie* (1842), etc., etc. ; recherches dans lesquelles l'esprit inventif et original de l'auteur se fait jour à chaque pas et illumine, çà et là, le sujet par des éclairs de génie.

Toutefois, le grand ouvrage de cette époque de la vie du professeur Bonnet fut son *Traité des sections tendineuses et musculaires* (1841). La méthode sous-cutanée venait de naître. Bonnet se précipite dans la mêlée un peu confuse des inventeurs et se place dès l'abord, au premier rang. Son livre plein d'aperçus neufs et profonds, éclaire d'une lumière inattendue l'anatomie des enveloppes de l'œil, le traitement physiologique de la myopie et du bégaiement, la théorie du pied bot et des déviations du rachis. Ce fut là le premier et solide échelon de sa grande renommée ; des opérations multipliées de strabisme et de pied bot rendirent son nom populaire ; son ouvrage lui donna dans la science une position qui ne pouvait plus que grandir. D'ailleurs, ses travaux sur les

Positions des membres dans les maladies articulaires et sur les *Appareils de mouvement* étaient déjà comme des jalons de l'œuvre capitale de sa vie, de son *Traité des maladies articulaires*, qui devait lui faire un nom européen, en lui créant un rang à part dans la chirurgie moderne.

L'année 1843 venait de finir, et avec elle se terminait la mission de chirurgien en chef. Mais, plus heureux que ses prédécesseurs, Bonnet ne voyait point, au moment où il était dans la plénitude de son talent, se fermer pour lui les portes de l'Hôtel-Dieu. Le professorat l'y retenait et lui assurait, avec un beau service de malades, un champ suffisamment vaste pour ses explorations et son enseignement. C'est là, qu'auprès des malades ou devant les élèves, on l'a vu chaque jour, pendant vingt années, distribuant aux uns le secours de son art et de sa charité, prodiguant aux autres les trésors de sa science et les exemples de sa conduite, avec une ponctualité si rigoureuse que la maladie pouvait à peine interrompre ses visites et ses leçons. Sa haute taille le faisait reconnaître de loin ; sa noble figure, où se lisait la bonté de son cœur, commandait le respect et la confiance. Tour à tour grave et familier, simple et majestueux, son langage faisait passer chez ceux qui l'écoutaient la conviction qui débordait de ses lèvres. Soit qu'il fallût préparer à une opération douloureuse un pauvre patient en lui ouvrant les horizons sans fin de l'espérance, soit qu'il eût à instruire ses disciples dans les secrets de l'art de guérir, toujours il arrivait à son but. On avait foi en lui ; car, l'enthousiasme communicatif de son âme n'était égalé que par la sincérité de ses discours. Aussi, les succès de son professorat furent grands. On venait l'entendre en foule, et dans cet auditoire, où les docteurs disputaient la place aux élèves, personne ne se lassait de cet enseignement toujours préparé avec soin, clair, méthodique et dans lequel on recueillait sans fatigue le fruit d'une raison supérieure et d'une vaste expérience.

Il prenait volontiers pour texte de ses leçons les sujets divers des ouvrages qu'il méditait. C'est ainsi que s'élaborèrent dans une demi-publicité, le *Traité des maladies des articulations* et le *Traité de thérapeutique des maladies articulaires*. On peut dire avec vérité qu'ici, le professeur Bonnet, rejetant les données insuffisantes ou stériles de la tradition, créa de toutes pièces une science nouvelle, et combla dans l'art un vide immense. Il en fut jugé de la sorte dans les hautes régions du monde scientifique ; car le premier de ces deux ouvrages fit nommer Bonnet, chevalier de la Légion d'honneur, et le second, d'abord couronné par l'Académie des sciences, lui valut le titre de membre correspondant de l'Institut.

Mais, comme l'a dit sur sa tombe un grand orateur (1), cette intelligence avait de la place pour toutes les lumières, ce zèle du temps pour tous les devoirs. Membre de l'Académie des sciences, belles-lettres et arts de Lyon et de la Société de médecine de la même ville, qui tour à tour le choisirent pour leur président, associé de l'Académie impériale de médecine et d'un grand nombre de sociétés nationales ou étrangères, Bonnet trouvait dans sa prodigieuse assiduité à l'étude le moyen d'entretenir, par une utile collaboration, ces relations honorables que sa renommée avait nouées pour lui sur tous les points du monde savant.

(1) M. Sauzet.

Sans parler ici d'un grand nombre de mémoires de chirurgie consacrés à répandre au loin ses idées et qui ont été publiés dans les journaux de la presse médicale, nous ne pouvons cependant passer sous silence son discours sur les *Services rendus par la médecine aux sciences naturelles* (1848); *l'Éloge historique d'Alphonse Dupasquier*, chimiste novateur et l'une des gloires de l'école lyonnaise (1849); le mémoire qui a pour titre : *De l'Exercice des fonctions au point de vue de l'hygiène et de la thérapeutique* (1850); ses *Réflexions sur le décret du 10 avril* 1852, qui supprimait le baccalauréat ès lettres comme épreuve préparatoire aux études médicales; enfin, ses écrits si remarqués sur l'*Influence des lettres et des sciences dans l'éducation* (1855) *et sur l'Oisiveté de la Jeunesse dans les Classes riches* (1858).

Ces œuvres, composées pour l'Académie de Lyon, et qui témoignent, chez le professeur Bonnet, d'une si grande variété d'aptitudes, ne brillèrent pas seulement du paisible honneur d'une séance solennelle; hors de l'enceinte académique, plusieurs eurent un retentissement salutaire et mérité. Les *Réflexions à propos du Décret du 10 avril et le Discours sur l'influence relative des lettres et des sciences dans l'éducation*, furent une plainte éloquente, un cri d'alarme inspiré par le sentiment de la déchéance dont une mesure regrettable, et depuis lors rapportée, menaçait la médecine. L'*Oisiveté de la Jeunesse dans les Classes riches* fut aussi un avertissement pathétique à cette jeunesse dorée que l'inaction énerve, au grand détriment de la famille et de la société; et nul ne pouvait donner cet avis avec plus d'autorité que celui dont la vie entière avait été un éclatant exemple de la puissance du travail. Car, on peut le dire, c'est par le

travail, dont mieux que personne il connaissait la moralisante influence, que A. Bonnet parvint à enrichir et à
compléter sa nature première. « La science, disait-il
souvent à ceux que le plaisir détourne du sanctuaire,
est une vierge jalouse qui ne veut point d'autre culte. » Et
ce culte de la science, si absolu chez lui qu'il ne laissa
place à aucune passion inférieure, fut l'instrument de sa
grandeur morale. Plus il s'élevait dans l'ordre intellectuel, plus il grandissait dans la possession de lui-même,
si bien que sa volonté qu'il avait assouplie à toutes les
exigences de ses études, était devenue une force toujours
active qu'il appliquait au perfectionnement de son âme,
et dont l'action bienfaisante se faisait victorieusement
sentir tout autour de lui.

Le travail était pour Bonnet un besoin si impérieux que
ce rude athlète ne sut jamais se délasser d'un labeur que
par un autre labeur. De telles dispositions se conciliaient
trop bien avec tous les devoirs du chef de famille pour
qu'il pût en négliger aucun. Aussi devenu époux et père,
le vit-on réapprendre les leçons oubliées d'autrefois, pour
surveiller et guider la première éducation de ses enfants :
touchante sujétion d'amour paternel qu'il s'imposait au
milieu des innombrables occupations de chaque jour, et
qu'il savait faire tourner au profit des siens, comme à
la plus douce joie de sa vie intime !

Cette loi du travail qui élevait sans cesse son esprit et
son cœur, Bonnet la pratiqua jusqu'au dernier jour. Il
achevait ses *Nouvelles méthodes de traitement des maladies articulaires* (15 novembre 1858), fruit de ses récentes veilles et de ses plus utiles recherches, quand une
apoplexie de la moelle épinière, dont la gravité devait
mettre en défaut les ressources de l'art le plus habile et

les soins du dévouement les plus affectueux, vint subitement l'avertir qu'il fallait oublier toute la gloire périssable
de ce monde et penser à la gloire promise qui ne périt
pas. Renonçant alors, avec une pieuse résignation, à tant
de travaux entrepris, à tant de projets d'avenir que sa fin
prochaine allait interrompre, il s'appliqua à mourir,
comme il avait vécu, avec la dignité du sage et la foi
du chrétien, léguant ainsi à l'admiration de tous le pro-
fitable enseignement d'une belle mort venant couronner
une belle vie.

Il mourut le 1er décembre 1858, âgé de 49 ans.

Tel fut le professeur Bonnet. Chez lui l'homme dépas-
sait encore le savant. Les œuvres qui recommandent son
nom à l'histoire de la science sont là ; elles répondent de
sa gloire. Mais qui pourra dire ce que l'élévation de son
caractère lui avait conquis d'ascendant sur tous ceux
qui, à un titre quelconque, avaient pu l'approcher? Malades, élèves, amis, confrères, collègues, tous gardaient
invinciblement de lui une impression profonde d'affection et de respect, belle et légitime influence d'une haute
et rare valeur morale, d'un exemple incessant et de jour
en jour supérieur à lui-même de tenue dans la volonté,
d'énergie dans le travail, de sévérité dans la conscience
et de dévouement absolu au devoir. C'est par là surtout
qu'il s'était fait parmi ses contemporains cette grande
place, c'est pour cela que sa mort a été, à Lyon, l'occasion d'un deuil universel et des plus imposantes funé-
railles. Au sein de la foule qui composait son immense
cortége, se pressaient à la fois les administrateurs des in-
stitutions charitables qu'il avait si vaillamment servies
pendant vingt-six ans, les malheureux qu'il avait soulagés, les émules qu'il avait honorés, et tous ces amis con-

nus ou ignorés, venant de toutes parts pour lui donner un dernier témoignage d'estime et de regret. Mais ceux qui le pleuraient le plus amèrement, c'étaient ses disciples, échelonnés sur tant de générations, et qui tous, avec un maître révéré, avaient perdu un guide et un appui.

Aussi, l'idée de perpétuer par un monument la mémoire de ce médecin aussi éminent par la pratique du bien que par son amour de la science, fit-elle spontanément explosion dans tous les rangs de la société, soit comme l'aveu d'une dette, soit comme une consolation suprême. La souscription ouverte dans ce but acquit rapidement les adhésions les plus nombreuses et les plus honorables ; partout, en France, à l'étranger même, comme à Lyon, on tint à honneur d'apporter sur cette tombe vénérée un religieux tribut de respect et d'admiration. Mais le monument qui se prépare aura une signification plus haute : en rappelant à la postérité les mérites de l'homme illustre que la médecine et l'humanité ont perdu, il immortalisera, dans le marbre ou le bronze, l'exemple intrépide par lequel le professeur Bonnet enseigna à la jeunesse la toute-puissance de la volonté, et consacrera aux yeux de tous les droits du travail et de la vertu.

Dr J. Garin.

OUVRAGES

DU PROFESSEUR BONNET.

1º Mémoires de médecine et de chirurgie.

Recherches sur quelques points de physiologie et de pathologie,
tels que la *surdité*, les *luxations*, le *mouvement des côtes*, le
siége du rhumatisme. — Thèse pour le doctorat, présentée à la
Faculté de Paris, le 18 août 1832.

De l'emploi des sels de morphine dans le traitement du rhumatisme articulaire ou goutteux, par MM. Trousseau et Bonnet.
(*Archives générales de médecine*, 1832.)

De l'emploi des purgatifs salins dans le traitement de la diarrhée
aiguë, par MM. Trousseau et Bonnet. (*Bullet. génér. de thérapeutique*, 1832.)

Essai thérapeutique sur l'antimoine, par MM. Trousseau et Bonnet. (*Journal universel et hebdomadaire de médecine et de chirurgie pratiques*, 1832.)

Recherches sur le choléra-morbus, 1832.

Lettre à l'Institut sur la dissolution des calculs urinaires, 1835.

Lettre à l'Institut sur la cure radicale des hernies, 1836.

Fistules des conduits du lait. (*Archiv. de médecine*. Paris, 1836.)

Sur la composition et l'absorption du pus. (*Gaz. médic. de Paris*,
1837.)

Sur la résection des ulcères, 1837.

Sur l'introduction et le séjour des épingles dans le sac herniaire, comme moyen d'obtenir la cure radicale des hernies. (*Gaz. méd. de Paris*, 1837.)

Traitement de l'ongle incarné par l'éponge préparée. (*Bulletin de thérapeutique*. Paris, 1837.)

Traitement de quelques surdités par la cautérisation de la trompe d'Eustache et des parties latérales et supérieures du pharynx. (*Bullet. génér. de thérap. médico-chirurgicale*. Paris, 1837.)

Traitement des varices des membres inférieurs. (*Arch. gén. méd.* Paris, mai et juin 1839.)

Sur la restauration de la lèvre inférieure. (*Bulletin de thérapeutique*. Paris, 1839.)

Mémoire sur les fractures du fémur et du col de l'humérus. (*Gaz. méd. de Paris*, 1839.)

Mémoire sur des appareils nouveaux employés dans le traitement des fractures. (*Bullet. de thérapeutique*, 1840.)

Extraction d'un noyau de pruneau engagé dans les voies aériennes. (*Bulletin de thérapeutique*. Paris, 1840.)

Mémoire sur les positions des membres dans les maladies articulaires. (*Gaz. méd. de Paris*, 1841.)

Mémoire sur les injections iodées dans les hydropisies et les abcès des articulations. (*Bullet. de thérapeutique*, 1842.)

Mémoire sur le traitement des pierres arrêtées dans le canal de l'urètre à la suite de l'opération de la lithotritie. Lyon, 1842.

Mémoire sur la cautérisation considérée surtout comme moyen de prévenir et de guérir la phlébite et l'infection purulente. (*Gaz. méd. de Paris*, 1843.)

Lettre à M. Dumas sur les globules et la fibrine du sang, 1846.

Des pratiques vicieuses généralement suivies dans le traitement des maladies articulaires et des méthodes thérapeutiques qui doivent leur être substituées. (*Bullet. de thérapeutique*, 1847.)

Mémoire sur la lithotritie. (*Annales de la Société de médecine de Lyon*, 1847.)

Mémoire sur la restauration du nez et des paupières. (*Gaz. méd. de Paris*, 1847.)

Des appareils de mouvements et de leur utilité dans le traitement des maladies articulaires. (*Gaz. méd. de Paris*, 1848.)

Mémoire sur la cautérisation considérée comme moyen de combattre les accidents qui surviennent à la suite des opérations, 1848.

Mémoire sur la cautérisation profonde du col de l'utérus, avec
la pâte de chlorure de zinc. (*Gaz. méd. de Lyon*, 1849.)

Mémoire sur la rupture de l'ankylose et sur sa combinaison
avec des sections sous-cutanées. (*Gaz. méd. de Paris*, 1850.)

Parallèle entre la cautérisation et l'enroulement des veines dans
le traitement du varicocèle. (*Bullet. de thérapeutique*, 1852.)

De l'absorption et des effets généraux de l'iode employé dans
les pansements et les opérations chirurgicales. (*Gaz. méd. de
Paris*, 1852.)

Mémoire sur la nature et le traitement de l'infection purulente.
(*Gaz. méd. de Lyon*, 1855.)

Application du compteur à gaz à la mesure de la respiration.
(Note adressée à l'Académie des sciences, le 5 mai 1856, et
reproduite par la *Gazette médicale de Paris*, 1856.)

De l'emploi des lunettes dans le traitement des troubles de la
vision. (*Bulletin de thérapeutique*, 1857.)

De la cautérisation sous le bandage amidonné. (*Gaz. méd. de
Lyon*, 1857.)

Des moyens de prévenir la récidive du cancer du sein après
l'extirpation. (*Gaz. médic. de Lyon*, 1857.)

Du soulèvement et de la cautérisation profonde du cul-de-sac
rétro-utérin dans les rétroversions de matrice. (*Gaz. méd. de
Lyon*, 1858.)

2° Ouvrages de chirurgie.

Traité des sections tendineuses et musculaires, suivi d'un mémoire sur la névrotomie sous-cutanée. (1 vol. in-8°, avec atlas,
Paris et Lyon, 1841.)

Traité des maladies des articulations. (Ouvrage couronné par
l'Institut en 1846 (prix Monthyon). 2 vol. in-8°, avec atlas.
Paris, 1845.)

Traité de thérapeutique des maladies articulaires. (1 vol. in-8°,
97 planches. Paris, 1853.)

Nouvelles méthodes de traitement des maladies articulaires.
(Expositions et démonstrations faites à Paris, en 1858, 1 vol.
in-8°. Paris, 1859.)

3º Travaux dé divers auteurs d'après les leçons ou la pratique
du professeur Bonnet.

Traitement des varices et des ulcères variqueux des membres
inférieurs par les caustiques, par le docteur E. Clerc. (Thèse,
Paris, 1841.)

De l'emploi du feu dans le traitement des maladies, par le docteur J.-F. Rabatel. (Thèse, Strasbourg, 1841.)

Du traitement des maladies chroniques des articulations par les
injections irritantes, par le docteur Henri Martin. (Thèse,
Strasbourg, 1842.)

Du chlorure de zinc et de son emploi en thérapeutique chirurgicale, par le docteur Louis-Eugène Bonnet. (Thèse, Paris,
1843.)

Recherches critiques et cliniques sur le siége précis de l'étran-
glement herniaire. (Diday. — *Gaz. méd. de Paris*, 1846.)

Observation de pupille artificielle. Description d'un procédé nouveau tiré de la pratique de M. le professeur Bonnet. (Garin.
— *Bulletin de thérapeutique*, 1846.)

Mémoire sur une nouvelle méthode de traitement des ankyloses
angulaires du genou, du muscle rotateur externe de la jambe
et de la luxation consécutive du genou en dehors et en arrière, par le docteur Palasciano, de Naples. (Mémoire adressé
à la Société de médecine de Lyon, 1847.)

Application de la méthode sous-cutanée au traitement du lipôme,
d'après la pratique du professeur Bonnet. (Philipeaux. — *Bulletin de thérapeutique*, 1849.)

De l'incision des rétrécissements de l'urètre, d'avant en arrière,
à l'aide du scarificateur perforé de M. le professeur Bonnet,
de Lyon. (Philipeaux. — *Gazette des Hôpitaux*, 1848.)

De l'amputation de la verge au moyen du fer rouge, par M. Bonnet. (Observation recueillie par M. Hervier. — *Gazette des Hôpitaux*, 1849.)

Du traitement des fractures de l'extrémité inférieure du radius,
suivant la méthode de M. le professeur Bonnet. (Philipeaux.
— *Bulletin de thérapeutique*, 1850.)

Traitement du varicocèle par la cautérisation, par le docteur
Hervier. (Thèse, Paris, 1850.)

Mémoire sur les goîtres qui compriment la trachée-artère et sur
leur traitement, d'après les leçons cliniques de M. le professeur
Bonnet. (Philipeaux. — *Gaz. méd. de Paris*, 1851.)

Traitement des fistules urinaires du périnée et des bourses par
l'incision et la cautérisation, par le docteur Gay. (Thèse, Paris,
1851.)

De la cautérisation sous-cutanée comme méthode révulsive de
l'amaurose, par le docteur Philipeaux. (Thèse, Paris, 1852.)

De la rupture de l'ankylose et de sa combinaison avec les sections sous-cutanées. — Tiré de la pratique chirurgicale de
M. le professeur Bonnet, par le docteur Philipeaux. (*Journal
de médecine de Belgique*, 1853.)

Nouveau mode de rupture de l'ankylose de la hanche, par le
docteur Beauclair. (Thèse, Paris, 1855.)

Traité pratique de la cautérisation, d'après les leçons cliniques
de M. le professeur Bonnet, par R. Philipeaux. — Ouvrage
couronné par l'Académie de médecine de Belgique, et honoré
d'une récompense par l'Académie des sciences (prix Monthyon). Paris, 1856. 1 vol. in-8°, avec figures.

Recherches sur la nature et les causes des affections utérines,
par le docteur Bonnet. (Thèse, Paris, 1857.)

Des rétrécissements de l'urètre ; appréciation des différentes
méthodes thérapeutiques, par le docteur Icard. (Thèse, Paris,
1858.)

Du prolapsus utérin, ses causes, son traitement, par le docteur
Dussud. (Thèse, Montpellier, 1859.)

§ 2. — PUBLICATIONS LITTÉRAIRES ET PHILOSOPHIQUES.

De la méthode à suivre pour arriver à la connaissance et au
perfectionnement de la chirurgie. (Discours d'installation du
docteur Bonnet comme chirurgien en chef de l'Hôtel-Dieu de
Lyon, le 30 octobre 1837.)

Compte-rendu du service chirurgical de l'Hôtel-Dieu de Lyon,
1838-1843. (Discours prononcé par le docteur Bonnet, le 30
décembre 1843, à la fin de l'exercice de ses fonctions de chirurgien en chef.)

Des services rendus par la médecine aux sciences naturelles.

(Discours de réception à l'Académie des belles-lettres, sciences
et arts de Lyon, 1848.)

Éloge du docteur Alphonse Dupasquier. (Discours lu à l'Académie de Lyon, 1849.)

De l'exercice des fonctions, considéré dans ses rapports avec
l'hygiène et la thérapeutique. (*Gazette médicale de Lyon*, 1850.)

Du décret du 10 avril dans ses rapports avec l'éducation du médecin. (Mémoire lu à l'Académie de Lyon, 1852. In-8°.)

Influence des lettres et des sciences sur l'éducation. (Mémoire lu
dans la séance publique de l'Académie de Lyon, le 23 janvier
1855. In-8°.)

De l'oisiveté de la jeunesse dans les classes riches. (Mémoire lu
dans la séance publique de l'Académie de Lyon, le 26 juin
1858. In-8°.)

§ 3. — DISCOURS PUBLIÉS DANS LES JOURNAUX ET DANS
LES MÉMOIRES DE L'ACADÉMIE IMPÉRIALE DE LYON.

Discours prononcé, le 26 décembre 1855, sur la tombe du docteur Viricel, par A. Bonnet, président de l'Académie.

Discours prononcé à l'ouverture de la séance publique de l'Académie, le 22 janvier 1856, par A. Bonnet, président de la
classe des sciences.

Discours prononcé à l'ouverture de la séance publique de la
Société de Médecine, le 28 janvier 1856, par A. Bonnet, président de la Société.

Compte-rendu des travaux de l'Académie de Lyon depuis 1845
jusqu'à 1848, lu par A. Bonnet, président de l'Académie, dans
la séance publique du 24 juin 1856.

De l'institution du concours, de ses avantages et de son extension. — Discours prononcé le 26 juin 1858, par M. le professeur Bonnet. (*Gazette médicale de Lyon*, du 16 juillet 1858.)

Discours prononcé, le 4 novembre 1858, aux obsèques du
docteur Gensoul, par A. Bonnet, au nom des chirurgiens de
l'Hôtel-Dieu de Lyon.

NOUVELLES MÉTHODES DE TRAITEMENT

DES

MALADIES ARTICULAIRES

PARTIE THÉORIQUE

CHAPITRE PREMIER

DU REDRESSEMENT IMMÉDIAT ET DE LA CAUTÉRISATION SOUS LE BANDAGE AMIDONNÉ DANS LE TRAITEMENT DES TUMEURS BLANCHES DES ARTICULATIONS.

(Lu à l'Académie des sciences. — Séance du 16 août 1858.)

Les vingt années qui viennent de s'écouler ont vu naître un grand nombre de travaux remarquables sur les maladies graves des articulations. Le traitement de ces lésions si longtemps négligées s'est enrichi de méthodes qui ont augmenté considérablement les ressources de l'art.

Ces méthodes, associées aux traitements médicaux depuis longtemps connus, suffisent dans un grand nombre de cas simples; mais leur puissance n'est plus proportionnée aux difficultés à vaincre dans les tumeurs blanches ; le traitement de ces lésions graves et complexes présente plusieurs indications que l'art ne peut remplir.

La science a donc besoin de nouveaux principes, qui, s'ajoutant aux principes déjà découverts, permettent de compléter le cadre, cependant déjà très-étendu, des médications utiles. C'est pour satisfaire à ces exigences que je viens lire devant l'Académie des sciences ce mémoire, dans lequel je me propose d'établir, d'une manière générale, les caractères, les procédés et les avantages de deux méthodes presque entièrement nouvelles, et, ce qui est plus important, d'une incontestable utilité : je veux parler : 1° du redressement immédiat des difformités dans les tumeurs blanches ; 2° de la cautérisation sous le bandage amidonné.

§ I.

Redressement immédiat.

S'il y a des tumeurs blanches dans lesquelles les os aient leur direction et leurs rapports normaux, il en est beaucoup d'autres où les lésions articulaires coexistent avec des déviations et des luxations incomplètes. La prudence oblige quelquefois de respecter ces déformations et de ne faire aucune tentative de redressement et de réduction. L'âge avancé des malades, l'ancienneté des lésions, la solidité des adhérences, et surtout la complication de vastes dépôts et de déplacements pathologiques, peuvent commander cette sage réserve.

Mais lorsque des conditions différentes sont réunies, surtout lorsque l'âge des malades ne dépasse pas *douze* à *quinze* ans, il importe de replacer les membres dans une bonne direction. Comme je l'ai démontré surabondamment dans mes écrits antérieurs, on favorise de la sorte la résolution des engorgements et on calme les douleurs. De plus, on prévient des infirmités capables, comme l'indique l'attention la plus superficielle, d'entraîner, même après la guérison, une claudication grave et incurable, et l'impossibilité de faire une marche prolongée.

Lorsqu'un redressement est ainsi indiqué, deux méthodes sont en présence : celle du redressement immédiat par une opération; celle du redressement lent et graduel par des machines.

La première méthode serait évidemment préférable, si l'on pouvait l'exécuter sans accident. Car, tout en rendant à peu près inutiles les machines, toujours dispendieuses et difficiles à faire confectionner, cette méthode réunirait la rapidité du résultat à la simplicité des moyens. Mais on s'effraye involontairement en présence d'une entreprise aussi hardie. On se demande si l'on ne tente pas une œuvre impossible, et si le changement brusque d'une position vicieuse, mais conservée depuis plusieurs mois et souvent depuis plusieurs années, ne provoquera pas d'atroces souffrances, qui, momentanément masquées par l'anesthésie, ne tarderont pas à se produire, et à faire replacer le membre dans la situation vicieuse dont il aurait été si imprudemment éloigné.

Toutes ces craintes sont fondées, si le redressement est opéré suivant des méthodes mal conçues ou mal exécutées. Il n'en est plus de même lorsqu'on se guide par des principes bien médités et qu'on suit des procédés convenables.

Dans ces conditions, le redressement immédiat réussit toutes les fois que l'action des machines a été suffisante ; et dans les cas où ces machines ne produiraient que des effets nuls ou incomplets, on peut encore atteindre le but ou s'en rapprocher notablement, mais par d'autres moyens.

L'essentiel est donc d'établir les règles qui doivent présider à l'exécution du redressement immédiat.

1° Et d'abord il faut bien se rendre compte du but qu'on se propose.

Ce but est facile à saisir, si l'on a affaire à un genou fléchi, à un pied renversé en dedans ou en dehors : il est plus obscur dans les déformations de la hanche.

Les praticiens continuent de croire que, dans ces lésions de la hanche, il s'agit simplement de faire cesser l'allongement ou le raccourcissement du membre malade, de tirer sur le membre le plus court, et, s'il y a luxation, de faire rentrer la tête du fémur dans le cotyle qu'elle aurait abandonné.

Il n'y a dans toutes ces opinions que des conséquences fausses déduites de faits mal observés.

Comme je l'ai prouvé, dès mes premiers écrits sur les maladies articulaires, le vrai traitement orthopédique consiste à faire cesser la flexion et les inclinaisons latérales de la cuisse sur le bassin, et, s'il y a luxation, à faire descendre la tête du fémur dans l'acétabulum, dont elle occupe le rebord supérieur devenu plus élevé par une ulcération profonde.

2° Le but une fois déterminé, il s'agit de connaître les moyens de l'atteindre.

Or, la règle essentielle et générale, est avant tout d'assouplir la jointure, et de lui rendre, pendant 'anesthésie, sa complète mobilité. Ceux qui procèdent sans cette préparation au rétablissement de a rectitude tentent des efforts inutiles, s'ils agissent avec modération ; ils s'exposent à fracturer les os, s'ils procèdent avec violence.

La nécessité de cet assouplissement préalable a été comprise, en ce qui regarde le genou, par

Dieffenbach, qui fléchissait fortement la jambe avant de procéder à l'extension, et par M. Palaseiano, de Naples, qui a ajouté la section du triceps fémoral à la méthode du chirurgien de Berlin. Mais ces auteurs ont borné leurs opérations à l'ankylose angulaire du genou. Ils n'ont pas appliqué la flexion préalable à toutes les jointures ; ils n'ont pas vu surtout que pour rompre les adhérences, il s'agit moins d'exagérer une fois la flexion, que de procéder par une série alternative de flexions et d'extensions, douces, graduées, et allant jusqu'à la limite extrême des mouvements naturels.

Dans ces efforts graduels et ménagés de flexion et d'extension plusieurs minutes s'écoulent quelquefois avant qu'aucun mouvement ait été obtenu, les frottements deviennent ensuite de plus en plus sensibles, et, après des manœuvres qui se prolongent assez souvent un quart d'heure ou une demiheure et dans lesquelles on passe successivement en revue tous les mouvements normaux, on rend la mobilité à une jointure qui semblait complétement ankylosée.

Le secret du redressement immédiat est donc dans l'assouplissement préalable. Cet assouplissement doit être obtenu avant tout, et c'est faute d'en connaître l'importance ou de savoir l'exécuter que la plupart des opérateurs échouent dans les difformités anciennes, surtout dans celles de la hanche. Si l'on ne peut l'obtenir, il faut renoncer au redressement et ne point passer outre.

3° Les adhérences rompues, la mobilité rétablie, on peut procéder au redressement des difformités et à la réduction des déplacements. Des tractions et des pressions, convenables suffisent alors ; le succès est en raison de la mobilité préalablement obtenue. Ici, des sections tendineuses, sous-cutanées, trouvent naturellement leur place, surtout au pied et au genou.

Il importe de ne pas s'arrêter sans des efforts persévérants. Souvent plus d'un quart d'heure de traction et de pression est nécessaire, je le répète à dessein, pour obtenir la rectitude désirée.

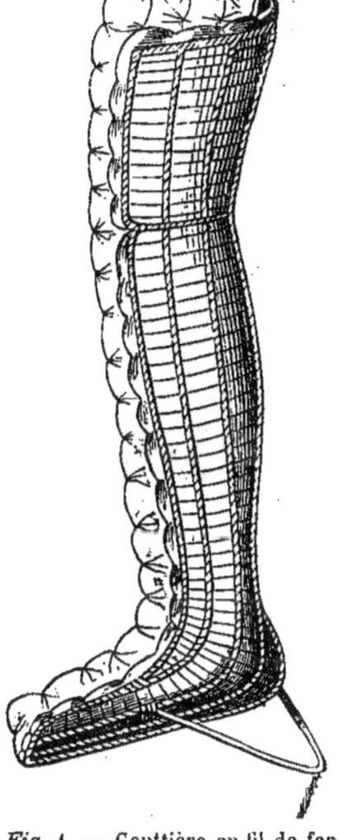

Fig. 1. — Gouttière en fil de fer recuit, matelassée, pour le pied et le genou.

4° Quand le membre a repris une bonne direction, il ne s'agit plus que de l'assujettir dans sa position nouvelle avec des précautions capables de prévenir autant que possible les douleurs consécutives. Dans cette intention on peut employer, les gouttières en fil de fer recuit, convenablement matelassées (*fig.* 1). Mais ces gouttières ne sont point indispensables, et il est préférable d'employer un bandage ouaté, cartonné, et amidonné (*fig.* 2).

Ce bandage réussit admirablement à prévenir le retour de la difformité et à empêcher le développement de toute inflammation.

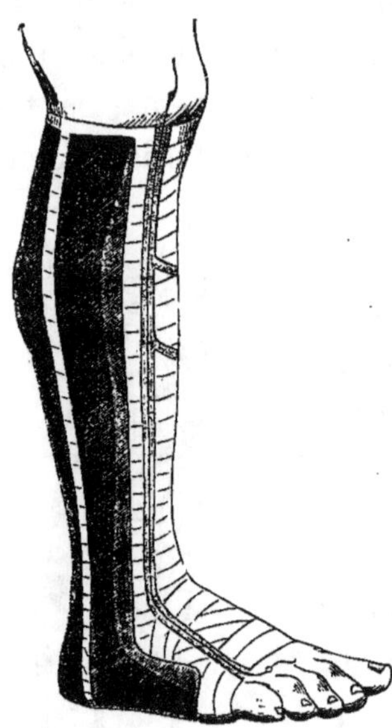

Fig. 2. — Bandage ouaté, roulé, cartonné et amidonné, du pied et de la jambe.

Cette proposition ne saurait être suspecte de partialité , puisque je parle d'une méthode contentive dont je ne suis pas l'inventeur, et que je me borne à confirmer les assertions de M. Seutin, de Bruxelles, qui a fait faire un si grand pas à la thérapeutique des maladies articulaires par l'invention et la généralisation du bandage amidonné.

Il importe toutefois de le bien établir, ce bandage ne prévient les douleurs consécutives aux redressements et aux réductions des jointures qu'autant qu'il embrasse non-seulement l'articulation malade, mais aussi les articulations placées au-dessus et au-dessous, et qu'il se compose d'une épaisse couche de coton, garnie d'attelles en carton mouillé que maintiennent des bandes enduites d'une substance agglutinative.

Il est indispensable enfin de donner à ce bandage une solidité immédiate.

Pour remplir cette dernière indication, j'ai remplacé les attelles en carton sec de M. Seutin par des attelles en fil de fer recuit. Cette modification mérite d'être adoptée; car, ces attelles prennent aisément la forme qu'on leur donne, et, quand on les a placées sur deux ou sur trois côtés d'un membre, elles maintiennent avec sûreté la direction qu'ont reçue les articulations malades.

5° L'opération terminée, les douleurs se font sentir assez vivement pendant quelques heures ; mais elles se dissipent, en général, au bout d'un ou deux jours. Les enfants sont même si rapidement soulagés, qu'après trois ou quatre jours, on peut les transporter à une grande distance, pourvu, toutefois, qu'ils n'aient subi aucune section sous-cutanée ; le transport serait imprudent après cette dernière opération.

6° Le bandage amidonné doit être laissé en place pendant *trois* ou *quatre* semaines. Alors, on enlève l'appareil, on visite les parties malades.

et l'on s'occupe de perfectionner le redressement, s'il est incomplet, et, dans tous les cas, de prévenir le retour de la difformité qui conserve longtemps une certaine tendance à se reproduire. Pour remplir ces indications, on peut appliquer de nou-

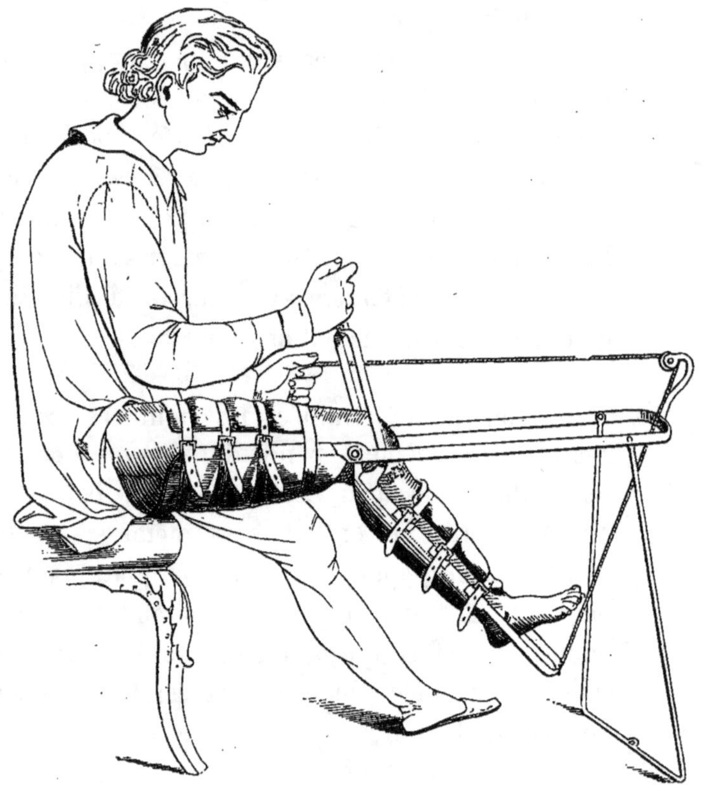

Fig. 3. — Appareil de mouvement pour rendre la mobilité au genou.

veau un bandage inamovible ou un appareil ordinaire de redressement, qui complète sans peine une rectitude qu'il n'aurait pu produire directement, sans opération préalable.

Après avoir remédié aux imperfections de la forme, il importe de se préoccuper de la fonction.

Dès lors, si toute mobilité n'est point perdue, on s'applique à la rétablir dans son état normal, soit par des manipulations chez les enfants, soit par l'usage des appareils de mouvement chez les adultes (*fig*. 3).

Dans tous les cas, des tuteurs convenables doivent empêcher le retour de la difformité pendant la station et pendant la marche (*fig*. 4).

Dès l'année 1840, je rendais sans retard une bonne direction aux jointures déformées dans les arthrites aiguës, et je trouvais dans ce redressement et cette immobilité le plus sûr moyen de calmer les phénomènes

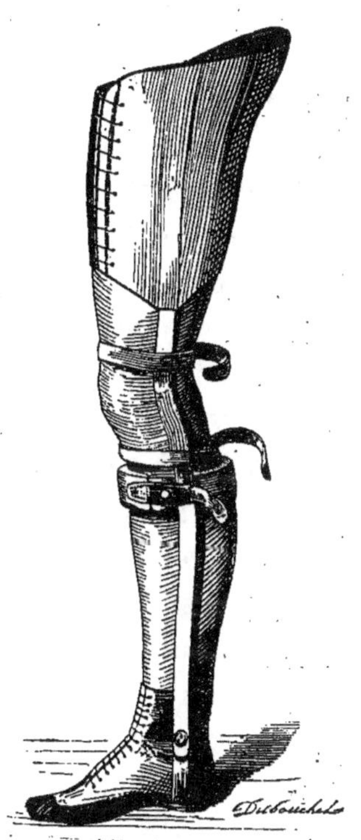

Fig. 4. — Tuteur en cuir solide avec montants latéraux articulés, pour la station et la marche.

inflammatoires. Mais je ne réussissais, à cette époque, que dans des lésions récentes, sans traces
d'adhérences solides.

Bien que l'on connût les sections des tendons et
des muscles, et que M. Jules Guérin eût tracé les règles générales qui doivent présider à ces opérations,
j'avouais mon impuissance dès qu'il y avait ankylose fibreuse et même cette demi-fixité qui accompagne les tumeurs fongueuses. Depuis, sont venues : la découverte de l'éthérisation ; les méthodes de MM. Dieffenbach et Palasciano pour la rupture de l'ankylose du genou ; les innovations de
MM. Mayor, Seutin et Velpeau dans les bandages
qui se moulent sur les formes du corps. J'ai mis
tous ces travaux à profit, et en y ajoutant le résultat
de mes propres recherches, je suis arrivé, depuis
cinq ans, à opérer le redressement immédiat d'a-
près les principes exposés plus haut. J'ai appliqué
ce mode de redressement aux pieds-bots par rétraction musculaire, aux difformités rachitiques des
genoux, aux ankyloses fibreuses, enfin aux tumeurs
blanches rhumatismales ou scrofuleuses en voie
d'accroissement ou de résolution, quel que fût le
siége de la maladie, au pied, au genou, au coude,
ou à la hanche.

L'ensemble de ces opérations s'élève à plus de
deux cents ; et dans ce nombre, approximatif il est
vrai, j'estime que les opérations faites pour des

difformités avec graves lésions des jointures sont au moins de soixante.

On ne s'étonnera pas de ce nombre qui pourrait sembler exagéré, si je dis que, dans les quatre mois qui viennent de s'écouler, j'ai opéré huit fois le redressement immédiat de la hanche seulement, pour ces coxalgies qu'on a l'habitude de désigner sous le nom de luxations spontanées.

Le résultat général de mes observations peut se résumer en disant, que, dans la jeunesse et surtout dans l'enfance, le redressement immédiat appliqué à propos, convenablement exécuté et suivi de tous les moyens complémentaires, est admirable de simplicité dans les suites et de perfection dans les résultats.

Mais, comme on le pense bien, ces avantages font défaut dès qu'une ou plusieurs des conditions exigées pour la solution du problème viennent à manquer.

Ainsi, on ne peut espérer de réussir dans les ankyloses devenues osseuses, ni dans celles que maintiennent des tissus fibreux très-résistants et dont la formation a coïncidé avec des ulcérations profondes des os.

Un âge avancé est un obstacle insurmontable au succès, et l'on n'a que des chances douteuses de réussite chez des sujets de trente à quarante ans.

Après le redressement, des douleurs prolongées se

font sentir, si, pendant l'opération, les parties saillantes des os n'ont pas été recouvertes d'enveloppes protectrices assez douces et assez épaisses, ou si, par un mode vicieux de contention, on n'a pas assuré le repos le plus complet des parties opérées.

A plus forte raison doit-on craindre des accidents, lorsque de nombreuses et profondes sections sous-cutanées ont été indispensables; car, l'air peut pénétrer par les ouvertures, et cela est d'autant plus à craindre, que les mouvements qu'on imprime aux os après ces sections peuvent favoriser de véritables aspirations gazeuses.

Je ne dis pas que je me sois toujours mis à l'abri de ces fautes, ou que j'aie toujours prévenu ces accidents. Un pareil succès ferait supposer que des opérations aussi complexes ont été créées de toutes pièces et exécutées sans incertitude et sans erreur, ce qui est impossible. Mais, ce que je puis assurer, c'est que les accidents dont je parle sont très-exceptionnels; ils dépendent de fautes imputables à l'artiste et non à l'art; et, en tenant compte des préceptes formulés plus haut, on peut toujours les éviter et réussir, sinon complétement, au moins dans une mesure qui rend encore l'opération d'une très-grande utilité pour les malades.

§ II.

De la cautérisation sous le bandage amidonné.

Nous n'avons envisagé, jusqu'à présent, qu'un problème mécanique.

On comprend que la solution de ce problème puisse suffire dans des difformités simples, comme les pieds-bots ou les genoux en dedans. Mais qu'attendre du redressement des membres dans les maladies telles que les tumeurs blanches que nous avons surtout en vue? Une fois le malade guéri, le redressement a bien l'avantage de lui rendre un membre bien conformé et propre à remplir ses fonctions; il enlève bien la cause d'inflammation et de douleur qui dépend de la torsion d'une jointure; et l'expérience prouve que, lorsqu'il a été opéré, on observe une tendance notable à la diminution des souffrances et de l'engorgement. Mais le redressement ne tend pas directement à guérir la maladie elle-même, et il n'a aucun rôle à remplir dans les tumeurs blanches où la rectitude des os est conservée, cas très-rare à la hanche et au pied, mais assez fréquent au genou et au poignet.

Il faut cependant agir sur la maladie elle-même, résoudre les engorgements, favoriser l'organisation des fongosités, donner issue à la suppuration. C'est pour atteindre ce but que j'ai institué la seconde méthode, sur laquelle je désire appeler l'attention de l'Académie, savoir : la cautérisation sous le bandage amidonné.

Je suppose, d'abord, le cas où la lésion articulaire est sans suppuration.

Deux méthodes principales sont alors en présence : les cautérisations révulsives et la compression réunies à l'immobilité.

L'emploi des cautérisations révulsives est très-répandu dans la pratique. Il s'appuie sur les préceptes d'un grand nombre d'auteurs, sur l'application de règles généralement admises, enfin sur des observations, choisies sans doute, mais d'une incontestable autorité.

Malheureusement les faits encourageants sont en faible proportion.

Il n'est personne, en effet, qui n'ait vu l'accroissement des douleurs et des inflammations sous l'influence du feu et des caustiques, ou, ce qui est plus ordinaire encore, qui n'ait constaté l'absence de tout résultat, l'impuissance la plus complète.

D'une autre part, si l'immobilité réunie à la compression prévient ou dissipe les douleurs, elle ne produit que dans des cas exceptionnels un soulagement durable.

En réfléchissant aux avantages et à l'insuffisance de ces deux méthodes isolées, j'ai pensé qu'il serait utile de les associer et, par suite, de pratiquer la cautérisation sous le bandage amidonné. Je voyais dans cette combinaison la possibilité d'abréger des traitements toujours fort longs, d'assurer l'effet des caustiques par le repos, et celui du repos par les caustiques.

Pour cautériser la peau, je me suis borné habituellement à l'emploi de la potasse ou du chlorure de zinc.

Parmi les effets de la cautérisation au moyen de la potasse sous le bandage amidonné, il en est deux surtout qui me paraissent dignes de remarque : je veux parler de l'absence presque constante de douleur et du peu d'abondance de la suppuration.

L'absence de douleur a été telle, que des malades auxquels j'avais appliqué jusqu'à 6 pastilles de potasse ne se sont pas doutés qu'on eût laissé sous le bandage une substance quelconque. Depuis l'époque où j'ai fait connaître cette observation, M. Palasciano, de Naples, en a constaté la justesse sur 6 malades.

L'absence presque complète de suppuration a été aussi constante que celle de la douleur ; mais, comme elle paraît tenir au défaut du contact de l'air et de toute variation de température, elle n'est très-manifeste que jusqu'à l'époque du premier pansement.

Si l'on cautérise avec le chlorure de zinc, les phénomènes particuliers que je signale ne s'observent plus au même degré. Les douleurs locales et la suppuration peuvent bien être alors diminuées par l'enveloppe protectrice et par le repos que procure le bandage inamovible ; mais elles ne diffèrent qu'exceptionnellement de ce qu'elles sont dans les conditions ordinaires.

Grâce au repos complet au milieu duquel les révulsifs agissent sur la peau et le tissu cellulaire, l'inflammation locale qu'ils produisent ne se propage pas aux synoviales malades, ainsi qu'on le voit souvent, lorsque le membre est abandonné à ses mouvements naturels. Dès lors, ces révulsifs peuvent être employés avec énergie, et l'on peut en recouvrir toutes les parties tuméfiées dont on veut obtenir la résolution. La potasse, dont on applique 6 à 8 pastilles environ, me paraît préférable dans les lésions de médiocre gravité. Si les fongosités sont considérables et molles, si elles paraissent infiltrées de pus, je préfère les bandelettes de chlorure de zinc placées sur les lignes noires qu'on a tracées avec le caustique de Vienne.

Quel qu'ait été le choix du caustique, il importe que le bandage s'étende assez loin pour procurer à l'articulation une immobilité absolue et une enveloppe protectrice complète. Ainsi, pour le genou, le bandage amidonné devra se prolonger depuis l'extrémité du pied jusqu'au bassin, et dès lors, immobiliser le pied et la hanche: sans ces précautions, il n'apaisera pas les douleurs et il ne préviendra pas l'inflammation articulaire autant qu'il est permis de l'espérer.

Les cautérisations révulsives ne sont plus suffisantes si la suppuration existe dans la membrane synoviale, ou si elle s'est fait jour au dehors par des trajets fistuleux encore sous-cutanés ou complétement ouverts. La cautérisation doit porter alors sur les parties malades elles-mêmes, ou tout au moins sur les extrémités des canaux qui conduisent le pus au dehors. Dans ces cas, on doit toujours donner la préférence au fer rouge ou mieux au chlorure de zinc qui détruit non-seulement la peau, mais les parois des abcès, et qui détermine des eschares à la chute desquelles on voit habituellement succéder des plaies vermeilles aptes à se cicatriser.

Ces cautérisations profondes, comme toutes les médications énergiques, ne sont pas exemptes d'inconvénients, et ne sont utiles qu'à de certaines conditions. Ainsi, il est dangereux de les entreprendre chez des malades avancés en âge ou même chez de jeunes sujets d'une constitution tuberculeuse. De plus, il importe de ne pas pénétrer, à leur aide, dans de vastes dépôts froids, pour lesquels les injections iodées sont préférables, ou de ne pas intéresser des muscles dont les contractions involontaires tiraillent les eschares et produisent des hémorragies. En général il faut réserver les cautérisations profondes pour les enfants et les jeunes gens qui ont conservé une certaine vigueur et dont les suppurations articulaires, liées à des productions de fongosités et de tissus fibreux, se dirigent vers la peau, en formant des collections peu volumineuses et rapprochées de leur point de départ.

Cependant, que l'on ait pratiqué la cautérisation révulsive ou la cautérisation directe, l'action physique qu'on exerce est secondaire, puisqu'elle se borne à favoriser l'évacuation du pus. Les phénomènes réparateurs que la cautérisation doit provoquer, sont les plus essentiels. Or, ces phénomènes supposent, par-dessus tout, dans la santé, une amélioration sans laquelle toute guérison est impossible.

Les actes qui favorisent le rétablissement des forces ne sont point inconciliables avec la cautérisation sous le bandage amidonné.

Si l'on s'est contenté de la potasse, les malades peuvent, au bout de quelques jours, se promener comme si l'on eût appliqué, à la manière de M. Seutin, un simple bandage inamovible.

Si l'on s'est servi du chlorure de zinc, on peut encore les transporter dans un milieu salubre, à la campagne par exemple, avantage notable dont j'ai profité, surtout chez les enfants, et qui m'a permis d'obtenir, dans la pratique civile des succès bien plus constants et bien plus rapides que dans les hôpitaux.

C'est au printemps de 1857 que j'ai commencé les cautérisations ainsi associées à l'immobilité et à l'abri du contact de l'air. Les résultats m'ont paru très-encourageants dès le début, et les faits que j'ai recueillis depuis cette époque, au nombre de soixante pour le moins, m'ont confirmé dans mes premières impressions.

Lorsque les tumeurs fongueuses ne contenaient point de pus, j'ai vu changer complétement leur marche. La diminution régulière de tous les symptômes, et, en particulier, des douleurs, du gonflement et de la raideur, a remplacé l'accroissement progressif du mal, suite ordinaire des applications variées qui forment encore la base de la pratique courante, et l'état stationnaire trop souvent observé après l'enlèvement des bandages inamovibles.

Ces effets ont même été plus remarquables dans les tumeurs blanches avec suppuration. Je n'ai réussi, il est vrai, qu'exceptionnellement à la hanche; et encore chez des sujets jeunes et n'ayant qu'un abcès unique peu considérable. Dans les conditions contraires, les malades ont continué à languir ou ont fini par succomber. Mais au pied et au genou, il en a été tout autrement. Dans les quinze mois qui viennent de s'écouler, j'ai pu guérir, ou améliorer à un degré voisin de la guérison, trois tumeurs blanches du pied, autant du genou et une du coude, toutes avec abcès multiples provenant des jointures, et dans des conditions qui, d'après les vues qui dirigent habituellement les chirurgiens, auraient nécessité des amputations, au moins dans les hôpitaux.

Ce n'est pas en quelques semaines que l'on réussit dans ces cas difficiles. Il faut une longue série de mois avant que la marche soit possible et que la cicatrisation soit complète.

Le traitement débute par une première opération, qui comprend tout à la fois : 1° un redressement, si le membre est dévié et qu'il n'y ait pas une ankylose à respecter; 2° une cautérisation en rapport avec la nature des lésions ; 3° enfin l'application d'un bandage inamovible.

Puis viennent, pendant six semaines à deux mois, des renouvellements de bandage répétés aussi souvent que la propreté l'exige, et quelquefois de nouvelles cautérisations devenues nécessaires.

Plus tard, la cicatrisation exigeant des pansements répétés et des applications diverses, celle de pommade iodée par exemple, on place les membres dans les gouttières qui les immobilisent, tout en laissant à nu les parties malades.

En même temps, on a recours aux traitements qui agissent sur la constitution, et l'on termine par l'usage de tuteurs portatifs qui se placent et s'enlèvent à volonté et qui sont indispensables pour soutenir les membres condamnés à rester longtemps trop faibles pour se passer d'appui.

De la sorte, l'on agit simultanément sur tous les éléments du mal : sur les difformités, par le redressement immédiat; sur les engorgements, par la cautérisation révulsive; sur les abcès et les trajets fistuleux, par la cautérisation directe; sur les douleurs et l'inflammation, par l'immobilité ; et enfin, sur la santé générale, par le rétablissement de la marche et de la promenade au grand air.

Cette médication complexe cause nécessairement quelques dépenses ; dans la pratique, elle suppose le concours d'artistes habiles, comme celui que j'ai trouvé en M. Blanc, mécanicien-orthopédiste à Lyon; enfin, elle exige beaucoup de temps et beaucoup de soins: mais elle conduit à un but d'une haute importance, comme il me serait aisé de le prouver par l'analyse des observations auxquelles je faisais allusion plus haut, et que les bornes naturelles de ce travail m'empêchent seules de produire. Les faits qui, par exemple, démontrent la possibilité d'éviter des amputations sont ceux que je voudrais surtout rapporter ici, parce qu'ils peuvent plus que tous les autres mettre en évidence les avantages des méthodes que je préconise.

Je n'ignore pas, du reste, que des mémoires ne suffiront pas pour démontrer que mes assertions n'ont rien d'exagéré : on ne peut convaincre que ceux qui voient et qui, ayant imité, ont réussi à leur tour. Cette conviction, née d'une observation impartiale, je l'ai communiquée à plusieurs de mes confrères, parmi lesquels je citerai M. Philipeaux, qui a opéré, par le redressement immédiat et la cautérisation sous le bandage amidonné, trois coxalgies avec succès; et M. Valette, chirurgien en chef de la Charité de Lyon, qui, à la tête d'un nombreux service d'enfants, applique journellement, depuis plusieurs mois, les méthodes dont ce mémoire expose les règles et les résultats généraux.

Je fais des vœux pour que l'exemple de ces jeunes chirurgiens soit imité; et, à ce sujet, je ne peux m'empêcher d'exprimer le désir que, parmi les médecins qui complètent leurs études, il y en ait qui veuillent bien suivre, dans les hôpitaux de Lyon, l'ensemble de notre pratique sur le traitement des maladies articulaires. Ce n'est pas une visite d'un jour ou deux que nous leur demanderions, car, cette observation superficielle ne porterait pas plus la lumière et la conviction dans leur esprit que ne peuvent le faire les indications rapides auxquelles je suis obligé de me borner ici; il faudrait un séjour de plusieurs mois pour apprécier l'ensemble des procédés et en constater les résultats.

Je serais heureux si le mémoire que j'ai l'honneur de lire pouvait provoquer cette vérification.

Fait avec l'attention nécessaire, un tel contrôle contribuerait sans doute à répandre des méthodes qui, comme la lithotritie et les sections tendineuses, doivent entrer un jour dans la pratique générale, et dont la diffusion rendrait à une multitude d'estropiés des membres valides et éviterait à d'autres de dangereuses et funestes mutilations.

Le mémoire précédent n'a pas été lu en entier devant l'Académie des sciences. Lorsque le moment de ma lecture fut arrivé, plus d'une heure de la séance avait été consacrée à la lecture du procès-verbal, de la correspondance, et à un rapport fait par M. Pouillet ; je me trouvai dans l'impossibilité de lire tout le travail que j'avais préparé. Aussi, arrivé à la fin de la première partie, celle qui a trait au redressement immédiat, je crus convenable d'interrompre ma lecture et de procéder à la démonstration des pièces que j'avais apportées. Voici ce que j'ajoutai de vive voix :

§ III.

Démonstration des pièces apportées par l'auteur.

Pour justifier les assertions que je viens d'émettre, je crois devoir faire passer sous les yeux de l'Académie, des photographies et des moules en plâtre pris avant et après le traitement de mes malades.

Voici le moule (1) du pied gauche d'un homme

(1) Je reproduis ma dissertation orale sous la forme que j'ai employée lorsque j'avais sous la main les sujets de démonstration. En l'absence de ces objets, la forme de langage qui les

de trente-cinq ans. La difformité est extrême. Le pied est porté dans l'extension, en même temps qu'il est tourné en dedans ; l'avant-pied et les orteils, courbés dans le même sens sont fléchis et violemment contournés. Le malheureux sur lequel ce moule a été pris souffrait de cette infirmité depuis l'âge de quinze ans. Depuis quatre mois il n'avait pas quitté le lit ni la chaise longue où le retenait une ulcération des parties externes du pied qui soutenaient habituellement le poids du corps.

En voyant ce malade, au mois de juin de l'année dernière (1857), j'éprouvai une grande commisération et une grande incertitude. D'un côté, j'étais effrayé rien qu'à l'idée de redresser un pied si difforme, dont toutes les pièces semblaient ankylosées les unes avec les autres, et qui conservait depuis vingt ans sa direction vicieuse. Je me rappelais les insuccès que j'avais éprouvés lors des débuts des sections tendineuses , quand j'avais abordé des opérations analogues , quoique moins difficiles. D'un autre côté, je me représentais le désespoir de ce malade, encore plein de jeunesse et de vigueur, si je venais à lui déclarer qu'il n'avait aucune chance de sortir du lit de douleur dans lequel il languissait depuis si longtemps. Je repassais

suppose présents pourra sembler étrange : je l'ai conservée cependant, parce qu'elle me semble plus propre que toute autre à faire revivre l'intérêt et l'animation des séances.

aussi dans mon esprit toutes les ressources nouvelles dont je pouvais disposer, telles que les sections
sous-cutanées prolongées jusqu'aux os, la rupture
des ankyloses, le redressement immédiat, le bandage
amidonné.

Ces motifs de crainte et d'espérance furent agi-
tés dans une consultation, et je rentrai auprès du
malade toujours incertain sur le parti à prendre :
je craignais d'accabler par mon refus un homme
déjà trop éprouvé, et je ne voulais pas m'engager
témérairement dans une entreprise impossible.

Obligé cependant de parler, je commençai par
exposer au malade toutes les difficultés que pré-
senterait la cure de son infirmité. Si l'on tente cette
entreprise, lui dis-je, il vous faudra au moins six
mois de traitement. A ces mots qui renfermaient
dans ma pensée un motif indubitable de découra-
gement, le malade se jeta à mon cou, et m'embrassant avec effusion : « Il ne faut que six mois, dit-il,
six mois ! mais ce n'est rien pour un homme qui
souffre depuis vingt ans ! Je vous donne un an,
deux ans si vous le voulez. » En présence d'une
résolution aussi ferme, toutes mes incertitudes ces-
sèrent, et nous fixâmes au lendemain l'opération
qu'appelait avec tant d'impatience celui qui devait
en être le sujet.

Je ne décrirai point cette opération avec détail :
je me bornerai à dire qu'elle consista dans l'appli-

cation de toutes les règles que j'ai exposées précédemment. Je pratiquai d'abord la section des tendons et des muscles dans toutes les parties rétractées. Ces sections furent au nombre de quatre, et trois comprirent toutes les parties molles situées entre la peau et les os, au-dessous de la malléole interne, à l'union de l'avant-pied et de l'arrière-pied et à l'origine des orteils. Toutes les adhérences osseuses furent ensuite rompues. On entendit, dans toutes les jointures, des craquements, indice de l'ulcération des cartilages, et le pied put alors être redressé à un degré assez voisin de sa direction normale. Le bandage amidonné, fortifié par des treillis de fil de fer, fut laissé en place pendant deux mois, sauf quelques réapplications rendues nécessaires par la propreté.

Au bout de ce temps, on passa à l'usage des appareils de mouvement.

J'ai l'honneur de faire fonctionner sous vos yeux ces appareils.

Vous voyez comment, avec celui qui est destiné aux mouvements de flexion et d'extension, on relève et on abaisse alternativement la pointe du pied, et comment l'on peut dès lors rétablir peu à peu le jeu des articulations, faire cesser les craquements dus aux rugosités des surfaces, et compléter le rétablissement d'une bonne direction (*fig.* 5).

On n'agit pas avec moins de puissance sur les

mouvements de rotation en dedans et en dehors, à

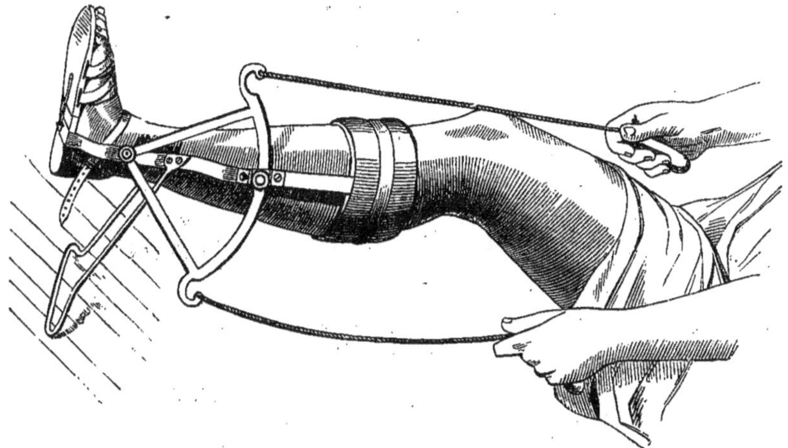

Fig. 5. — Appareil de mouvement du pied sur la jambe (flexion et extension).

l'aide du second appareil que j'ai l'honneur de vous montrer, et que vous voyez produire si aisé-

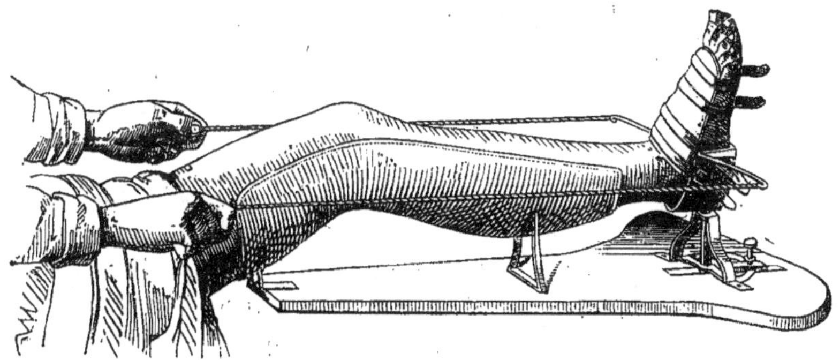

Fig. 6. — Appareil de mouvement du pied sur la jambe (rotation en dedans et en dehors).

ment la rotation du pied sur son axe antéro-posté-rieur (*fig.* 6).

A partir de l'enlèvement du bandage amidonné,
notre malade se servit de ces deux appareils, matin

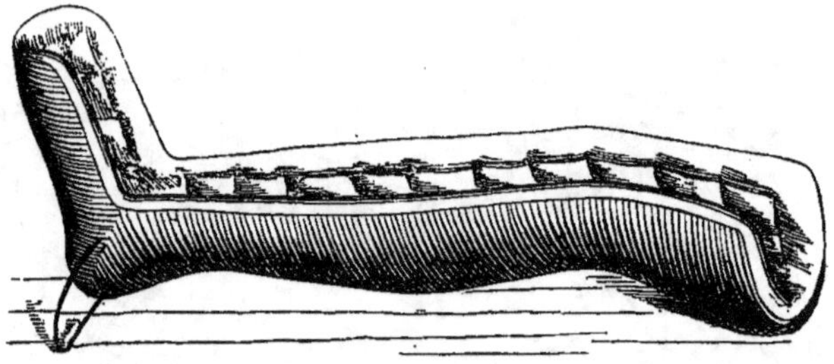

Fig. 7. — Appareil ou gouttière de redressement en fil de fer matelassé pour le
genou et le pied.

et soir, pendant une durée croissante d'une demi-
heure à deux heures ; et, dans l'intervalle de ces
mouvements passifs, il se plaça toujours dans un
appareil de redressement (*fig.* 7).

Trois mois après l'opération, le pied avait une
rectitude complète ; il reposait sur sa base, et toutes
les plaies étaient cicatrisées.

Le moule que je fais passer sous vos yeux montre
toute la perfection du résultat obtenu ; et telle est
la différence qui sépare ce plâtre de celui qui représente le pied difforme, qu'on se demande s'ils ap-
partiennent réellement l'un et l'autre au même in-
dividu. L'identité n'est cependant pas douteuse,
comme vous pouvez vous en convaincre en retrou-
vant sur le pied redressé les cicatrices des plaies
situées sur son bord externe, et en voyant sur le second orteil la trace de l'absorption osseuse suite des

pressions auxquelles il avait été soumis pendant de longues années.

Le résultat physiologique actuel est néanmoins bien supérieur au résultat physique dont je donne ici la preuve.

Pendant un an le malade n'a cessé de faire usage de ses appareils de mouvement matin et soir, et toujours il a maintenu par des tuteurs la bonne direction de son pied. Aussi, il marche depuis huit mois avec autant de fermeté et pendant aussi longtemps que s'il n'avait jamais éprouvé la moindre lésion.

Cet exemple est tellement frappant qu'il me dispense d'en faire connaître d'autres en ce qui regarde le pied. Mais pour établir les propositions générales que j'ai émises, j'ai besoin de citer des faits appartenant à des difformités du genou et de la hanche.

Dans ce but, je fais passer sous vos yeux des photographies représentant les malades avant et après leur traitement. J'ai eu soin de lier ces photographies de manière à ce que les deux états que je veux comparer soient en présence l'un de l'autre.

La première photographie représente deux genoux en dedans chez un adulte ; la seconde, une tumeur blanche du genou avec flexion, abduction et luxation de la jambe en arrière ; la troisième, une coxalgie avec raccourcissement.

Les photographies faites après le traitement vous montrent que les malades ont recouvré la rectitude de leurs membres, ou que, s'il reste quelques traces de leurs déformations, ces traces sont peu perceptibles.

M. Flourens, *Secrétaire perpétuel* :

« Ce n'est pas la première fois que je constate les résultats remarquables obtenus par M. Bonnet. J'ai vu un jeune homme de 15 ans qui lui a été confié il y a un an environ : son pied était tourné en dehors ; la malléole interne faisait en dedans une saillie si considérable, que l'on pouvait croire à une luxation du tibia. J'ai vu l'enfant il y a quelques mois : le redressement de son pied est parfait.

M. Bonnet : Je n'ai pas mentionné ce fait dans l'exposition que je viens de faire, afin de ne pas fatiguer l'attention de l'Académie par des détails trop multipliés. Mais puisque M. Flourens veut bien vous entretenir de la cure que j'ai obtenue sur un malade qu'il m'avait fait l'honneur de me confier, je vais faire passer sous vos yeux les moules de ce pied, pris avant et après le traitement. Vous voyez sur le premier moule une difformité inverse de celle que je vous ai montrée précédemment ; et sur le second, la preuve du redressement obtenu. Ici, le rétablissement de la marche a laissé quelque chose à désirer, parce que la difformité était compliquée de paralysie, et que, malgré les moyens dirigés contre cette complication, la faiblesse musculaire a persisté en partie.

CHAPITRE DEUXIÈME

DES APPAREILS DE MOUVEMENT DANS LES DÉVIATIONS
DE LA TAILLE ET DES DYSPNÉES QUI SONT LA CONSÉQUENCE
DE CES DIFFORMITÉS.

(Lu à l'Académie impériale de médecine. — Séance du 17 août 1858.)

Malgré des travaux nombreux et des tentatives variées, les déformations de la taille restent souvent incurables, ou ne sont améliorées que partiellement et pendant un temps très-court.

Cette impuissance de l'art s'observe surtout dans les déviations du rachis très-prononcées et très-anciennes. Elle tient alors 1° à la complexité des lésions tout à la fois articulaires et osseuses, qui se composent de torsions multiples associées à des inflexions latérales ; 2° à l'impossibilité d'agir sur des os nombreux profondément situés, se protégeant les uns les autres, et embrassant des organes importants que l'on ne peut condamner à l'inaction ; 3° enfin, à la roideur qui se produit, avec l'âge, dans les articulations de la colonne vertébrale et des côtes.

Cette roideur accroît les difficultés du traitement jusqu'au point de les rendre insurmontables après l'adolescence, et elle produit ces oppressions si graves, si fréquemment mortelles, qui font, qu'après la quarantième année, les déviations prononcées de la poitrine ne sont plus de simples difformités, mais de graves lésions.

L'étude scientifique de cette ankylose incomplète a été négligée aussi bien que son traitement : je viens m'appliquer, dans ce mémoire, à en faire connaître les caractères, le diagnostic et la thérapeutique spéciale.

§ I.

Roideur de la colonne vertébrale et de la poitrine dans les déviations de la taille.

Si l'on examine un enfant de six à huit ans, dont le rachis commence à se dévier et ne présente encore que la courbure primitive ; si on lui recommande de prendre diverses attitudes pendant que son corps est nu, on est frappé de voir comment ses apophyses épineuses se meuvent sous la peau. Se penche-t-il d'un côté, l'ensemble de la colonne se courbe dans le même sens ; fait-il des efforts d'équilibre qui exigent le redressement de sa courbure, l'incurvation disparaît et peut même être remplacée momentanément par une courbure inverse.

Ces signes démon-
trent la conservation
de la mobilité ; mais
ils ne s'observent que
dans des circonstances
exceptionnelles : à
peine les retrouve-t-on
une fois sur dix dans
les cas pour lesquels on
est consulté. Observez
des déviations qui da-
tent de plusieurs an-
nées et qui offrent trois
courbures, l'une pri-
mitive et les deux au-
tres de compensation
(*fig*. 8), et vous trou-
verez une roideur, une
ankylose même dans
toute la région dorsale;
le cou et les lombes
conserveront seuls leur
souplesse. Que le ma-
lade se plie dans un
sens ou dans un autre,
qu'il élève un bras,
qu'il porte un fardeau,
la déformation du ra-
chis ne sera point

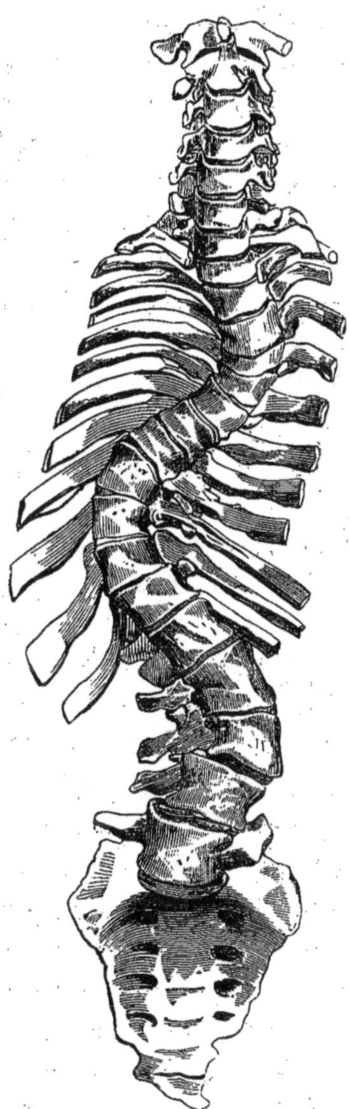

Fig. 8 — Exemple de déviation de la taille
chez l'adulte.

modifiée, et l'on retrouvera les apophyses épineuses dorsales conservant entre elles des rapports toujours les mêmes.

Ce que nous disons de la colonne s'applique également à la poitrine.

Tandis que, chez les enfants affectés d'une déviation commençante, les côtes exécutent des mouvements faciles à reconnaître, et que des pressions exercées avec les mains suffisent pour enfoncer celles qui sont saillantes, il vient une époque où l'on n'aperçoit plus dans l'expansion respiratoire du thorax qu'un soulèvement général de la poitrine, et où les pressions les plus énergiques sont impuissantes à produire dans cette partie du tronc le plus léger changement de forme.

Cette gêne évidente dans les mouvements respiratoires de la cage thoracique cause, même avec l'intégrité des poumons, une dyspnée quelquefois obscure, mais toujours rendue évidente par une lecture à haute voix ou par une course rapide sur un terrain horizontal, ou même par une marche faite avec lenteur sur un terrain montueux.

Ce n'est pas à des maladies primitivement développées dans les articulations qu'il faut attribuer cette diminution de la mobilité ; la cause de la roideur est dans la difformité d'abord, dans l'immobilité ensuite.

Déviées de leur direction par la torsion de la poitrine, les côtes sont en outre rapprochées les unes des autres du côté concave de l'incurvation rachidienne, et éloignées entre elles du côté convexe de cette même incurvation. Par suite de ces changements de direction et de rapports, les côtes deviennent incapables des mouvements alternatifs d'élévation et d'abaissement qui sont nécessaires au jeu normal de la respiration. Leurs articulations subissent aussi les altérations que l'on a surtout étudiées dans les jointures des membres devenus immobiles; les cartilages s'absorbent, les surfaces deviennent inégales, et les ligaments acquièrent une roideur de plus en plus grande.

Des effets simultanés de la déformation et de l'immobilité résulte cette conséquence que, pour rendre un libre jeu aux os du tronc dans les déviations de la taille, il ne faut pas se contenter d'agir sur la direction vicieuse par des pressions ou des tractions prolongées, mais qu'il faut faire mouvoir avec persévérance les os dont le jeu est depuis longtemps ralenti ou supprimé.

Les moyens connus de remplir cette dernière indication, la seule que j'aie en vue dans ce mémoire, sont les efforts spontanés rendus plus énergiques par la gymnastique, ou les pressions exercées avec les mains. Mais les mouvements spontanés s'accomplissent dans les parties saines et non dans les parties enroidies; dans les lombes, par exemple, et non

dans la poitrine anciennement déformée. Les efforts
exercés avec les mains ne sont pas plus efficaces ;
car, dans les cas dont il s'agit, l'homme le plus vigoureux ne produit, en déployant toute sa force,
aucun effet appréciable, et au bout d'un temps
très-court, la lassitude ne lui permet pas de continuer les impulsions qu'il a commencées.

La gymnastique et les manipulations étant insuffisantes, j'ai été conduit à étendre aux roideurs de
la poitrine compliquées de difformités de la taille
le principe des appareils de mouvement que j'ai
imaginés et employés d'abord pour les articulations
des membres. Aucune application de ce genre n'a
présenté d'aussi grandes difficultés. Je n'ai obtenu
quelques résultats que par la persévérance de mes
efforts réunis à ceux de M. Blanc, mécanicien orthopédiste à Lyon, qui m'a très-bien secondé dans
ce travail, comme dans tous ceux du même genre
que j'ai poursuivis depuis plusieurs années.

Comme ces appareils sont à peine connus, même
dans leurs applications aux membres, malgré les
nombreux écrits par lesquels j'ai cherché à les répandre, je crois devoir en donner une idée avant
de décrire les modifications que j'ai dû y introduire
pour les appliquer au tronc.

§ II.

Appareils de mouvement dans les déviations de la taille.

Les appareils de mouvement sont des machines à l'aide desquelles les malades communiquent eux-mêmes des impulsions à leurs jointures et les font mouvoir avec l'uniformité et la constance nécessaires, suivant toutes les directions que les os parcourent dans l'état normal. L'usage de ces appareils rend aux ligaments leur souplesse et aux surfaces articulaires leur poli, avec une sûreté, une absence de douleurs et une diminution progressive de sensibilité que l'on chercherait en vain dans les manipulations les plus persévérantes.

Mon intention n'est pas de résumer ici les effets de ces appareils dans les maladies des jointures : je veux seulement rappeler ce que j'ai établi ailleurs (1), à savoir que leur emploi concourt puissamment à compléter la cure des difformités. Ainsi, lorsque par des sections tendineuses, des efforts de redressement et des appareils contentifs, on a redressé en grande partie des pieds-bots, chez des sujets de plus de 10 à 15 ans, les mouvements réguliers faits avec persévérance achèvent le rétablissement de la rectitude, rendent la souplesse

(1) *Traité de thérapeutique des Maladies Articulaires.* Paris, 1853, pages 504 et 514.

aux articulations depuis longtemps enroidies et déformées, et font disparaître l'excès de sensibilité
qui ne permettrait pas de supporter le poids du
corps.

En cherchant sur quels principes pouvaient être
fondés les appareils de mouvement, si on les appliquait aux difformités de la taille, j'ai pensé d'abord
à imiter l'effort des mains, par lequel on fait subir
à la poitrine un mouvement de torsion inverse du
sens dans lequel cette cage osseuse est fixée. Or,
dès qu'on essaye de produire cet effet, on voit que
les épaules et le bassin étant fixés aussi solidement que possible, une main doit appuyer en arrière sur l'angle saillant des côtes proéminentes,
tandis que l'autre main presse sur les cartilages
sterno–costaux, qui font saillie en avant, du côté
opposé.

J'ai déjà figuré dans ma *Thérapeutique des maladies articulaires*, l'appareil qui imite cette action
des mains (*fig*. 9). Il se compose d'une chaise sur
laquelle s'élève une tige fourchue terminée par des
courroies matelassées avec lesquelles on fixe les
épaules. En avant de la chaise, une colonne verticale
supporte un levier horizontal mobile. De ce levier
part une sorte de main qui va embrasser l'épaule saillante, et dès qu'on lui imprime des mouvements de
va-et-vient, ceux-ci se transmettent à l'épaule et font
tourner la poitrine sur son axe. On remarquera que

non-seulement les épaules sont fixées, mais que des
courroies assujettissent également le bassin, afin

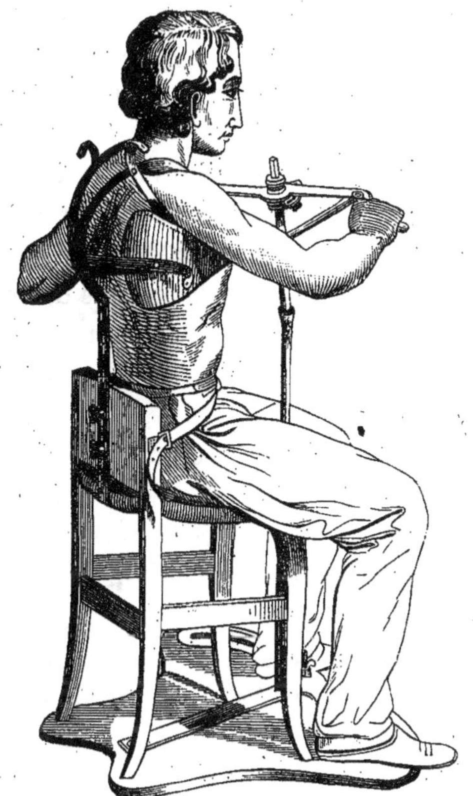

Fig. 9.— Appareil de mouvement dé rotation pour le rachis
et le thorax.

que l'effort de la plaque dorsale ne déplace pas] le
torse, mais agisse sur la poitrine elle-même.

Des accessoires nombreux sont ajoutés aux parties fondamentales que je viens de décrire. Ils ont

pour but d'élever ou de faire descendre, suivant la taille, la fourche scapulaire et le levier horizontal dont les mouvements de va-et-vient se communiquent à la poitrine ; une vis de pression, agissant sur un quart de cercle, permet de fixer ce levier sous un angle quelconque, de manière à réunir à volonté les pressions continues aux pressions par secousses. Les mouvements sont communiqués par le malade lui-même, ou plutôt par des aides. L'absence de douleurs dans les parties déformées permet de les continuer plusieurs heures par jour.

Ce mécanisme mérite d'être conservé s'il s'agit d'assouplir la poitrine et de rendre moins fixe sa torsion vicieuse. Mais comme il ne contient aucune partie qui presse sur les courbures latérales, j'ai cru devoir en faire construire un autre, dans lequel le malade est couché sur le côté, les deux extrémités de la courbure dorsale étant soutenues autant que le permet la position du rachis. Les pressions sont exercées par un levier que l'on peut faire monter ou descendre à volonté, et qui, suivant la position, tend à faire tourner la poitrine sur son axe vertical, ou à effacer sa convexité. Les jambes étant étendues, le bassin peut être solidement fixé. Cet avantage, joint au point d'appui qu'offre ce second appareil et aux directions variées dans lesquelles on peut le faire agir, me conduit à le préférer dans la grande majorité des cas.

Quelle que soit la disposition que l'on adopte, l'essentiel est de faire agir le levier par pressions intermittentes répétées aussi souvent que les efforts d'expiration. De la sorte, on laisse à la poitrine toute sa liberté pendant l'inspiration; et lorsqu'elle revient sur elle-même, on augmente artificiellement son retrait en pressant sur les parties saillantes.

Ces exercices ne produisent aucune douleur; j'ai coutume de les répéter deux ou trois fois par jour pendant une durée croissante d'un quart d'heure à une heure.

§ III.

Résultats immédiats des appareils de mouvement dans les déviations
de la taille.

Si l'on veut se rendre compte des effets que produisent les appareils de mouvement que je viens de faire passer sous vos yeux, il faut y placer le malade en laissant complétement à découvert la colonne vertébrale et la poitrine. Avec l'appareil qui agit sur le malade couché et qui tend à redresser la colonne aussi bien qu'à la détordre, on voit sous la pression du levier, pourvu que l'on n'agisse pas sur des os ankylosés, on voit, dis-je, la série des apophyses épineuses former une courbe moins prononcée, arriver à la ligne droite, ou même s'infléchir en sens inverse, suivant le degré de résistance et la force des pressions.

Le redressement qu'on obtient ainsi peut être rendu très-évident par l'expérience suivante :

On mesure la hauteur du malade debout ; on le soumet à l'action de l'appareil, et, après une séance de quinze à vingt minutes, on le mesure de nouveau. Si l'ankylose est complète, on ne constate aucun allongement ; mais si l'on a réussi à obtenir de la mobilité, on reconnaît que, dans l'espace de quelques minutes, la taille s'est allongée. J'ai constaté cet accroissement de longueur chez un grand nombre de malades ; je l'ai vu, après chaque séance, aller jusqu'à 1 centimètre et même jusqu'à 2 centimètres ; mais, comme on le pense bien, il est passager ; il disparaît presque entièrement après un quart d'heure ou une demi-heure de station verticale.

Les effets immédiats de l'appareil de mouvement ne sont pas moins évidents sur la poitrine que sur la colonne.

S'il reste quelque mobilité dans les articulations des côtes et des vertèbres, on voit les parties saillantes s'enfoncer, tandis que celles qui sont enfoncées se relèvent un peu ; la torsion vicieuse de la poitrine diminue ainsi, quoique ce changement reste toujours incomplet et n'aille jamais jusqu'à la production d'une saillie égale des deux côtés.

En présence de ces effets immédiats, on ne peut douter que l'usage des appareils de mouvement ne contribue à rétablir une bonne direction. Mais on prévoit aussi qu'ils sont insuffisants, et que le redressement partiel et momentané qu'ils procurent doit être maintenu et secondé par les appareils à pressions continues.

Depuis huit à dix ans que je les emploie, je les ai toujours associés à l'usage d'une gouttière vertébrale qui empêche toute position vicieuse pendant le séjour au lit (*fig*. 10), et à celui d'un cor-

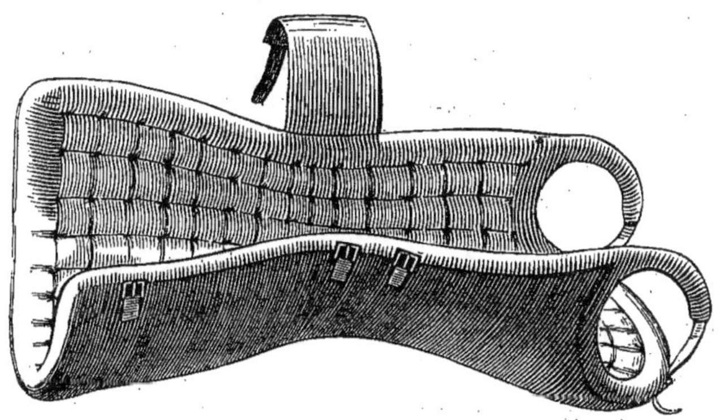

Fig. 10. — Gouttière vertébrale de redressement.

set-tuteur qui tend à soutenir la colonne pendant la station debout (*fig*. 11).

Les pressions exercées à l'aide de l'appareil ont été répétées deux fois par jour pendant une durée croissante de quinze à quarante minutes. Cet office a été confié aux personnes qui soignaient les malades ; et comme l'emploi de ces moyens n'offre aucune difficulté et n'entraîne aucune douleur, les traitements ont été suivis, non dans des établisse-

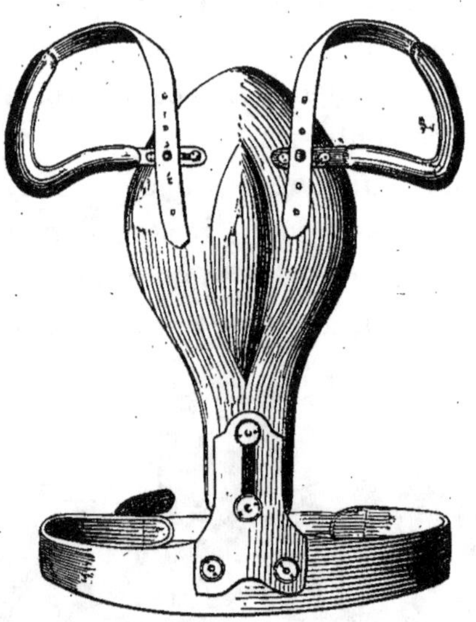

Fig. 11. — Corset tuteur du rachis et du thorax.

ments spéciaux, mais dans les familles ou dans les pensionnats.

Les résultats ont varié, comme on le pense bien, suivant la gravité de la déviation et la persévérance des malades ou de ceux qui leur donnaient des soins.

Dans quelques cas, où le mal était peu avancé, sans roideur notable, et chez des sujets de moins de dix ans, on a pu obtenir une disparition de toute difformité. Mais la grande majorité de nos malades étaient âgés de douze à dix-huit ans. Leurs courbures étaient très-prononcées, et celles de la poitrine présentaient une immobilité en apparence complète. Dans ces cas rendus si difficiles par la gravité et l'ancienneté des lésions, nous n'avons jamais obtenu de guérison complète. Il y a eu cependant des améliorations notables et définitives, chez trois malades entre autres, bien qu'elles fussent âgées de 14 à 18 ans, et que leurs difformités, très-complexes d'ailleurs, fussent accompagnées d'une roideur qui aurait pu les faire croire incurables. Une amélioration notable dans la liberté de la respiration s'observait chez elles à mesure que la mobilité du thorax devenait plus manifeste et que la déviation diminuait. Toutes ces malades se sont soumises sans murmure aux désagréments qu'exigeait la cure de leur infirmité, et ont continué leur traitement pendant six mois ou un an.

La simple diminution des difformités graves de la poitrine et de la colonne, par les mouvements communiqués, n'étonnera pas ceux qui connaissent l'extrême difficulté que présente la cure des déviations de la taille après la puberté ; ils accepteront, je l'espère, avec satisfaction un traitement qui peut se faire dans les familles, qui améliore la santé, produit un redressement sous les yeux mêmes de l'observateur, et prépare, par l'assouplissement des articulations, tout le succès que comporte la gravité des lésions.

§ IV.

Dyspnée dans les déviations de la taille.

Si l'action des appareils de mouvement considérés dans leurs rapports avec les difformités de la
taille, a besoin d'être complétée par les autres
moyens orthopédiques, elle va plus loin dans les
dyspnées qu'entraînent les déformations anciennes
de la poitrine ; elle suffit, à elle seule, pour produire alors un soulagement notable. Lors même
que l'on ne réussit point à diminuer la déformation, ou qu'on ne la diminue que très-imparfaite-
ment, les malades recouvrent la faculté de marcher, de monter, de courir même, sans être arrêtés par l'oppression qui les fatiguait auparavant.

Ces résultats ont été obtenus d'abord chez de
jeunes personnes, et je citerai surtout ici une fille
de 14 ans, d'une constitution très-affaiblie. La
difformité de la poitrine et de la colonne datait
de sa plus tendre enfance, et avait les caractères
qui sont propres au troisième degré des scolioses.
La gêne de la respiration était extrême; l'ascension
d'un escalier, une course peu rapide, produi-
saient l'anhélation ; après une marche de cinq à
dix minutes, la malade manquait de force et était
obligée de s'arrêter. Elle fit usage de l'appareil au
levier horizontal pendant quatre à cinq mois, et les

séances qui eurent lieu deux ou trois fois par jour, du moins si je m'en rapporte aux parents, furent de demi-heure à trois quarts d'heure. Ce traitement fut suivi dans le réduit obscur qu'habitait cette pauvre fille. L'amendement de la difformité fut assez peu appréciable. Cependant le jeu des côtes sur la colonne fit des progrès graduels : la gêne de la respiration diminua peu à peu ; la marche devint de plus en plus facile ; dans le cours du cinquième mois, elle put être prolongée, sans repos, jusqu'à une heure ; et, quelques jours après, la malade gravit le coteau de Fourvières, dont la pente est rapide et dont le sommet était à 4 kilomètres de sa demeure.

En 1853, j'ai traité, avec l'appareil horizontal, une jeune fille de quinze ans, dont les conditions de santé et de déformation étaient de tous points semblables à celles de l'observation précédente. Elle fut traitée dans la maison de santé de M. Moussier, pendant trois mois à peu près et avec beaucoup d'activité. Après une séance de demi-heure, elle se redressait assez complétement pour que sa taille gagnât jusqu'à 2 centimètres ; mais cet allongement ne tardait pas à se perdre, et, au bout de quelques heures, il n'en restait plus de trace. Il y eut, sous le rapport de la déformation, une amélioration incontestable, mais que j'oserais à peine estimer au quart de la difformité. Cepen-

dant, telle fut l'influence heureuse de la mobilisa-
tion des côtes et de la colonne vertébrale que l'anhélation disparut graduellement, et qu'à la fin du
deuxième mois de traitement, cette jeune personne, qui ne pouvait monter un deuxième étage
sans s'arrêter plusieurs fois et sans être oppressée,
faisait des courses d'une heure et gravissait des es-
caliers aussi vite et avec aussi peu d'efforts que les
autres personnes de son âge.

Des résultats semblables, c'est-à-dire une amélioration médiocre sous le rapport de la difformité,
et une guérison en apparence complète sous le rapport de l'oppression, ont été observés dans l'établissement des sœurs de Saint-Charles, à Brignais,
et dans celui des dames du Sacré-Cœur des Char-
treux, à Lyon. Dans ces établissements, l'on avait
adopté les appareils décrits plus haut.

On pourrait croire que le succès n'est possible
que dans le jeune âge : l'expérience m'a prouvé
cependant qu'on pouvait encore l'obtenir, du moins
en partie, à une époque beaucoup plus avancée de
la vie.

Une demoiselle, âgée de cinquante-cinq ans,
était, depuis une quinzaine d'années, sujette à un
asthme qui se renouvelait fréquemment et avec intensité ; ses digestions étaient troublées, et sa pâleur extrême indiquait un défaut profond dans

l'hématose. Elle était traitée sans succès par tous
les moyens ordinaires, lorsque je m'aperçus qu'il
existait chez elle une très-forte déviation de la colonne vertébrale et de la poitrine. Attribuant alors
l'asthme à cette déformation et à l'ankylose incomplète qui devait l'accompagner, je la mis à l'usage
de l'appareil de mouvement dont le levier est horizontal. Les résultats furent à peu près nuls pendant quinze jours ; mais, à partir de ce moment,
il y eut une amélioration graduelle dans sa respiration, dans son teint et dans ses digestions. Elle put
recouvrer son aptitude à faire de grandes courses.
Après six mois, quoique toujours aussi difforme,
elle avait éprouvé une amélioration qui frappait
tous ceux qui l'avaient vue avant son traitement. On
pense bien que l'ennui de se soumettre près d'une
heure chaque jour à l'action monotone de la machine la lui faisait fréquemment abandonner ; aussi,
lorsqu'elle restait un certain temps sans en faire
usage, elle ne tardait pas à éprouver de la gêne et à
reprendre son traitement, dont elle éprouvait toujours une certaine amélioration. Elle y revient toujours de temps à autre depuis quatre ans ; elle
jouit d'une santé qui étonne ceux qui l'ont vue
dans les années antérieures, où la décoloration de
la peau, les accès d'oppression et les étourdisse-
ments fréquents semblaient faire présager une mort
prochaine.

Récemment, l'un de mes confrères, M. Laboré, a essayé le même système de traitement chez une de ses malades, âgée de cinquante-six ans et affectée, depuis plusieurs années, d'une dyspnée, suite évidente d'une déformation extrême de la poitrine. L'oppression faisait des progrès et devenait menaçante pour la vie. Un mois après le début du traitement, fait cependant avec hésitation, la malade a pu se promener avec plus de liberté qu'auparavant, et soutenir la lecture à haute voix pendant une demi-heure, tandis qu'elle ne pouvait le faire pendant plus de dix minutes.

Évidemment, dans tous les cas que nous avons cités, on a été loin d'obtenir une cure complète. La persistance, au moins partielle, de la difformité, montre assez l'imperfection du résultat ; mais le soulagement a été notable ; il a été même porté si loin, que des malades ont pu croire qu'ils avaient recouvré toute la liberté de leur respiration.

Ces faits sont remarquables ; ils indiquent un véritable progrès ; ils prouvent que, lorsque les déviations sont devenues incurables, il est encore possible de diminuer la fâcheuse influence qu'elles exercent sur la respiration ; ils font voir aussi que, dans les déviations guérissables, loin d'avoir à craindre l'altération de la santé, si redoutée en général dans les applications de l'orthopédie classique, on a lieu d'espérer une amélioration notable des fonctions respiratoires et de l'ensemble des forces, si l'on associe aux traitements ordinaires la gymnastique spéciale que nous recommandons.

En voyant les mouvements méthodiques communiqués à la poitrine et à la colonne vertébrale déformée faciliter ainsi la respiration, on est conduit à se demander si l'on ne pourrait pas réussir par des moyens analogues, en agissant sur des poitrines dont la conformation est régulière. Je me suis beaucoup occupé de la solution de ce problème. J'ai fait construire des appareils, très-simples du reste, par lesquels je cherche à agrandir artificiellement la capacité de la poitrine, en redressant la concavité que présente en avant la région dorsale des rachis. Mais les recherches que j'ai faites sur ce sujet, quoique très-nombreuses, sont encore incomplètes ; elles demandent à être poursuivies plus longtemps pour vous être présentées. Les seules applications des appareils de mouvement sur lesquelles je sois en mesure d'insister sont celles que je fais depuis près de vingt ans aux roideurs et aux difformités des articulations des membres, et celles que j'expose aujourd'hui pour la première fois et qui sont relatives aux déviations de la taille et aux dyspnées qui en sont la conséquence.

Si l'on rapproche les uns des autres tous les faits qui démontrent l'utilité de ces mouvements passifs exécutés avec uniformité et avec constance, on sera conduit à donner place dans la pratique à l'ensemble des appareils dont je viens d'indiquer les effets. Je désire vivement que cette diffusion s'accomplisse. Mais pour que les vœux que j'exprime à cet égard se réalisent un jour, il faut que l'industrie réponde aux besoins nouveaux de la science et de l'art, et qu'à côté des ateliers où se fabriquent les instruments ordinaires de chirurgie, il s'en élève d'autres où l'on trouve, à son gré, tous les appareils qui rentrent dans l'ordre d'idées dont ce mémoire offre le développement partiel. Depuis plus de quinze ans, cette industrie existe à Lyon. Languissante dans le début, elle a pris, chaque année, des développements qui ont répondu à toutes mes espérances. Une œuvre semblable devrait être créée à Paris, où elle ne tarderait pas à acquérir un immense développement et à répandre ses produits dans les directions les plus diverses et dans les pays les plus éloignés.

§ V.

Discussions.

M. Bouvier : Je demande à faire une seule question : M. Bonnet considère-t-il les moyens qu'il a employés et les résultats qu'il a obtenus comme essentiellement différents des moyens mis en usage

et des résultats obtenus depuis plus de quarante
ans ?

M. Bonnet : Les moyens que j'emploie diffèrent
essentiellement de ceux qui sont mis habituellement
en pratique. Les pressions intermittentes et propres à faire jouer les diverses pièces du tronc les
unes sur les autres, ne peuvent être assimilées aux
pressions continues, incapables de diminuer les
adhérences des côtes et des vertèbres, et qui font
la base de l'orthopédie ordinaire.

Les mouvements que je produis avec mes appareils ont aussi cela de particulier qu'ils se passent
dans les articulations déformées et enroidies, tandis
que ceux qu'on obtient par la gymnastique et les
manipulations s'accomplissent dans les régions
lombaires, c'est-à-dire dans les parties qui ont conservé leur souplesse et sur lesquelles il est inutile
d'agir.

Quant aux résultats, je n'ose avancer qu'ils
soient supérieurs à ceux que produit l'orthopédie
ordinaire, sous le rapport du redressement des difformités vertébrale et thoracique. Il n'en est pas
de même en ce qui regarde les dyspnées consécutives. Il n'existe dans la science aucune observation
de tentatives analogues à celles que j'ai faites pour
rétablir, dans ces cas, la liberté de la respiration,
ni aucun succès de la nature de ceux que je viens
d'avoir l'honneur d'exposer à l'Académie.

CHAPITRE TROISIÈME

MALADIES CHRONIQUES DE LA HANCHE.

(Exposition et démonstration faites à la Société de chirurgie de Paris. — Séance
du 18 août 1858.)

MESSIEURS,

Je me propose de vous entretenir de la coxalgie,
d'exposer les méthodes de diagnostic que j'emploie
dans cette maladie, et de discuter la question de
savoir quelles sont, parmi les difformités qui l'accompagnent, celles qui sont primitives et auxquelles l'art doit directement remédier, et celles
qui sont secondaires et qui ne réclament aucune
action spéciale.

Ces préliminaires établis, j'exposerai la méthode
du redressement immédiat de la hanche et je sou-
mettrai à votre examen les appareils qui me servent à fixer le bassin pendant l'opération et à
maintenir la rectitude du membre inférieur dans
la suite du traitement.

Ces sujets se rapprochent par quelques points
de ceux que j'ai traités lundi dernier à l'Académie

des sciences. Mais tandis qu'à l'Institut, j'ai envisagé le redressement immédiat dans ses rapports avec toutes les articulations des membres, je ne l'étudierai ici que dans ses applications à la coxalgie; cela me permettra d'aborder plusieurs questions d'anatomie pathologique et de diagnostic, et d'entrer dans des développements plus étendus et plus précis.

§ I.

Diagnostic.

A de rares exceptions près, le fémur ne conserve jamais sa rectitude dans les coxalgies : presque toujours il se fléchit, s'incline en dedans ou en dehors et se tourne dans l'une ou l'autre de ces directions.

Parmi ces attitudes variées, il y en a deux principales : l'une, où la flexion se combine avec l'inclinaison et la rotation en dehors; l'autre, où l'inclinaison et la rotation en dedans sont associées à la flexion.

La première produit l'allongement apparent du membre ; la seconde fait croire à son raccourcissement.

Dans toutes les deux, le fémur et le bassin ont contracté entre eux une fixité de rapports plus ou moins solides. Cette fixité est essentielle; si elle n'existait pas, on n'observerait entre les membres aucune inégalité de longueur.

Pour bien faire juger de ces dispositions, que, du reste, j'ai signalées dans tous mes écrits sur les maladies articulaires (1), j'ai apporté deux bassins sur chacun desquels un fémur a été fixé avec une vis et un écrou. D'un côté, cette sorte d'ankylose artificielle a été produite dans la position d'où résulte l'allongement apparent ; de l'autre, dans celle qui produit le raccourcissement.

Je prends la première de ces pièces, et je soutiens le bassin de chaque côté dans l'attitude d'un homme debout, le fémur dont l'articulation est mobile restant suspendu verticalement. A première vue, vous jugez de la direction du fémur ankylosé, qui se porte en avant et en dehors. Vous voyez que cet os est fléchi à 45 degrés, et qu'il est incliné et tourné en dehors de 25 degrés environ.

Si je place le même bassin sur la table dans l'attitude d'un homme couché, vous saisissez avec la même évidence tous les éléments de la difformité.

Mais qu'au lieu de montrer cette pièce dans la position où toutes les parties symétriques du bassin occupent le même plan, je saisisse le fémur enroidi et le maintienne verticalement, je produis l'abaissement de l'iléum avec lequel il est uni, et les rap-

(1) *Traité des Maladies des Articulations.* Paris, 1843, t. II, p. 283 et suiv.

ports de ces deux os, quoique identiques, deviennent difficiles à discerner. Vous n'êtes plus frappés que de l'allongement du membre ankylosé. Cet allongement vous apparaît comme le phénomène essentiel, et vous conduit à négliger, avec tous les auteurs classiques, la flexion, l'abduction et la rotation en dehors, qui vous semblaient, il n'y a qu'un instant, si manifestes et si importantes.

Vous pouvez faire les mêmes remarques sur ce fémur et ce bassin réunis entre eux par une ankylose naturelle, dont la soudure est opérée dans la flexion combinée avec l'inclinaison et la rotation en dehors.

Si, pour ma démonstration, je ne me suis pas contenté de cette dernière pièce, c'est qu'elle se compose seulement d'un os des iles et d'une partie du fémur, et qu'elle ne permet pas de juger aussi bien que la pièce artificielle mais complète, de la direction du bassin et des rapports de longueur du membre sain et du membre malade.

Des ankyloses où le fémur est soudé dans l'abduction, je passe à celles où il est fléchi, incliné et tourné en dedans.

J'en fais passer également sous vos yeux de deux espèces : les unes où la soudure est artificielle ; les autres où elle est naturelle.

Sur ces deux ordres de pièces vous pouvez voir que, dans la station debout ou dans le décubitus dorsal, lorsque toutes les parties symétriques du bassin sont sur le même plan et que le fémur sain est dans la rectitude, soit verticale, soit horizontale, rien n'est plus facile que de reconnaître l'existence simultanée de l'adduction et de la rotation en dedans du fémur malade, dont la direction est toute différente de celle de son congénère.

Au contraire, ces changements de direction sont obscurs lorsque les deux fémurs, qu'ils soient verticaux ou dans la position horizontale, se dirigent dans le même sens.

Il résulte de ces démonstrations, que les méthodes ordinaires de diagnostic, qui consistent à observer la hanche pendant que les deux cuisses sont parallèles, c'est-à-dire, dans la situation où les malades se placent naturellement, ne permettent pas d'apprécier les rapports du membre affecté avec le bassin. Si, au contraire, le tronc et le membre sain sont dans une parfaite rectitude, on saisit avec autant d'évidence que de précision l'attitude nouvelle des parties altérées.

Pour faire apprécier aussi bien que je le peux ici cette méthode d'observation, je fais passer sous vos yeux cinq dessins placés en regard les uns des autres.

A première vue, vous pourriez croire que ces dessins ont été faits d'après cinq modèles différents : il n'en est rien. Toutes ces figures représentent une seule et même malade, mais dans des attitudes différentes.

Dans les unes, le sujet est dans la situation qu'il prenait naturellement au lit ou lorsqu'il s'appuyait sur ses béquilles ; les éléments de la contorsion de tout le corps sont impossibles à discerner.

Dans les autres, il est vu couché ou debout, le tronc et le membre sain ayant une parfaite rectitude.

C'est seulement dans ces derniers dessins que se montrent la flexion à angle droit de la cuisse malade, et son inclinaison en dedans assez prononcée pour qu'elle croise la partie moyenne de la cuisse saine. Les attitudes qu'ils représentent sont donc les seules qui permettent de reconnaître le véritable état des choses.

§ II.

Luxation spontanée.

Chez la jeune malade sur laquelle ont été pris les dessins que je viens de montrer, il existait une luxation spontanée. Mais cette luxation ne causait qu'une faible partie du raccourcissement.

En effet, si, dans la position que je recommande comme la plus favorable au diagnostic, il y avait une différence de 30 centimètres entre la hauteur du talon du côté malade et celle du talon du côté sain, ce raccourcissement considérable ne devrait être imputé que pour 2 centimètres environ à la luxation.

Pourquoi?

C'est que les déplacements spontanés qui surviennent dans les maladies scrofuleuses de la hanche ne ressemblent point aux luxations traumatiques. Dans ces dernières, la tête du fémur franchit le rebord cotyloïdien qui reste intact. Dans les premières, ce rebord est détruit par une ulcération profonde, et la tête du fémur se déplace en remontant dans le cotyle ulcéré et agrandi du côté de la fosse iliaque externe. Il y a bien une luxation ; mais il n'y a pas abandon de la cavité normale ni transgression au delà du rebord de cette cavité. Cette ascension du fémur ne va jamais au delà de 2 à 3 centimètres.

Pour faire bien juger de ces dispositions anatomiques, je fais passer sous vos yeux plusieurs os des iles dans lesquels vous pouvez reconnaître l'agrandissement et la déformation du cotyle. L'un d'eux surtout est aussi précieux que rare. La tête du fémur conservée y est soudée avec la partie supérieure de l'acétabulum ulcéré et agrandi : il y a tout à la fois luxation et ankylose, et il existe un vide entre le rebord inférieur du cotyle et la tête du fémur soudée à 1 centimètre au-dessus de sa place normale.

§ III.

Déformations primitives et déformations secondaires.

Je voudrais abréger ces considérations pour arriver aux procédés à suivre dans le redressement des coxalgies ; mais je dois établir, avant tout, quelles sont, parmi les difformités dont l'observation constate l'existence, celles qui sont primitives et auxquelles l'art doit directement s'attaquer, et celles qui, étant secondaires, disparaîtront par cela même que l'on aura remédié aux premières.

Qu'un malade atteint de coxalgie essaye de se tenir debout et de faire quelques pas, les lois de la station et de la marche l'obligeront à placer ses deux cuisses verticalement et à les diriger la rotule en avant.

Or, si, comme nous le supposons, la hanche est soudée au fémur sous une flexion de 45 degrés, par exemple, le bassin s'inclinera en avant, et pour prévenir la chute dans cette direction, la colonne vertébrale devra s'infléchir fortement en arrière. De là, la saillie du ventre et la cambrure des reins qu'on observe dans toutes les coxalgies, parce que dans toutes, qu'il y ait allongement ou raccourcissement, la cuisse est maintenue fléchie sur le bassin. Cette flexion de la cuisse est donc la déformation primitive ; la cambrure de la région lombaire n'est qu'une déformation subordonnée.

A présent, supposons que le fémur soit soudé au bassin et tourné en dehors. Du moment que la cuisse se placera verticalement et que la rotule regardera en avant, l'os des iles du côté correspondant devra s'abaisser au-dessous de l'autre et se porter en avant de ce dernier. De là deux causes d'allongement apparent.

Pour rendre évidente la proposition que j'avance, je n'ai qu'à prendre la pièce dont je me servais tout à l'heure pour démontrer la méthode d'observation des coxalgies et dans laquelle le fémur est soudé dans l'abduction et la rotation en dehors. Dès que je saisis ce fémur et que je le place verticalement de manière à ce que sa face antérieure vous regarde, il se produit un abaissement et une projection en avant de l'épine iliaque correspondante, ainsi qu'un allongement de 6 centimètres relativement au fémur du côté opposé qui est parallèle au premier. L'allongement est donc secondaire ; il est la conséquence des lois de la station agissant sur un membre fixé dans l'abduction et la rotation en dehors.

Des raisonnements et des démonstrations analogues feront comprendre que le raccourcissement doit nécessairement exister, dès que le fémur est fixé dans l'abduction et la rotation en dedans. En effet, le malade atteint de cette déformation ne pourra placer son fémur verticalement comme l'exige la station, et tourner sa rotule en avant ainsi que le veut toute progression facile, sans que le côté correspondant du bassin s'élève et se porte en arrière : double cause de raccourcissement, eu égard à la flexion concomitante.

Je saisis le fémur soudé artificiellement dans l'adduction et la rotation en dedans ; je le place verticalement et dans l'attitude d'un homme qui se dirige vers vous, et vous voyez à l'instant même se produire le raccourcissement annoncé.

Tout ce que je viens de dire sur le rapport des divers éléments de la difformité coxalgique en ce qui regarde le malade debout, s'applique au malade couché. Pour ce dernier, si l'on place ses cuisses parallèlement et dans la direction de l'axe longitudinal du lit, si l'on fait regarder les rotules en avant, on voit se produire par le même mécanisme que précédemment toutes les déformations secondaires : la saillie du ventre, la cambrure des lombes, l'élévation ou l'abaissement, la saillie en avant ou en arrière du côté de l'os des iles correspondant à la hanche malade, enfin l'allongement ou le raccourcissement du membre.

S'il pouvait exister quelque doute sur cette vérité que les déformations primitives et essentielles sont constituées par les rapports fixes vicieusement établis entre le fémur et le bassin, et que tous les changements de direction de la colonne vertébrale et des os des iles ne sont que secondaires, rien ne serait plus propre à le dissiper que la facilité de faire disparaître complétement et en un instant les déformations secondaires, dans le décubitus dorsal comme dans la station debout, dès que l'on soutient le fémur malade dans la position où il se maintiendrait si tout l'ensemble des parties saines avait une parfaite rectitude.

Mais, avec la facilité de faire disparaître les déformations secondaires coexiste la difficulté toujours très-grande de remédier aux déformations primitives : difficulté qui dépend, d'abord de la nature des choses, et puis, comme on le voit, de l'insuffisance des préceptes qu'on a suivis jusqu'à présent. Tant qu'on s'obstinait, en effet, à combattre l'allongement ou le raccourcissement, on entreprenait un problème sans avoir aucune idée des principes qui doivent en diriger la solution.

§ IV.

Fixation du bassin, assouplissement de la hanche, redressement.

Et à présent que nous sommes éclairés par une étude attentive de la question, que faire pour remédier à la flexion dans tous les cas, et obvier suivant les circonstances à des inclinaisons ou à des rotations en dedans ou en dehors ?

Je n'hésite point à le dire, dans toutes les maladies chroniques datant de plusieurs mois ou de plusieurs années, les machines sont impuissantes, non-seulement lorsqu'il s'est produit des adhérences fibreuses, mais lorsqu'on a affaire aux ulcérations articulaires, aux adhérences molles et aux rétractures des muscles qui accompagnent les tumeurs blanches scrofuleuses. Si l'on a réussi parfois à l'aide des machines, et j'ai cité moi-même des exemples de ce genre (1), ce n'est que dans des affections aiguës datant de quelques semaines.

Lorsque les coxalgies sont anciennes, le succès n'est possible que par une opération dont le premier temps consiste dans la rupture des adhérences et l'assouplissement de la hanche.

Pour exécuter cette rupture, on doit, avant tout, fixer le bassin avec solidité. Sans cette précaution, les mouvements qu'on imprimera au fémur se communiqueront au tronc et ne se passeront pas dans l'articulation elle-même.

Les mains des aides sont impuissantes à immobiliser le bassin; un appareil est donc indispensable. En voici un qui se rapproche beaucoup de celui que Pravaz employait pour la réduction des

____

(1) *Traité des maladies des articulations*, Paris, 1845, t. II, p. 356 et suiv.

luxations congénitales. La partie postérieure et inférieure du tronc repose sur une planche matelassée ; elle est serrée des deux côtés par des leviers qu'on peut maintenir rapprochés avec force ; les ischions et les pubis sont retenus par des sous-cuisses en boudin. Cet appareil doit être fixé, à son tour, à un support solide.

Le tronc ainsi assujetti et le malade éthérisé, je saisis la cuisse à sa partie inférieure, et je lui imprime, suivant son axe, une série alternative de tractions et de répulsions.

Si j'ai affaire à une luxation spontanée, c'est-à-dire à cet état dans lequel la tête du fémur est remontée en haut et en dehors du cotyle ulcéré et agrandi, je ne tarde pas à produire un mouvement de va-et-vient qui me démontre l'existence de la luxation, et à reconnaître des craquements perceptibles au toucher et même à l'ouïe, indice du frottement réciproque de surfaces osseuses ulcérées et inégales.

L'idée de ce premier mouvement de va-et-vient, que l'on peut comparer à celui d'une lime, m'a été suggérée par la disposition spéciale que j'ai signalée plus haut comme propre aux déplacements pathologiques du fémur. J'y attache beaucoup d'importance, car la répulsion et la traction d'un os suivant son axe peuvent être exercées avec beaucoup de force, sans qu'on soit exposé à produire des fractures.

Je procède, en second lieu, au mouvement de flexion que je fais exécuter sans changer l'inclinaison dans laquelle le fémur se trouve. Je tâche de pousser par secousses alternatives cette flexion jusqu'au point où le devant de la cuisse touche la partie antérieure du ventre.

La souplesse établie dans ce sens, je passe aux mouvements d'extension en rapprochant graduellement le fémur de l'axe du tronc.

Enfin, vient la circumduction que j'exécute en faisant décrire au genou un cercle d'abord d'un court diamètre, puis de diamètres de plus en plus étendus. L'ensemble de ces manœuvres se prolonge souvent un quart d'heure ou une demi-heure.

J'ai cherché, chemin faisant, jusqu'à quel point je peux faire cesser la flexion et l'inclinaison en dedans ou en dehors; et si, à ce temps de l'opération, j'ai trouvé que les fléchisseurs ou les adducteurs résistent trop énergiquement, j'en fais la section sous-cutanée.

Je ne rappellerai pas ici les procédés à suivre dans ces opérations, je les ai décrits avec détail dans ma *Thérapeutique des maladies articulaires*. Il me suffira de dire que leur application est de la plus complète innocuité, quoique les sections soient profondes et étendues. J'attribue cette innocuité surtout à ce que j'ai soin de conserver entre la piqûre de la peau et la section des muscles un canal étroit de 3 à 4 centimètres de long et capable seulement de laisser passer le ténotome mousse.

L'assouplissement étant rendu aussi complet que possible et les résistances musculaires et tendineuses vaincues par le mouvement ou par la section, je procède au redressement, qui s'accomplit en portant le membre dans l'extension et en le ramenant, par des tractions convenables, dans la direction de l'axe du corps. Cette partie de l'opération ne peut être terminée tant que l'étau entoure le bassin et masque une partie du tronc. Aussi, le malade détaché, on l'étend sur son lit ; et là, ayant le corps entier sous les yeux, on continue les tractions et les mouvements convenables d'extension, d'inclinaison et de rotation, jusqu'à ce qu'on puisse rétablir l'égalité de longueur des membres, toute cambrure du dos ou des lombes et toute inclinaison du bassin ayant disparu.

§ V.

Bandage amidonné et traitement consécutif.

Il ne reste plus qu'à assujettir le membre malade dans la position où on l'a ramené et à perfectionner le redressement pendant la pose de l'appareil, si ce redressement a été incomplet.

De tous les moyens que j'ai essayés pour atteindre ce but, aucun ne me paraît plus avantageux que le bandage cartonné et amidonné de M. Seutin. Je l'applique avec toutes les précautions recommandées par cet auteur, et en ayant bien soin de matelasser avec de la ouate de coton toutes les parties dont la pression pourrait être douloureuse. Je termine en plaçant en avant, en dehors et en arrière du membre inférieur et du bassin, des attelles en fil de fer recuit, dont voici les modèles. Ces attelles donnent au bandage une solidité immédiate ; et ce qui n'est pas moins important, elles maintiennent les résultats qu'on peut encore obtenir en renouvelant les efforts de redressement.

Le malade doit garder le lit pendant huit à quinze jours. Au bout de ce temps, si aucune opération accessoire n'a été nécessaire, il peut se lever et marcher avec des béquilles. Le traitement se borne ensuite à conserver le bandage amidonné pendant quatre à six semaines.

Cette longue inaction n'est pas convenable si le redressement est resté incomplet. Dans ce cas, et dix à quinze jours après la première opération, il convient d'enlever la partie du bandage qui recouvre la hanche, et de renouveler des tractions et des mouvements propres à rendre au membre malade une parfaite rectitude, en se servant, pour le mieux saisir, du bandage qui le recouvre. La hanche étant immobilisée comme la première fois, le repos au lit est continué pendant quelques jours et suivi d'une déambulation dont la durée est chaque jour croissante.

Lorsque vient le temps de la marche avec des chaussures ordinaires, j'ai coutume de faire construire un tuteur qui laisse libres les mouvements du pied et du genou, mais qui assujettit la hanche à la manière du bandage amidonné (*fig*. 12).

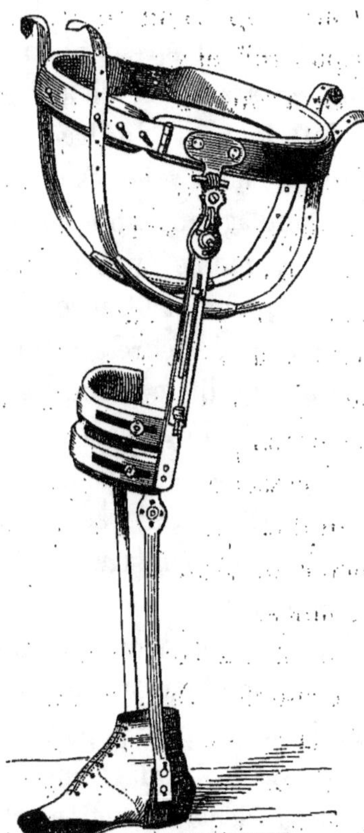

Fig. 12. — Tuteur de la hanche.

A la même époque, pour que le corps ne se torde pas de nouveau pendant la nuit, je fais coucher les malades dans mon grand appareil, dont voici un modèle en petit : la simple inspection de cet appareil suffit pour faire comprendre qu'on ne peut y être placé sans que la rectitude soit forcément maintenue (*fig*. 13).

Depuis plus de cinq ans que je suis arrivé, à

quelques nuances près, à l'ensemble des procédés
que je viens de décrire (1), j'en ai fait de très-nom-

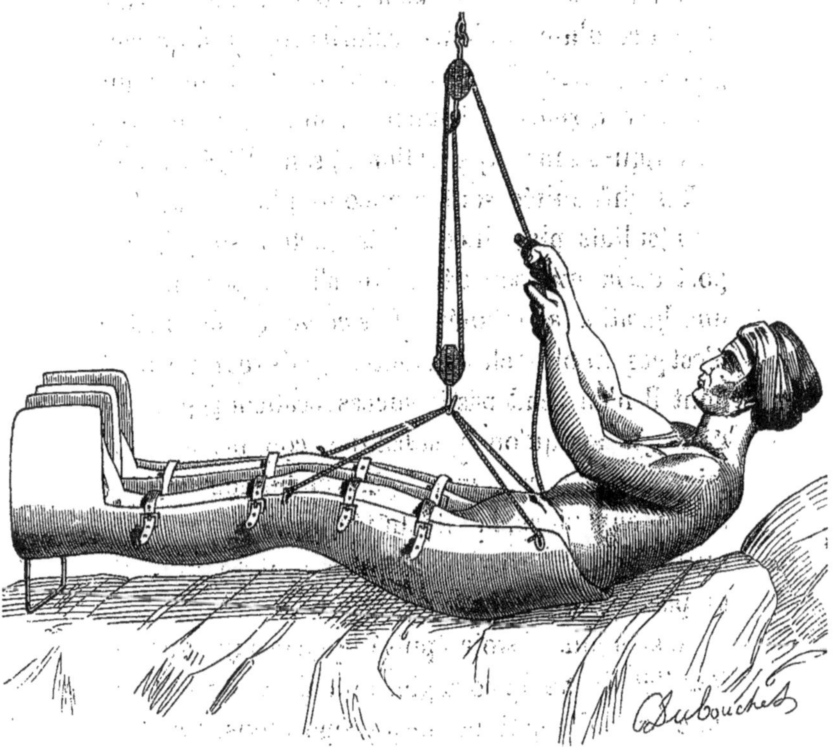

Fig. 13. — Grand appareil de contention et de redressement de la hanche.

breuses applications qui m'ont démontré toute leur
utilité et toute leur puissance, surtout chez les enfants qui ont moins d'une douzaine d'années.

(1) Voyez mon Mémoire sur la rupture de l'ankylose. *Gazette médicale de Paris*, 1850, p. 506 et suivantes.

En faisant abstraction de l'âge, les cas les plus favorables sont ceux où la difformité de la hanche survenue chez un sujet bien constitué a été la conséquence d'une violence extérieure ou d'un rhumatisme articulaire aigu qui n'aurait laissé aucune ankylose osseuse. Viennent ensuite les coxalgies chroniques sans suppuration et sans déplacement.

Les difficultés sont beaucoup plus grandes, et les résultats plus incomplets, surtout sous le rapport de la guérison définitive, s'il y a des abcès ou une luxation spontanée. Mais ce genre de luxation n'est pas un obstacle aux tentatives de redressement, dont il n'en rend pas le succès beaucoup plus difficile; et lorsqu'on a substitué, comme on doit le faire dans ces cas, une légère abduction à l'inclinaison en dedans, la tête du fémur vient arc-bouter contre la cavité cotyloïde et peut ne pas remonter à sa partie supérieure.

Je suis loin d'avoir épuisé le vaste sujet que soulève l'étude de la coxalgie. Je n'ai pas eu le temps de citer, à l'appui de mes propositions, les nombreuses opérations que j'ai exécutées et qui se sont élevées à huit dans le seul trimestre qui vient de s'écouler. Je n'ai envisagé la question que sous le rapport mécanique, et je n'ai traité ni des lésions vitales, ni des moyens que je leur oppose. Je n'ai rien dit en particulier de la cautérisation profonde sous le bandage amidonné. Mais je crains de fati-

guer l'attention que vous voulez bien me prêter.
J'attendrai, pour ajouter de nouveaux développements à ceux dans lesquels je viens d'entrer, que vous ayez bien voulu me demander quelques éclaircissements; et je m'en rapporterai, pour vous faire juger des résultats de la méthode, à deux opérations de coxalgie que je dois faire demain, et auxquelles je serais heureux de voir assister ceux d'entre vous qui pourront disposer de leur temps.

DISCUSSION.

Cette communication est suivie d'une discussion qui se prolonge pendant une heure au delà du moment où les séances de la Société de chirurgie ont coutume de se terminer.

MM. Bouvier, Verneuil, Marjolin, Broca et Guersent prennent successivement la parole.

M. Bouvier commence par citer le passage suivant extrait d'un ouvrage écrit en 1853 :

« On le voit, la rupture de l'ankylose est loin de réussir à la hanche comme au genou, et toutes les objections qui s'élèvent contre cette méthode peuvent, en général, être justifiées par l'expérience. On peut craindre de ne pas rompre les adhérences, et, si l'on agit avec trop de violence, surtout dans les mouvements de rotation en dedans, de fracturer l'os de la cuisse. Chez les scrofuleux, le danger d'une inflammation aiguë et d'une marche plus rapide vers la suppuration se joint aux autres motifs d'hésitation ; enfin on reste toujours dans l'incertitude d'obtenir un redressement complet, et surtout d'avoir un membre assez solide pour supporter la marche. »

Ce passage, dit-il, est dû à la plume de M. Bonnet. Comment se fait-il qu'une opération si pleine de difficultés et de périls, il y a quelques années, soit aujourd'hui si sûre dans son exécution et si utile dans ses résultats ?

M. Bouvier, examinant ensuite les travaux des auteurs sur le traitement des coxalgies, cite MM. Dieffenbach, de Berlin; Palasciano, de Naples; Behrend, de Berlin; et enfin M. Crocq, de Bruxelles. D'après ce dernier auteur, M. Langenbeck, de Berlin, a conseillé de se dispenser des machines, et, après avoir chloroformé les malades, de redresser leurs membres par le seul effort des mains, et d'appliquer un bandage amidonné. « M. Bonnet, dit, en terminant, M. Bouvier, ne peut ignorer les recherches contenues dans le *Traité des tumeurs blanches* de M. Crocq, puisque son nom se trouve cité à chaque page de cet ouvrage. »

M. Verneuil applaudit aux recherches qui ont pour but de faire sortir le traitement des coxalgies de l'état déplorable dans lequel il languit. Il approuve le redressement des difformités qui accompagnent les tumeurs blanches ; il donne les raisons qui militent en sa faveur, et il ajoute qu'il l'a appliqué récemment chez une jeune femme dont la cuisse était fléchie et entraînée dans l'adduction et la rotation en dedans; il a fait cesser ces deux dernières directions vicieuses et a placé les deux cuisses fléchies sur des coussins. Il demande à M. Bonnet s'il a convenablement appliqué la méthode.

M. Marjolin voudrait être éclairé sur les circonstances dans lesquelles M. Bonnet emploie le redressement. Est-ce dans l'état aigu ou dans l'état chronique? Est-ce à la période ascendante, stationnaire ou décroissante des coxalgies? L'auteur n'admet-il pas des contre-indications? et s'il en admet, quelles sont-elles?

M. Broca s'effraye de la section de tous les adducteurs. L'origine de ces muscles est embrassée par les rameaux de l'artère obturatrice, dont la blessure doit entraîner un écoulement de sang considérable; il ne voit pas comment on peut éviter une hémorrhagie inquiétante dans ses suites immédiates et dans ses suites éloignées. M. Broca ne peut admettre ce qu'a dit M. Bonnet des luxations pathologiques qui, suivant lui, s'accompliraient sans que la tête du fémur sortît de sa cavité ; de nombreuses observations, de nombreuses pièces d'anatomie pathologique déposeraient contre cette opinion.

M. Guersent manifeste les mêmes craintes que M. Broca à l'égard de l'hémorrhagie; il considère comme n'étant pas moins redoutables les suppurations consécutives dans le lieu des grandes sections sous-cutanées. Les inflammations de la hanche lui paraissent inévitables après les manœuvres qu'exige le redressement. Il demande à M. Bonnet de dire ce que l'expérience lui a appris sous le rapport de ces hémorrhagies, de ces suppurations et de ces arthrites. Il voudrait aussi savoir si l'auteur n'a pas perdu des malades parmi ceux qu'il a opérés. Enfin, M. Guersent désire être éclairé sur le traitement complémentaire du redressement, et sur le degré de guérison auquel on peut arriver.

M. Bonnet : Quand je résume dans ma pensée les opinions des honorables préopinants, j'y vois des explications qui me sont demandées, des objections qui me sont faites, des contradictions qu'on me reproche, enfin des questions de priorité qu'on soulève.

Si je n'eusse craint d'occuper trop longtemps la tribune, j'aurais prévenu la demande de plusieurs explications. J'aurais dit les conditions dans lesquelles j'opère et les traitements complémentaires que j'emploie.

Et d'abord, je conseille de redresser les coxalgies, quelle que soit la période à laquelle on les observe; je les opère dans l'état aigu comme dans l'état chronique, lorsqu'elles s'accroissent, lorsqu'elles sont stationnaires, et même lorsqu'elles diminuent.

Il y a plus de dix-huit ans que je traite ainsi les arthrites aiguës. Dans divers Mémoires publiés en 1840 (1), et 1844 (2), j'ai cité des exemples nombreux de ces redressements suivis du repos dans ma grande gouttière. Tandis que tous les antiphlogistiques connus, les sangsues, les cataplasmes, les saignées ne produisent aucun soulagement, le redressement combiné avec l'immobilité rend le calme et le sommeil souvent perdu depuis plusieurs semaines, avec autant de promptitude que de sûreté.

Dans les arthrites chroniques, les effets immédiats sont moins frappants ; mais il n'est pas moins nécessaire de faire cesser la mauvaise direction de la cuisse, soit pour prévenir une claudication extrême, soit pour faire cesser des distensions et des pressions qui entretiennent les douleurs et préparent les luxations.

J'évite cependant toute tentative dès que je reconnais une ankylose osseuse, et même lorsque de nombreux trajets fistuleux guéris me démontrent l'existence d'adhérences fibreuses trop solides pour

(1) Mémoire sur les positions des membres dans les maladies articulaires, *Gazette médicale de Paris*, 1040, p. 743.

(2) *Traité des maladies des articulations*, Paris, 1845, t. II, p. 205, 206, 207, 208, 209, 356, 357, 358, etc.

pouvoir être rompues. J'évite aussi d'opérer s'il existe des caries, des tubercules, et si la constitution est trop détériorée. Dès qu'il y a des abcès, je n'agis même qu'avec hésitation, car le résultat définitif est rarement favorable.

Quant à la question que m'a posée M. Guersent sur le traitement complémentaire, je me bornerai à dire que ce traitement varie suivant les complications de la difformité, et qu'en général il est extrêmement long. C'est là que j'emploie la cautérisation sous le bandage amidonné, méthode puissante dont je regrette de n'avoir pas eu le temps de faire connaître les applications à la hanche, les gouttières, les tuteurs, et enfin toutes les médications qui agissent sur la santé générale, telles que le séjour à la campagne, le régime, les remèdes et les eaux minérales.

Il va sans dire que de grandes différences s'observent dans les résultats définitifs, suivant la gravité du mal et la perfection du traitement. Quand j'ai eu affaire à des enfants qui n'avaient que des arthrites simples et récentes, la guérison a été complète au bout de quelques mois : quand la maladie était plus ancienne, la guérison a été plus longue, des tuteurs ont été nécessaires, et il est resté un peu de claudication. Quand j'ai trouvé des abcès, il y a eu souvent des lenteurs interminables, des états stationnaires, et des malades ont même fini par succomber. Ces insuccès, encore plus à craindre si l'on opère des adultes, montrent la limite où s'arrêtent nos moyens; mais ils ne diminuent pas leur utilité dans les cas plus simples et plus favorables.

Je passe aux objections qui m'ont été adressées.

Et d'abord, en ce qui regarde l'opinion que j'ai émise, à savoir que, dans les luxations spontanées scrofuleuses de la hanche, la tête du fémur remonte simplement dans la cavité cotyloïde ulcérée et agrandie en haut et en dehors; qu'elle n'en dépasse pas le rebord, et que son déplacement diffère ainsi de celui qu'on observe dans les luxations traumatiques, je la maintiens tout entière.

Ce n'est pas que dans des cas très-exceptionnels les choses ne puissent se passer autrement. J'ai cité moi-même (1) l'exemple d'un jeune homme vigoureux, atteint d'un rhumatisme aigu, dont le fémur, ayant conservé sa forme, s'était luxé réellement sur l'os des iles, et s'était échappé à travers une ulcération de la capsule. La cuisse de ce jeune homme avait été maintenue dans cette adduction très-prononcée dont je me suis appliqué tant de fois à montrer tous les dangers; et la luxation, qui fut constatée par l'autopsie, s'opéra par la contraction musculaire associée au ramollissement des ligaments et

____

(1) *Traité des maladies des articulations*, Paris, 1845, t. II, p. 394.

à une mauvaise position. Mais il s'agissait là de la
maladie aiguë d'un jeune homme vigoureux, dont
la tête du fémur et la cavité cotyloïde, privées
simplement de cartilages, avaient conservé leurs
formes normales. C'était un cas exceptionnel bien
différent de ceux que j'ai en vue, dans lesquels la
lésion est chronique et appartient à des enfants ou
à des jeunes gens scrofuleux, dont les os sont absor-
bés en partie et chez lesquels on ne trouve plus ni
la tête du fémur, ni la cavité cotyloïde avec leur
forme et leur volume naturels. Pour ceux-là, l'observation ultérieure confirmera toutes mes assertions, et j'en appelle avec confiance, soit aux pièces
que peuvent renfermer les musées d'anatomie pathologique, soit aux autopsies que vous aurez l'occasion de faire.

Mais n'oublions pas que le sujet spécial qui nous
occupe est le traitement de la coxalgie, et que c'est
aux objections relatives à la méthode thérapeutique que je dois surtout répondre.

Je peux rassurer entièrement les honorables préopinants sur le danger d'une hémorrhagie à la suite
de la section des fléchisseurs ou des extenseurs de
la cuisse. En prenant les précautions nécessaires
pour éviter l'artère crurale, ce qui est très-facile,
on n'intéresse aucun vaisseau important. Dans plus
de trente opérations de ce genre, je n'ai vu qu'une
seule fois survenir pendant quelques jours un suin-

tement sanguin : encore ce suintement a-t-il fini par s'arrêter de lui-même. Dans les autres cas, il n'y a eu, au moment où je retirai le ténotome, qu'un écoulement de sang toujours sans importance et presque immédiatement arrêté.

La suppuration n'est pas plus à craindre que l'hémorrhagie. Dans aucune partie du corps, je ne l'ai plus sûrement évitée : pourquoi? parce que je pique la peau à plus de *quatre ou cinq centimètres* du lieu où commence la section des muscles. De la sorte, un long canal, aussi étroit que le ténotome lui-même, existe entre l'ouverture extérieure et la plaie profonde. Ce canal, dont les parois restent toujours appliquées l'une contre l'autre, et dont je fais, au reste, presser l'orifice extérieur par les doigts d'un aide pendant le reste de l'opération, ce canal, dis-je, prévient l'entrée de l'air et, par suite, met à l'abri de toute suppuration.

L'inflammation de la jointure est prévenue tout aussi sûrement que la suppuration des plaies sous-cutanées. Aussitôt après les manœuvres qu'ont né-cessitées le redressement et la réduction, j'entoure toutes les parties malades de coton, corps mauvais conducteur du calorique et produisant, comme on le dit en Belgique, une véritable incubation. A l'aide du bandage amidonné, rendu immédiatement so-lide par les attelles en fil de fer ou par ma grande gouttière, je procure une immobilité absolue que ne

modifient pas les mouvements de totalité du corps.
Par suite, je mets la jointure opérée à l'abri de
toute variation de température et de tout mouvement : il n'en faut pas davantage pour prévenir l'inflammation articulaire. Et ici, je ne puis m'empêcher de montrer la différence des procédés que je
suis avec ceux qu'a adoptés M. Behrend, de Berlin,
dont j'examinerai plus loin les droits de priorité.
Cet auteur parle d'inflammations consécutives, pour
lesquelles il a été obligé de mettre des sangsues et
même d'appliquer des compresses trempées dans de
l'eau froide. Je pourrais montrer combien ces applications sont peu nécessaires, faire voir que les
sangsues sont inutiles, que le froid dans une partie
aussi voisine du tronc, est dangereux; mais je veux
me borner à une seule remarque : c'est que, pour
que ces applications fussent possibles, il fallait que
la hanche fût à découvert. Or, si l'on peut approu-
ver cette nudité qui, à mon sens, est une faute, car
toute jointure sur laquelle on vient de faire une
grande opération doit être soigneusement envelop-
pée, on ne niera pas qu'elle ne soit la conséquence
de pansements tout différents de ceux que je mets
en usage.

Prévenir les inflammations, c'est se mettre à
l'abri de tout accident grave. Je ne veux pas dire
cependant que je n'aie perdu aucun malade. Quand
j'ai rencontré de vastes abcès ou des trajets fistuleux

avec décollements, la lésion s'est toujours montrée grave, soit que j'aie abandonné ces collections purulentes à elles-mêmes, soit que je les aie traitées par la cautérisation au fer rouge, par la cautérisation au chlorure de zinc, ou que j'y aie fait des injections iodées. Beaucoup de malades n'ont pas guéri, et quelques-uns ont fini par mourir ; mais ces terminaisons funestes ont été indépendantes des redressements : ces dernières opérations ont toujours eu les suites les plus simples quand elles ont été faites en l'absence de toute complication.

J'arrive aux contradictions que M. Bouvier a signalées entre mes assertions actuelles et mes assertions de 1853.

J'irai plus loin. Avant de m'adresser à mon honorable adversaire, je répondrai à M. Behrend qui, pour mieux s'assurer la priorité du redressement immédiat des hanches déformées, a cité des passages de mon *Traité des maladies des articulations* dans lequel je combats toute rupture de l'ankylose.

Oui, en 1844, j'ai combattu d'une manière générale la rupture des adhérences solides ; je l'ai combattue et je la combattrais encore si nous n'avions à notre disposition que les moyens que nous possédions alors ; mais depuis ce temps, il s'est fait un immense progrès dans la science.

M. Dieffenbach a imaginé de fléchir le genou pour rompre les adhérences, et M. Palasciano, de

Naples, guidé par des vues aussi justes qu'originales, a coupé le triceps au-dessus de la rotule, pour faciliter la flexion de la jambe.

Ce que ces auteurs avaient fait pour le genou, je l'ai appliqué au pied, à la hanche, au coude ; je l'ai généralisé, en un mot ; et, en 1850, j'ai pu, dans la *Gazette médicale de Paris*, publier une série de faits sur la rupture des ankyloses, appliquée avec succès à toutes les jointures.

J'ai donc abandonné mon opposition de 1844, parce que d'autres avaient découvert ou que j'avais trouvé moi-même le moyen d'opérer sûrement des ruptures jusque-là impossibles ou dangereuses.

Cependant je continuais à regarder cette opération appliquée à la hanche, comme d'un succès très-incertain, ainsi que le démontre le passage de mon *Traité de thérapeutique des maladies articulaires* (p. 682) cité par M. Bouvier. Je suis beaucoup plus confiant aujourd'hui ; pourquoi ? Parce que, depuis 1853, j'ai opéré la rupture des adhérences, non plus seulement par la flexion, mais par l'ensemble des mouvements passifs de la cuisse ; parce que, depuis cette époque, j'ai employé l'étau qui fixe le bassin ; que j'ai imaginé le mouvement de va-et-vient imprimé au fémur luxé, et que j'ai appliqué immédiatement le bandage amidonné recouvert d'attelles en fil de fer. Avec ces derniers moyens contentifs, on maintient tout redressement obtenu, et l'on peut même compléter le rétablissement de la rectitude. En voilà bien assez pour produire un changement dans les résultats, et, par suite, pour modifier mes opinions.

Il ne me reste plus qu'à examiner les questions de priorité. J'ai une certaine répugnance à m'occuper de ces sujets personnels : il m'est impossible cependant de laisser supposer que je m'attribue des découvertes au préjudice d'autres auteurs, soit par oubli, soit par ignorance de leurs droits.

Et d'abord, en ce qui regarde MM. Dieffenbach et Palasciano, je me suis expliqué catégoriquement à leur sujet ; je leur ai rendu justice ; mais je maintiens qu'ils ont borné leurs travaux au genou ; ils ne les ont pas étendus à d'autres jointures. Ce n'est pas que M. Dieffenbach n'ait, peut-être, redressé des hanches avant moi ; que M. Seutin ne l'ait fait lui-même ; mais ce qui n'est pas douteux, c'est que jamais ces auteurs n'ont appliqué à la hanche la flexion et l'assouplissement préalables ; ils ont toujours procédé suivant la méthode vulgaire, c'est-à-dire par redressement direct.

Quant à M. Behrend dont les faits ont été publiés en 1855, non-seulement il a adopté, pour faire cesser l'allongement apparent, la méthode que j'ai conseillée en 1840 (1), et qui consiste à

______

(1) Mémoire sur les positions des membres dans les maladies articulaires, p. 740 et 744. *Gazette médicale de Paris*, 1840.

ramener la cuisse dans l'extension et à faire cesser
son abduction et sa rotation en dehors ; mais il a
fait ses opérations cinq ans après le Mémoire sur
la rupture de l'ankylose, que j'ai publié dans la
Gazette médicale de Paris, et deux ans après mon
Traité thérapeutique des maladies articulaires, où, tout
en me plaignant de réussir moins bien à la hanche
qu'au genou, j'indiquais des procédés analogues à
ceux que j'emploie aujourd'hui et qui auraient
mieux réussi, si le hasard des circonstances ne
m'avait conduit à les appliquer presque unique-
ment à des adultes.

Quant à M. Crocq, qui approuve le conseil donné
par Langenbeck d'opérer le redressement avec les
mains et d'appliquer, aussitôt après, un bandage amidonné, je lui répondrai : Comme vous
avez confondu sous le nom de tumeurs blanches
les arthrites aiguës phlegmoneuses, les tumeurs
fongueuses, les abcès, les ankyloses, etc., etc., je
me demande quelles sont celles de ces maladies
auxquelles vous voulez appliquer le redressement
immédiat. Sont-ce les arthrites aiguës ? Mais je
vous ai devancé de treize ans, puisque j'ai pro-
clamé dans ces cas la nécessité du redressement
immédiat dès l'année 1840 (1). Sont-ce les tumeurs
blanches avec ankyloses plus ou moins solides ?

(1) Mémoire sur les positions des membres dans les maladies
articulaires, *Gazette médicale de Paris*, 1840.

Mais alors je vous ai encore devancé de plus de trois ans, comme le prouve mon Mémoire sur la rupture de l'ankylose, publié en 1850 (1). Le rétablissement de la rectitude est, du reste, impossible, dans ces cas, s'il n'est précédé de la flexion préalable, méthode connue, il est vrai, lors de la publication de votre ouvrage, mais dont vous ne parlez pas. »

Quoi qu'il en soit, Messieurs, quel rapport établir entre quelques propositions vagues, incomplètes, semblables à celles que je pourrais montrer dans mes écrits les plus anciens, et le système que je viens de vous exposer, dans lequel tout s'enchaîne, la théorie et la pratique, où toutes les difficultés sont prévues et à chacune desquelles on donne une solution spéciale, depuis la rupture des adhérences jusqu'aux moyens d'assurer une immobilité immédiate?

A Dieu ne plaise, cependant, qu'en revendiquant mes droits sur l'établissement des principes de l'opération et sur sa constitution dans un ensemble dont toutes les parties sont liées entre elles. je méconnaisse les emprunts que j'ai faits à un grand nombre d'auteurs. Ce sont les principes posés par M. J. Guérin, qui m'ont conduit aux grandes sections sous-cutanées des muscles. Sans les travaux de MM. Dieffenbach et Palasciano sur le

(1) Mémoire sur la rupture de l'ankylose, *Gazette médicale de Paris*, 1850.

genou, je n'aurais pas étendu à la hanche la rupture des adhérences par flexion. Le bandage amidonné que j'emploie n'est que la reproduction du
bandage de M. Seutin, et mes attelles en fil de
fer recuit sont imitées des treillis qu'avait imaginés
Mayor. Nos devanciers concourent toujours puissamment à nos découvertes, et ce n'est pas moi qui
leur refuserai la justice qu'ils méritent.

Je m'arrête ici, Messieurs ; nous avons déjà dé-
passé d'une heure la durée habituelle de vos séances. Je ne peux que répéter ce que je disais il n'y
a qu'un instant : pour trancher les questions pen-
dantes entre nous, l'expérience seule doit être in-
voquée. C'est à cette expérience que j'en appelle,
et je ne l'invoque, ni à huis clos, ni dans un avenir
éloigné. Grâce à l'obligeance de l'un de vos collègues, M. Adolphe Richard, mes procédés seront
mis à l'épreuve demain, publiquement, dans l'amphithéâtre de la clinique de l'École. Je vous con-
voque à l'opération de coxalgie que je dois pratiquer à cette clinique, et à une autre du même
genre que des circonstances particulières me permettent de faire en ville. Vous pourrez non-seulement voir pratiquer ces opérations, mais vous
pourrez en suivre les conséquences éloignées, puisque les malades resteront sous vos yeux.

CHAPITRE QUATRIÈME

ANKILOSES DE LA HANCHE. — REDRESSEMENT IMMÉDIAT.

(Première clinique faite dans l'amphithéâtre de M. le professeur Nélaton,
le jeudi 19 août 1858.)

Cette clinique a lieu en présence d'un grand concours de médecins et d'élèves qui remplissent l'amphithéâtre. Dans l'enceinte réservée, on remarque M. Nélaton, professeur à l'École de médecine ; MM. Bouvier et Hervez de Chégoin, Membres de l'Académie de médecine ; MM. Adolphe Richard et Verneuil, chirurgiens des hôpitaux ; M. Serres, d'Alais ; M. Houel, conservateur du musée Dupuytren ; M. Béraud, prosecteur de la Faculté.

On apporte sur la table d'opération, un enfant de dix ans, assez bien constitué, atteint, depuis sept mois environ, d'une coxalgie du côté gauche survenue à la suite d'une chute et accompagnée d'un raccourcissement notable. Cet enfant éprouve des douleurs qui sont toujours allées en augmentant et qui depuis quatre mois le mettent dans l'impossibilité de faire un seul pas. Je fais à son sujet la clinique suivante.

§ I

Coxalgie avec flexion, adduction, ankylose incomplète et inflammation
chronique. — Redressement immédiat.

MESSIEURS,

En prenant la parole dans cette enceinte, mon
premier devoir est d'adresser mes remerciements
à M. Nélaton, qui veut bien me permettre de le
remplacer un instant dans cette chaire à laquelle
il a donné une illustration si légitime. Je m'empresse aussi d'unir à M. Nélaton dans les témoignages de ma reconnaissance M. Adolphe Richard,
qui a eu l'extrême bonté de chercher des malades
sur lesquels je pusse appliquer, à Paris, mes procédés de redressement immédiat et de cautérisation
sous le bandage amidonné.

Lundi dernier, j'ai exposé ces procédés d'une
manière générale devant l'Institut ; et hier, j'ai
discuté avec détail leur application à la coxalgie,
en présence des membres de la Société de chirurgie. Mais je sens moi-même toute l'insuffisance
de ces dissertations. En décrivant des procédés,
on n'en donne qu'une idée incomplète ; et en
citant des observations anciennes recueillies loin
de l'auditoire qui nous écoute, nous ne parve-
nous pas à entraîner sa conviction. Quand je dis

qu'on peut en une séance redresser une difformité de la hanche comme celle que vous avez
sous les yeux, l'assemblée éprouve un doute invo-
lontaire; et lorsque j'ajoute que les manœuvres,
les sections même que nécessite ce redressement
ne causent aucune douleur, aucune inflammation durables, le doute devient plus profond et
fait place à l'incrédulité. Un seul moyen peut
faire cesser toutes ces hésitations ; c'est une démonstration pratique. C'est cette démonstration
que je viens tenter aujourd'hui devant vous.

Mais avant de commencer notre opération,
rendons-nous bien compte de l'état de notre malade, et des difficultés que nous avons à vaincre.

Vous voyez que cet enfant se tient toujours couché sur le côté droit, qui est le côté sain. Dans
cette situation, le pied gauche, c'est-à-dire le
pied du côté malade n'atteint que le dessus de la
malléole du côté opposé ; le raccourcissement apparent est de 4 centimètres environ. La cuisse paraît
un peu fléchie et inclinée en dedans ; le grand
trochanter fait une saillie anormale en dehors ; le
bassin est remonté, et la région lombaire présente
une profonde concavité en arrière.

A quoi tient le raccourcissement de tout le
membre malade, raccourcissement qui vous paraît
de 4 centimètres environ ? Peut-être à l'élévation
du côté correspondant du bassin ?

Pour vérifier la part que cette élévation peut avoir au raccourcissement, je vais, suivant la méthode ordinaire, faire coucher le malade sur le dos et exercer une traction sur le membre le plus court.

Ce changement de position est difficile ; et dès que je tire sur la jambe raccourcie, l'enfant pousse des cris et manifeste de vives souffrances. Vous voyez par là combien sa hanche est douloureuse ; le moindre ébranlement est insupportable. Vous constatez de plus que les efforts que je peux faire ne produisent, ni allongement du membre affecté, ni abaissement de l'épine iliaque correspondante. Pourquoi l'os des iles garde-t-il ainsi sa position vicieuse ? Est-il maintenu fortement retiré en haut, comme le pensait Mayor, par la contraction des muscles qui des côtes s'attachent à son bord supérieur ? Vous restez incertains.....

Mais ce raccourcissement, qui se combine avec la saillie du grand trochanter, avec l'adduction et la flexion de la cuisse, ne serait-il pas dû à une luxation spontanée sur l'os des iles ? Je cherche en arrière de la hanche la saillie de la tête du fémur ; je ne la sens pas ; mais comme dans la plupart des luxations pathologiques elle n'est pas non plus perceptible vous ne pouvez encore rien décider et vous restez une seconde fois en présence de questions difficiles à résoudre.

Que faire pour éclairer tous ces doutes ? Mesurer la distance qui sépare l'épine iliaque d'un côté de la rotule correspondante ? S'il y a luxation, dites-vous, cet espace sera moindre du côté malade ; s'il n'y a pas luxation, il sera égal.

Je mesure et je trouve 31 centimètres du côté malade, 29 centimètres du côté sain ; en d'autres termes, 2 centimètres de plus du côté où vous supposez une luxation, c'est-à-dire un raccourcissement réel. L'incertitude et la confusion sont à leur comble...

Vous continueriez, Messieurs, avec les auteurs classiques, à flotter irrésolus au milieu de toutes ces difficultés, si une méthode d'observation plus perfectionnée ne vous aidait pas à en sortir.

Je prends la cuisse malade de l'enfant ; elle est fléchie à 45 degrés, et entraînée du côté sain. Pendant que je la soutiens pour épargner toute douleur au patient, je fais coucher celui-ci sur le dos, la colonne vertébrale pressant le lit dans toute sa longueur, je place le membre sain dans la rectitude, et voilà que je peux observer le malade, non plus dans l'état de contorsion où il se tenait involontairement et qui empêchait toute observation précise, mais dans la condition favorable que crée la rectitude du tronc et du membre sain : et alors tout devient clair ; alors nous voyons que du côté malade la cuisse est fléchie sur le bassin à 45 degrés environ ; elle est entraînée dans une telle adduction, qu'elle croise la partie moyenne de la cuisse saine ; le talon n'atteint que le haut du mollet sain ; enfin, le raccourcissement est en réalité de 30 centimètres.

A présent que nous nous sommes bien rendu compte des rapports de la cuisse et du bassin, cherchons quelle est la fixité de ces rapports.

Je tâche d'imprimer quelques mouvements à la cuisse : toutes ces tentatives sont douloureuses et ne laissent découvrir aucune mobilité dans la hanche. Je ne conclus pas de cette observation qu'il y a ankylose complète ; j'en conclus seulement à l'existence d'une grande roideur : une partie de l'immobilité peut tenir à la contraction musculaire exaspérée par la douleur. Cette contraction cessera pendant l'éthérisation, et il ne restera que la roideur organique que M. Jules Guérin désigne sous le nom de rétracture.

C'est cette ankylose incomplète, combinée avec la direction vicieuse suivant laquelle la cuisse est soudée à l'os des iles, qui est cause de toutes les déformations que nous avons observées, lorsque le malade prenait la position qui lui est naturelle. Je ramène la cuisse dans cette position primitive, et vous voyez se reproduire l'élévation de l'épine iliaque, la saillie du ventre en avant, la cambrure des reins, etc. Ces changements sont inévitables ; car, si la cuisse est ankylosée dans la flexion, on ne peut l'étendre sans que le bassin se dirige en avant ; et si elle est ankylosée dans l'adduction, on ne peut la ramener à la rectitude sans que le bassin s'élève.

Tout ce que vous venez de voir dans le décubitus horizontal, peut être montré dans la station verticale. Dès que notre pauvre enfant essaie de se tenir sur ses pieds, il fait porter le poids de son corps sur la jambe saine, et il tend à ramener sa cuisse malade dans une direction rapprochée de la verticale. Voyez comme son membre gauche reste plus court que l'autre de quatre centimètres environ ; comme sa hanche malade est relevée, son ventre proéminent, ses reins cambrés, ses fesses saillantes.

Voulez-vous faire disparaître toutes ces contorsions ? voulez-vous rendre au tronc sa rectitude ? soutenez la cuisse malade dans une flexion et une adduction suffisantes, et immédiatement le tronc sera droit : toutes les parties similaires du bassin seront au même niveau. Je laisse à présent retomber le membre malade, et toutes les déformations consécutives se reproduisent.

Nous avons donc la preuve irrécusable, acquise pendant l'examen fait sur le malade debout comme sur le malade couché, que la cuisse est fixée

sur le bassin dans la flexion et l'adduction, et que
toutes les autres difformités auxquelles se sont
arrêtés les auteurs classiques, ne sont que des effets
secondaires. Concluons que pour rendre à ce malade une bonne conformation, nous n'avons qu'à
faire cesser la flexion et l'adduction du fémur sur
le bassin.

Le problème mécanique est ainsi réduit à une
grande simplicité. Mais avant d'en aborder la solution, continuons notre examen.

Existe-t-il une luxation spontanée ? ou, d'après
les idées que je soutiens, la tête du fémur est-elle
remontée dans le cotyle ulcéré et agrandi en haut
et en dehors ? Pour résoudre cette question, je
place de nouveau tout le corps dans la rectitude,
la cuisse malade étant au degré de flexion et d'adduction voulues ; je donne à la cuisse saine fléchie une direction aussi exactement que possible
parallèle à la cuisse malade. Dans cette situation,
le genou sain déborde de plus d'un centimètre le
genou malade. Je pourrais conclure de cette observation qu'il y a eu absorption des surfaces articulaires ou luxation de la hanche malade ; mais,
comme je n'ai pas soumis à une étude suffisante
ce mode d'exploration, j'hésiterai à conclure et
j'attendrai le résultat de mon opération. Si, en
·l'exécutant, je peux déterminer un mouvement de
va-et-vient dans le sens de l'axe du fémur, j'en

conclurai qu'il y a agrandissement par ulcération du cotyle. Si ce mouvement est impossible, je soutiendrai que la tête du fémur est restée dans sa cavité.

Les vives souffrances du malade, l'exaspération que produisent tous les mouvements, le gonflement des glandes du pli de l'aine nous démontrent l'existence d'une inflammation de la hanche. Mais cette inflammation est-elle accompagnée d'abcès et de l'ulcération des cartilages ?

En ce qui regarde les abcès, j'explore toutes les parties molles qui entourent la jointure : je ne trouve aucune fluctuation évidente.... M. Nélaton n'en trouve pas non plus...

Ces explorations prouvent seulement qu'il n'y a pas de pus accessible au toucher ; mais il pourrait en exister dans la profondeur de la jointure, où il est impossible de le sentir.

Quant à l'ulcération des cartilages, les craquements qui en annoncent la présence, ne peuvent être reconnus actuellement : ce n'est que pendant l'anesthésie qu'il nous sera possible de juger de leur existence ou de leur absence.

Ainsi il est des points de diagnostic que nous résolvons d'une manière positive : ce sont les rapports de la cuisse et du bassin, leur fixité, leur association avec un état inflammatoire de la hanche. Il en est sur lesquels nous nous prononcerons pendant l'opération, savoir : la part de la douleur dans la fixité des rapports, l'existence ou l'absence de l'ulcération des cartilages et d'un déplacement de la tête du fémur.

Quant aux indications à remplir immédiatement, nous n'hésitons pas à le dire, elles consistent à faire cesser la flexion et l'adduction du fémur, positions qui occasionnent les douleurs et préparent la luxation spontanée, à immobiliser le membre inférieur dans la meilleure position qu'on pourra lui donner, et à l'entourer de ces corps mauvais conducteurs du calorique qui sont les plus propres à guérir les inflammations.

Ces principes posés, nous allons procéder à l'opération.

Le malade sera endormi avec de l'éther bien rectifié, placé dans une vessie entourée d'un sac en étoffe, dont l'invention, extrêmement précieuse, est due à M. Jules Roux (de Toulon). Ce mode d'éthérisation agit avec autant de promptitude que l'aspiration du chloroforme. Nous y sommes habitués, et dans une opération qui va durer près de trois quarts d'heure, nous ne voulons employer que des agents dont l'innocuité ne nous laisse aucune incertitude. . . . .

Quatre minutes sont écoulées; le malade est endormi; nous pouvons procéder aux préparatifs de l'opération.

Nous commençons par placer le bassin dans l'étau qui doit le fixer. Nous le serrons de chaque côté entre deux leviers matelassés, excellente invention de M. Blanc, mécanicien-orthopédiste, à Lyon ; nous l'assujettissons aussi avec des sous-cuisses également matelassés.

La fixité est aussi complète que possible, nous pouvons procéder à l'assouplissement de la hanche.

. . . .

Vous le voyez, depuis que le malade est endormi on peut faire exécuter au fémur des mouvements dans l'étendue d'un angle de 8 à 10 degrés : la contraction spasmodique des muscles ne produisait donc de la raideur que dans cette étendue très-limitée. Au delà de ces quelques degrés nous trouvons une grande résistance, il faut la vaincre.......

J'imprime à la cuisse de légers mouvements de flexion, puis d'extension ; je la fléchis, je l'étends... Il n'y a que cinq minutes que je fais ces mouvements, et voilà que le fémur peut décrire un arc de près de 90 degrés ; je fais toucher les parois du ventre par la cuisse. . . . .

Nous pouvons passer aux mouvements alternatifs d'adduction et d'abduction. Je fais ces derniers avec beaucoup de douceur : car, exécutés avec violence, ils pourraient fracturer le fémur. . .

. . . .

La mobilité fait des progrès. . . . . . .

Nous pouvons passer aux mouvements de circumduction, qui résument tous les mouvements normaux de la cuisse. Je décris avec le genou un cercle de 20 centimètres de diamètre.......... Ce diamètre est à présent de 30 centimètres, il s'étend progressivement. . . . .

. . . .

Voilà un quart d'heure que nous agissons ; la mobilité est suffisamment rétablie.

Pendant toutes ces manœuvres je n'ai entendu aucun craquement. Je vais tirer et repousser plusieurs fois le fémur dans le sens de son axe.... Je ne reconnais aucun mouvement de va-et-vient : il n'y a donc aucune ulcération des cartilages, aucune luxation spontanée.

Nous pouvons procéder au redressement. . .

. . . .

Je m'applique à porter la cuisse dans l'extension et l'abduction, toujours par des mouvements alternatifs...... j'exerce des tractions sur le membre pendant qu'il est étendu et dans l'adduction.....

Il se redresse. Je le porte dans l'abduction..... Vous le voyez, les deux pieds arrivent à la même hauteur, le redressement est à peu près complet.

. . . .

Il nous faut à présent enlever le malade de l'étau dans lequel il est serré ; nous l'examinerons plus facilement quand il sera à nu ; nous éviterons plus sûrement alors toute illusion. . .   .   .   .   .

.   .   .   .

A présent que le corps est étendu sur le lit, vous voyez que s'il est abandonné à lui-même, il tend à reprendre sa situation vicieuse : mais si je tire le côté malade, pendant que je repousse le côté sain, j'établis la plus parfaite égalité de longueur entre les membres ; les deux côtés du bassin sont au même niveau, il n'y a plus d'adduction. .   .   .

.   .   .   .

Regardons les lombes...... Elles présentent encore un peu de cambrure : la flexion n'a donc pas entièrement disparu. Pour la diminuer, je place le malade de côté, et pendant qu'un aide presse sur le bassin en arrière, j'opère des mouvements multipliés d'extension. .   .   .   .

J'examine de nouveau..... Le peu de flexion et d'adduction qui restent, ne me paraissent justifier aucune section de muscles. .   .   .   .

.   .   .   .

Nous allons procéder à l'application du bandage. Après l'avoir mis, nous compléterons ce qui nous reste à faire.

Vous le voyez, nous garnissons d'une couche épaisse d'ouate de coton, tout le membre malade et tout le bassin ; nous entourons même cette dernière partie d'un matelas formé avec du coton piqué entre deux linges, afin que toute pression douloureuse soit évitée... Sur cette couche protectrice, nous formons des tours de bande qui sont amidonnés.... A présent, viennent les attelles en carton s'étendant, à la manière de M. Seutin, des orteils au bassin, et placées sur l'os des iles, du côté sain comme du côté malade... Le tout est assujetti par des tours de bande nombreux... Quoique nous ayons affaire à un enfant, nous avons déjà employé quarante mètres de bandes. Cependant, notre appareil n'a point de solidité. Si nous nous arrêtions ici, la déformation se reproduirait ; il faut solidifier dès à présent le bandage... Nous plaçons des attelles en fil de fer recuit en avant, en arrière, en dehors du membre inférieur et de la hanche. Nous les moulons aussi exactement que possible sur la forme des parties. Cette carapace solide est assujettie par de nouveaux tours de bande qui cachent entièrement les fils de fer.

Voyons s'il reste encore quelque trace de difformité... Je trouve un peu de flexion et d'adduction. Je vais faire presser sur les fesses pendant que j'étendrai la cuisse et que je la porterai en dehors.

. . . .

Vous le voyez, tous les mouvements que je produis sont conservés par l'enveloppe en fil de fer.

L'opération est terminée, les membres sont égaux, à quelques nuances près, l'immobilité est absolue.

§ II.

Opération d'une coxalgie double. — Redressement sans réduction.

Le jour de la leçon clinique que je viens de reproduire, je me rendis, à 4 heures du soir, rue du Bouloi, 15, pour opérer une jeune fille de la Lorraine, affectée d'une double coxalgie.

Cette jeune personne, âgée de 11 ans, s'était bien portée jusqu'à la fin de l'année 1857, époque à laquelle elle avait été atteinte de la scarlatine. Dans la convalescence de cette grave éruption, elle fut affectée d'une anasarque et d'une douleur dans la hanche gauche. L'anasarque disparut ; mais la coxalgie, qui avait commencé au milieu de janvier s'aggrava graduellement. Vers le mois de juin, le médecin ordinaire reconnut une luxation de la cuisse, et sur la fin de juillet la malade fut transportée à Paris. On consulta dans cette ville MM. Malgaigne, Bouvier et Nélaton. M. Malgaigne conseilla de tirer sur la cuisse luxée avec des poids de plus en plus lourds. M. Bouvier, à qui la famille s'adressa ensuite, trouva l'enfant trop faible pour être soumise à un traitement orthopédique, et conseilla provisoirement les eaux de Plombières. M. Nélaton engagea les parents à conduire leur enfant à Lyon, où l'on assurait, dit-il, avoir réussi dans des cas de ce genre.

Comme on le voit, aucun des chirurgiens successivement consultés ne proposa de se charger de
la malade, et, s'ils ne déclarèrent pas tous qu'elle
était incurable, ils agirent comme s'ils en avaient
été convaincus.

Quoi qu'il en soit, ayant été consulté à mon tour,
je conseillai de tenter le redressement immédiat et
la réduction.

Le 24 du mois d'août, lorsque je procédai à cette
opération, MM. Bouvier, P. Guersant et Adolphe
Richard me faisaient l'honneur de m'accompagner.
J'ignorais à cette époque que M. Bouvier eût été
consulté.

La jeune malade se tenait assise dans son lit. Sa
jambe gauche était dans une telle adduction,
qu'elle croisait la partie supérieure de celle du côté
opposé, et qu'elle suivait presque le plan antérieur
du bassin. Une semblable position supposait une
luxation de la tête du fémur qu'on pouvait facilement sentir au-dessous du grand fessier. Nous dia-
gnostiquâmes tous une luxation spontanée. Il n'y
avait, du reste, point d'abcès et la malade ne souffrait pas au repos ou lorsqu'on imprimait à sa cuisse
de légers mouvements.

La cuisse droite était légèrement fléchie et portée
dans une abduction assez prononcée. Lorsque je
voulus la redresser et l'étendre sur le lit, pour compléter mon examen, je vis qu'elle ne pouvait être

ramenée dans la direction de l'axe du corps. Elle était très-fixement soudée dans la position qui produit l'allongement apparent. A son côté externe et au-dessus du grand trochanter, existait depuis trois mois un trajet fistuleux, dans lequel le stylet pénétrait à 10 centimètres de profondeur, et que je jugeai provenir de l'articulation coxo-fémorale droite.

Les deux hanches étaient donc malades. L'une d'elles était probablement le point de départ d'une suppuration, et ni l'une ni l'autre ne pouvait être éloignée de la position qu'elle avait prise. Aussi, pour que le tronc reposât sur le dos, fallut-il que les deux cuisses, tout en restant très-inclinées à droite, fussent soutenues de manière à faire avec le corps un angle presque droit.

On voit par cette description à quelle horrible déformation nous avions affaire. Aussi, la pauvre enfant gardait toujours le lit et ne pouvait se soutenir debout, même avec des béquilles, quoique depuis longtemps elle souffrît à peine.

L'anesthésie obtenue et le bassin fixé à l'aide de l'étau, je commençai par imprimer à la cuisse gauche des mouvements de va-et-vient dans le sens de l'axe du fémur. Ces mouvements prolongés pendant cinq minutes ne me parurent produire aucun effet évident. Je passai aux mouvements destinés à assouplir la hanche, et qu'il est inutile de décrire de nouveau. En les exécutant, je sentis dans l'articulation les craquements, signes distinctifs de l'absorption des cartilages.

Quand l'assouplissement fut complet, je cherchai à étendre le membre inférieur en tirant sur la jambe. Je fis cesser sans peine toute flexion ; mais l'adduction persistait, quoique affaiblie, et l'on sentait toujours la tête du fémur hors de sa cavité. Il y avait plus de vingt minutes que j'agissais sur cette hanche sans pouvoir faire cesser l'inclinaison en dedans. Je me décidai alors à couper les adducteurs qui étaient très-rétractés. Toutefois, comme je tenais à placer le bandage immédiatement après cette section, je voulus m'occuper de la hanche droite avant de passer outre, je rendis à cette hanche sa mobilité par les procédés plusieurs fois décrits ; je produisis, à chaque mouvement, des craquements qui prouvaient l'ulcération des cartilages, et, au bout de huit ou dix minutes, je réussis à rendre à ce côté une parfaite rectitude.

Je revins alors au côté gauche qui me résistait si énergiquement, et je coupai tous les adducteurs à leur insertion au pubis, suivant le procédé que j'ai décrit dans mon *Traité de thérapeutique des maladies articulaires*. Cette section faite, le redressement du membre n'offrit plus aucune difficulté, et la malade, placée sur son lit, put être couchée sur le dos, les jambes à peu près égales et reposant sur toute leur partie postérieure. Il s'agissait de savoir si la réduction était opérée. Un examen attentif démontra que l'on sentait encore sous le grand fessier la tête du fémur gauche, et que la cuisse de ce côté conservait de la tendance à se raccourcir et à se tourner en dedans. La réduction n'était pas opérée ; mais le redressement était complet, et l'on pouvait entrevoir le moment où cette malheureuse fille marcherait de nouveau.

Le bandage amidonné étant placé des deux côtés, nous déposâmes la malade dans un de mes grands appareils qu'heureusement j'avais à ma disposition. Elle y entra sans la moindre difficulté, et lorsqu'elle y fut assujettie, elle présenta une forme si normale, qu'on aurait pu croire qu'il ne restait plus rien à faire sous le rapport physique.

CHAPITRE CINQUIÈME

TUMEUR BLANCHE DU GENOU AVEC FONGOSITÉS
CONSIDÉRABLES ET TRAJET FISTULEUX ; FLEXION, ABDUCTION,
LUXATION EN ARRIÈRE ET EN DEHORS,
ANKYLOSE INCOMPLÈTE. — REDRESSEMENT IMMÉDIAT
ET RÉDUCTION ; SIX PASTILLES DE POTASSE
SOUS LE BANDAGE AMIDONNÉ.

(Deuxième Clinique faite dans l'amphithéâtre de M. le professeur Nélaton,
le vendredi 20 août 1858.)

L'auditoire n'est pas moins nombreux qu'à la séance précédente. On y remarque comme la veille MM. Bouvier, Guersant, A. Richard, Houel, M. Duchenne de Boulogne, fait aussi partie de l'assemblée.

On apporte sur la table d'opération une petite fille de cinq ans, affectée d'une tumeur blanche du genou.

MESSIEURS,

L'enfant atteint de coxalgie que nous avons opéré hier sous vos yeux, a passé une bonne nuit. Il souffrait un peu ce matin, non de la hanche, mais du genou : j'ai attribué cette douleur à la pression exercée par les attelles en fil de fer. J'ai coupé les bandes qui pressaient ces attelles : je les ai un peu soulevées elles-mêmes, et la souffrance a disparu.

Une jeune fille qui a subi hier un redressement des deux hanches, en présence de plusieurs de vos maîtres, a également passé une nuit assez tranquille.

Votre attente satisfaite sur ces deux points, je passe au sujet de la conférence d'aujourd'hui, qui a trait aux maladies du genou.

Vous avez sous les yeux une jeune fille de cinq ans, d'un tempérament lymphatique, affectée, depuis plusieurs années (nous manquons de renseignements précis à cet égard), d'un gonflement chronique du genou.

Ce gonflement existe, bien évidemment, dans l'articulation fémoro-tibiale ; car ses limites sont celles de la synoviale. Lorsque nous explorons la partie tuméfiée, nous n'y trouvons aucune fluctuation évidente ; le toucher n'y fait reconnaître qu'un empâtement mou ; des veines nombreuses, apparentes sous la peau, sillonnent le tissu cellulaire sous-cutané. Cette tumeur doit être formée par des fongosités tapissant la surface interne de la synoviale, en pénétrant le tissu de cette membrane et celui des ligaments. Si c'était le lieu, j'exposerais mes études sur ce point d'anatomie pathologique. Il me suffira de vous dire que ces fongosités sont formées par le plasma organisé, arrivé jusqu'à la période où il est pénétré de vaisseaux capillaires, mais arrêté dans son organisation et ne passant pas à l'état de tissu fibreux qui est le terme normal de son évolution (1).

Ce genou gonflé n'a pas sa direction normale : il est fléchi d'à peu près 45 degrés. Cette flexion est réunie à une luxation incomplète du tibia en arrière. Vous voyez l'enfoncement qui existe au niveau de la tête de cet os, au-dessous de la rotule, et la saillie que cette tête forme du côté du jarret. Du reste, si quelque doute peut exister dans votre esprit sur l'existence de cette luxation, vous n'avez qu'à prolonger par la pensée les axes du fémur et du tibia. Vous voyez qu'au lieu de se rencontrer, comme du côté sain, au centre de l'articulation, ils se rencontrent en arrière des condyles du fémur.

Vous pourriez croire qu'à la flexion et à la luxation du tibia se réduit toute la difformité : il n'en est rien. Toujours avec la flexion de la jambe coexistent l'abduction et la rotation en dehors. Seulement, certaines précautions sont nécessaires pour apercevoir ces éléments morbides : il faut tourner le genou de manière à ce que la rotule regarde directement en avant.

Je donne au membre cette direction, et vous voyez que la jambe fléchie est portée en dehors et

(1) Voyez *Traité des maladies des articulations*, Paris, 1844, t. II, p. 10.

un peu tournée dans le même sens. Veuillez remarquer aussi, que la subluxation est un peu en dehors, en même temps qu'elle est en arrière.

Cherchons à présent jusqu'à quel point les rapports vicieux que nous venons d'observer sont maintenus avec fixité..... Je tâche de faire mouvoir le tibia sur le fémur, et je ne peux obtenir que des mouvements à peine perceptibles, bien qu'il n'y ait pas de contractions volontaires, car l'enfant ne manifeste aucune douleur. La rotule saisie entre les doigts ne peut être déplacée latéralement. Cette immobilité ne prouve pas l'existence d'adhérences solides : elle peut dépendre de la tension des ligaments et des muscles produite par la flexion. Nous jugerons mieux, du reste, pendant l'anesthésie, du degré de fixité de tous les rapports anormaux.

Il est impossible qu'avec une luxation du tibia en arrière, durant depuis plusieurs mois chez un enfant de cinq ans, il n'y ait pas d'ulcération des surfaces articulaires. Cette ulcération que je diagnostique sera sans doute rendue plus évidente par les craquements que les mouvements imprimés à la jambe produiront bientôt entre les surfaces articulaires.

Cependant, en voulant changer, il n'y a qu'un instant, l'attitude du genou, j'ai éprouvé une résistance dans la hanche correspondante. Voyons donc si cette hanche n'est pas elle-même affectée.

Je vais l'explorer d'après les règles que j'ai exposées hier. Je fais reposer le tronc sur le lit dans toute sa longueur ; j'étends le membre sain, et je tâche à présent de faire cesser la flexion de la cuisse. Je ne peux y réussir, bien que j'amène le corps sur le bord du lit pour me débarrasser de l'obstacle que m'oppose le genou fléchi. Tous les mouvements d'extension et d'abduction que je veux imprimer à la cuisse se communiquent au bassin et, par suite, à la colonne vertébrale. La hanche est donc aussi affectée ; elle s'est fixée sans doute dans la flexion et l'adduction, par suite de la position vicieuse que lui a imposée le genou depuis longtemps malade et déformé.

Nous n'avons donc pas à nous occuper seulement du genou : nous avons à agir sur la hanche. Si nous laissions cette enfant dans la triste attitude où elle se trouve, elle serait horriblement estropiée, et sa maladie serait entretenue par la torsion vicieuse que présentent plusieurs parties de sa jointure.

Que faire pour rendre au genou sa direction normale ?

On pourrait proposer des appareils. Je ne conteste point leur utilité ; mais il sera facile de vous prouver leur insuffisance et la difficulté de leur emploi.

Un appareil devrait d'abord opérer un redressement graduel de la flexion ; il devrait ensuite remédier à l'abduction et à la rotation en dehors, et enfin repousser le tibia luxé en dedans et en avant.

Je vous laisse juges de l'insuffisance d'une machine qui ne remplirait que quelques-unes de ces indications, et de la complication de celle qui les remplirait toutes.

Cependant, il faudrait encore exercer des tractions sur la jambe pendant que l'on retiendrait le fémur ; agir sur la flexion et l'adduction de la cuisse en même temps qu'on remédierait à la difformité du genou.

Tant de combinaisons sont bien difficiles à réaliser : elles ne sont pas inexécutables toutefois. Mais eût-on satisfait à toutes les exigences, on ne réussirait pas encore. On opérerait le redressement direct, c'est-à-dire le redressement qui n'est pas précédé de la rupture des adhérences ; or, sans cette rupture préalable, on ne rendra jamais au membre sa direction normale, et surtout on ne fera pas cesser la luxation du tibia en arrière.

Nous nous trouvons ainsi ramenés au redressement avec les mains, précédé de l'assouplissement de la jointure, c'est-à-dire au redressement fait suivant les principes que j'ai développés hier dans leurs rapports avec les difformités de la hanche...

L'enfant est endormi. . . . . Je

saisis sa jambe au-dessus du mollet ; j'essaye de la plier et de l'étendre alternativement. Je ne produis que des mouvements très-bornés, plus étendus cependant que pendant la veille. . . . . . .

Je continue ces mouvements alternatifs de flexion et d'extension, doux et graduellement plus étendus. . . . .

Voici cinq minutes environ que j'opère, et déjà nous fléchissons la jambe assez complétement pour que le talon touche la fesse. Des craquements se font entendre pendant chaque mouvement, comme vous pouvez le reconnaître, non à l'ouïe, mais au toucher, en embrassant le genou avec les mains pendant que je le fais mouvoir. . . . Comme je n'ai pas fixé la cuisse, les mouvements du genou se sont communiqués à la hanche et ont rendu de la souplesse à cette jointure, qui n'est enraidie que par le repos et dans laquelle aucun craquement n'est perceptible. . . . .

Voilà dix minutes consacrées à l'assouplissement du genou et de la hanche. Le premier temps de l'opération est accompli : je peux passer au redressement. . . . .

Je me place au pied du lit, je fais retenir le bassin, je tire sur la jambe. . . . . . . Vous voyez avec quelle facilité elle se redresse. . . .

. . . . . Je confie l'extension à un aide, et pendant qu'il maintient le membre étendu, je presse sur le fémur en avant et sur le tibia en arrière, pour faire cesser toute trace de luxation. . . . .

Vous le voyez à présent, la flexion, l'abduction du tibia ont disparu ; la luxation est réduite, la rotule est mobile ; la hanche n'est plus fléchie ni penchée en dedans ; en un mot la rectitude est rétablie.

Arrivé à ce point, nous nous sommes contenté hier d'appliquer le bandage inamovible; j'irai plus loin aujourd'hui : je ferai usage de la cautérisation sous le bandage amidonné, dont j'ai exposé lundi dernier les principes dans mon *Mémoire* à l'Institut (1). Le degré du gonflement m'engage à cette opération complémentaire.

J'ai là six pastilles de potasse entourées de coton et placées convenablement dans du diachylum; je vais les appliquer sur toutes les parties tuméfiées. . . . . J'en place deux au-dessus de la rotule, deux sur les côtés de cet os et une à droite et à gauche de l'interligne articulaire. Si mes prétentions sont fondées, l'enfant ne ressentira aucune douleur de ces six applications d'un caustique qui détruit profondément la peau. . .

. . . .

A présent nous pouvons passer à l'application

(1) Voyez p. 15 et suiv.

du bandage. Il sera exactement le même que celui que nous avons appliqué hier, non-seulement, parce que la hanche est ici accidentellement et secondairement malade, mais parce que l'on ne peut immobiliser complétement un genou et assurer sa rectitude qu'en embrassant tout le membre inférieur et en comprenant la hanche dans le bandage.

Des aides tiennent le membre tendu pendant que l'on place successivement le coton, les bandes amidonnées, les cartons, les bandes, les attelles en fil de fer, et enfin les derniers moyens de déligation. . . . .

L'enfant est réveillée, elle peut être transportée dans son lit. Son membre est parfaitement droit ; sa luxation est réduite, tous les résultats en vue desquels l'opération avait été instituée sont obtenus ; trois quarts d'heure ont suffi à la solution du problème.

CHAPITRE SIXIÈME

(Troisième Clinique faite dans l'amphithéâtre de M. Nélaton,
le mercredi 1er septembre 1858.)

MESSIEURS,

Le jour même de la dernière opération que j'ai
pratiquée dans cette enceinte, j'ai été obligé de
quitter Paris. Je reviens aujourd'hui, afin d'examiner sous vos yeux les deux malades qui ont été
le sujet de nos cliniques du 19 et du 20 août dernier, et juger de ce qui nous reste à faire pour compléter leur traitement.

Voici l'enfant affecté de coxalgie, à qui nous
avons pratiqué, il y a treize jours, le redressement du membre inférieur et appliqué immédiatement un bandage amidonné. Depuis le lendemain
de cette opération, toutes les douleurs ont cessé et
le sommeil, auparavant troublé par la souffrance, a
été paisible. Les mouvements de totalité du corps
ont cessé d'être douloureux, et l'enfant, qui depuis

trois ou quatre mois ne pouvait sortir du lit, s'est levé ces jours-ci et a fait quelques pas dans la salle, en s'appuyant sur des béquilles ; son appétit a été parfait, et vous pouvez voir combien son facies est satisfaisant.

En voilà assez pour prouver toute l'innocuité de l'opération en apparence si effrayante que nous avons pratiquée, et pour démontrer quel soulagement rapide on peut obtenir, même après des mouvements étendus, par le bandage amidonné.

Pour juger jusqu'à quel point ce soulagement est complet, et pour bien nous rendre compte de ce qui nous reste à faire sous le rapport du redressement, je vais enlever momentanément la partie du bandage qui entoure le bassin et la hanche. Je conserverai celle qui est placée autour du membre inférieur depuis le pied jusqu'au sommet de la cuisse, soit pour éviter une réapplication toujours longue de bandes et de cartons, soit pour conserver une prise facile sur le membre inférieur, que nous aurons besoin de tirer encore et porter dans l'abduction. . . . . , ...

Tous les fils de fer sont enlevés, et à l'aide des ciseaux de M. Seutin, j'ai coupé tous les cartons qui entouraient le bassin. . . . .

La hanche et le tronc sont à présent complétement découverts. . . . .

J'essaie de faire exécuter à la cuisse quelques

légers mouvements. . . . .

Ces mouvements sont très-bornés ; mais, vous voyez vous-mêmes qu'ils sont faciles dans une certaine étendue et qu'ils ne se communiquent pas au bassin. Bien mieux, les mouvements pas plus que les explorations que je fais par le toucher ne provoquent de douleur. Nous sommes loin des souffrances que le moindre ébranlement provoquait il y a douze jours. Le soulagement n'est donc pas seulement apparent : dû à l'immobilisation par le bandage amidonné, il est réel, il persiste après l'enlèvement de ce bandage.

Cependant, il est facile de voir que le redressement, bien que réalisé dans les quatre cinquièmes au moins, laisse encore quelque chose à désirer : il reste un peu de flexion, et surtout l'adduction n'a pas entièrement disparu. Je suis la méthode d'exploration dont je vous ai montré la nécessité dans notre première séance : je soulève le membre malade, et je le porte assez en dedans pour que la colonne vertébrale repose sur le lit dans toute sa longueur et que les deux épines iliaques soient au même niveau ; et voilà que le membre malade croise le membre sain au-dessous de la malléole externe. Cette persistance d'une partie de l'adduction est cause d'un peu de raccourcissement, et elle produit, du côté de la fesse, une saillie exagérée du fémur que je constate par le toucher.

Pour faire disparaître ces derniers vestiges d'adduction, nous endormons de nouveau le malade.

. . . .

Je fais fixer le bassin par des aides, aujourd'hui
bien suffisants, et je m'applique à produire quelques
mouvements de rotation. . . . .

Après une succession de mouvements qui ont
duré trois ou quatre minutes, je réussis à faire tourner la pointe du pied en dehors. . . . . . .

Un aide tire sur le membre malade pendant qu'il
repousse le membre sain. . . . .

Grâce à ses efforts, toute adduction a disparu ;
l'axe du tronc prolongé passe exactement entre les
deux membres inférieurs : nous pouvons réappliquer
le bandage amidonné. . . . .

Le vide qui reste au-dessus de la partie conservée
du bandage est rempli avec du coton, nous faisons
empiéter les cartons qui entourent le bassin sur
ceux de la cuisse, et le tout est assujetti par des tours
de bande et des attelles en fil de fer. . . . .

Le malade peut être transporté dans son lit,
mais avant de le perdre de vue, nous devons jeter
un coup d'œil sur ce qui reste à faire pour compléter le traitement.

L'inflammation est dissipée, le léger retour de
congestion que pourront produire les manœuvres
d'aujourd'hui se dissipera rapidement. Le redressement est complet ; il ne nous reste qu'à maintenir

ce qui a été fait sous ce rapport. Mais après le rétablissement de la forme, il faudra nous occuper du rétablissement de la fonction.

Je conseille de laisser le nouveau bandage en place pendant trois semaines, et de ne le réappliquer au bout de ce temps que si les douleurs ne sont pas entièrement dissipées.

Dans une semaine, on pourra enlever les fils de fer et permettre au malade de se lever; il importe à sa santé générale qu'il marche et qu'il se promène dans les cours. On continuera à lui donner un régime fortifiant ; l'état de sa santé rend tout remède inutile.

Lorsqu'on cessera l'usage du bandage amidonné, je conseille de faire coucher le malade dans ma grande gouttière, qui embrasse le tronc et les deux membres inférieurs (*fig.* 14) ; de la sorte restant tou-

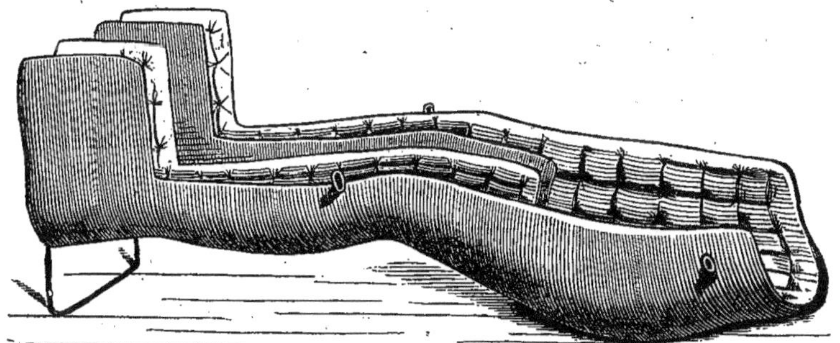

*Fig.*14. — Grande gouttière de redressement matelassée pour le tronc et les membres inférieurs.

jours couché sur le dos, les deux membres étendus,

il ne sera pas exposé à se déformer de nouveau.

Deux ou trois fois par jour, à l'aide de cordes et de poulies convenablement disposées, on s'appliquera à rétablir la liberté des mouvements.

Enfin il sera utile de faciliter la marche avec un tuteur qui soutienne la hanche et s'adapte à des chaussures ordinaires. Je ne peux que vous indiquer ces divers moyens, dont vous trouverez la description étendue dans mon *Traité de thérapeutique des maladies articulaires*.

Grâce à ce qui a déjà été fait et à la combinaison des moyens qui seront encore mis en usage, cet enfant, depuis trois mois languissant dans son lit avec une lésion qui, traitée par les moyens ordinaires, peut s'aggraver jusqu'au point d'entraîner la mort, et qui, dans les cas les plus favorables, ne guérit qu'après des années et en laissant une claudication et une difformité horribles, cet enfant, dis-je, pourra guérir après trois ou quatre mois de traitement. Ce que nous avons obtenu en deux semaines nous donne la mesure de ce que nous obtiendrons dans un temps beaucoup plus long.

Avant de passer à un autre sujet, je veux vous dire quelques mots d'une jeune fille que j'ai opérée, en ville, d'une double coxalgie avec luxation spontanée du côté gauche, en présence de MM. Bouvier, Ad. Richard, et Guersant. Le cas a été difficile. Je n'ai pas pu opérer de réduction ; mais grâce à des manœuvres semblables à celles dont vous avez été témoins le même jour, et grâce aussi à la section profonde des adducteurs, sections dont nous avons pu nous dispenser ici, nous avons obtenu un redressement complet.

La jeune fille, qui était faible et avait éprouvé antérieurement une longue maladie, a eu de la fièvre pendant trente-six heures ; mais au bout de ce temps, le calme, le sommeil, et la gaieté se sont rétablis, ainsi que l'a constaté M. Richard, qui a continué à donner des soins à la malade.

Pour vous prouver la simplicité des suites de cette double opération, il me suffira de vous dire que, huit jours après qu'elle a été faite, les parents sont retournés avec leur fille dans la Lorraine, qui est leur pays. Je sais que le voyage s'est fait heureusement ; mais je n'en peux ajouter davantage pour le moment ; j'aurais besoin de revoir cette malade pour compléter la cure ; je veux constater seulement que l'opération a été simple dans ses suites et a répondu jusqu'à présent à toutes mes promesses.

Voici la jeune fille qui a été opérée, le 20 août 1858, d'une flexion du genou avec luxation spontanée, et à qui j'ai appliqué six pastilles de potasse caustique avant de placer le bandage amidonné. Parmi ceux qui avaient vu pratiquer cette cautérisa-

tion et opérer ce redressement et cette réduction
difficiles, que compliqua le redressement de la
cuisse depuis longtemps fléchie, plusieurs furent
effrayés et vinrent le lendemain s'informer de l'état
de la malade : ils ne furent pas médiocrement
étonnés de trouver celle-ci gaie et sans fièvre. Elle
avait dormi et elle ne s'était pas doutée que l'on eût
fait sur son genou une application douloureuse. Le
calme s'est continué jusqu'à présent sans interrup-
tion ; le sommeil et l'appétit ont été parfaits, et vous
pouvez constater que l'état général s'est même un peu
amélioré; l'enfant me paraît moins pâle et moins
bouffie qu'elle ne l'était au début du traitement.

Je vais enlever toute la partie du bandage qui
recouvre le devant et les côtés du genou.

L'articulation malade est à présent à découvert.
Vous pouvez constater que si la cautérisation n'a
pas produit de douleur, ce n'est pas faute d'avoir agi
activement. Les six eschares ont la forme et l'étendue que l'on observe d'ordinaire. Grâce au coton
dont nous avons entouré le caustique, la potasse n'a
coulé nulle part. Vous remarquez aussi que le coton
est à peine humide, et que dès lors l'enveloppe
protectrice que le bandage amidonné a fournie aux
parties brûlées a prévenu toute suppuration abondante; il n'y a de trace bien manifeste de pus que
vis-à-vis l'orifice du trajet fistuleux qui existait avant
notre opération.

Ainsi tous les effets immédiats sont tels que nous les avons annoncés d'avance comme propres aux cautérisations sous le bandage amidonné : le genou est insensible au toucher et aux ébranlements, état assez naturel puisqu'il n'y avait pas de douleur avant l'opération, mais que je fais remarquer néanmoins, pour démontrer que nos manœuvres n'ont produit aucune inflammation consécutive.

Quant à la difformité du genou et à la luxation du tibia en arrière, vous n'en apercevez aucune trace ; les choses sous ce rapport paraissent dans un état parfait.

Vous ne vous étonnerez pas que dans une maladie chronique à marche si lente, la tuméfaction soit très-notable encore après douze jours de traitement. Vous ne pouvez douter cependant que le genou n'ait diminué ; la tension de la peau est moindre, et l'on n'aperçoit plus ces nombreuses veines sous-cutanées qui donnaient à la tumeur l'apparence d'un encéphaloïde.

Ces faits constatés, je vais envelopper de nouveau le genou de coton, d'attelles, de carton et de bandes amidonnées. . . . .

Le bandage est actuellement remis dans son état primitif. Je suis d'avis de le laisser en place encore pendant trois semaines environ. On n'aurait besoin de le changer qu'autant que l'odeur deviendrait désagréable, ce qui pourrait bien avoir lieu dans dix à quatorze jours, eu égard à la suppuration que les cautères vont fournir avec plus d'abondance, à présent que, même momentanément, ils ont été exposés à l'air.

Avec son bandage amidonné, l'enfant marchera autant que possible, en s'aidant de béquilles, et elle tâchera de se promener chaque jour dans les cours ; la déambulation, si recommandée par M. Lugol et par M. Seutin, est de la plus grande utilité.

Lorsque le bandage amidonné aura été enlevé, le membre devra être maintenu pendant la nuit dans une gouttière matelassée, et soutenu pendant le jour par un tuteur adapté à une chaussure. Les eschares seront pansées, matin et soir, avec de la charpie enduite de pommade iodée au dixième. Les pansements produiront une absorption d'iode facile à constater par l'examen des urines, et qui agira sur l'ensemble de la constitution. On pourra aussi faire des injections de teinture d'iode dans le trajet fistuleux.

En même temps que l'on assurera la rectitude du membre, qu'on facilitera la marche, et qu'on activera l'absorption par des applications d'iode faites sur les plaies suppurantes, on tâchera de rétablir la mobilité du genou par des mouvements passifs de flexion et d'extension, opérés avec les mains et prolongés, autant que possible, pendant dix à quinze minutes, par exemple, matin et soir.

Si l'enfant était plus avancé en âge, j'emploierais des appareils spéciaux pour rétablir la mobilité.

J'espère que, par cet ensemble de traitement, on pourra guérir cet enfant dans l'espace de six à sept mois. Encore, après ce temps, faudra-t-il surveiller avec soin sa santé générale et la rectitude de son membre.

Vous le voyez, Messieurs, toutes les propositions que j'ai avancées, et qui pouvaient être vérifiées sur nos deux malades dans l'espace de douze jours, sont confirmées par l'expérience. Vous constatez vous-mêmes qu'on peut opérer le redressement de la hanche ou du genou déformés depuis longtemps, en une seule séance, sauf à perfectionner plus tard le résultat, s'il laisse quelque chose à désirer ; que ce redressement n'entraîne pas d'inflammation ; bien plus, qu'il est suivi d'une diminution de tous les symptômes morbides, si le pansement est fait comme je l'ai indiqué ; enfin, que la cautérisation sous le bandage amidonné peut ne produire aucune souffrance et hâter la résolution des engorgements. J'ose assurer que tout ce que nous disons de l'avenir de nos malades se réalisera également, et qu'en employant les méthodes complémentaires que j'ai exposées, on arrivera à une guérison telle que le permet la nature des lésions définitives déjà existantes. La guérison aura ainsi ses limites ; car, après une maladie grave qui a altéré profondément la structure et les fonctions, il ne faut pas attendre un retour intégral à une structure et à des fonctions aussi parfaites que dans l'état de santé : il y a toujours une certaine imperfection qui est en rapport avec la gravité des lésions que l'on a eu à combattre.

CONCLUSIONS.

Après les démonstrations que j'ai faites et les preuves que j'ai données en faveur des méthodes que j'emploie, j'ai lieu de croire que ces méthodes seront mises en pratique au moins par quelques chirurgiens. Si mes espérances à cet égard venaient à se réaliser, j'insisterais auprès de ceux qui voudraient bien suivre la voie que j'indique, pour qu'ils ne s'y engageassent qu'après s'être bien rendu compte des principes qui doivent les diriger, et pour qu'ils suivissent dans tous leurs détails les procédés dont l'expérience m'a démontré les avantages.

Il y a des opérations qui tombent dans l'oubli sans avoir pu prendre rang dans la pratique ; il y en a d'autres qui succombent pour s'être trop rapidement popularisées : telle a été, de notre temps, l'opération du strabisme. Admirable en elle-même, cette opération est d'un succès certain quand elle est faite à propos et dans la mesure convenable. Cependant elle est à peu près morte ;

bien difficilement on peut vaincre les préventions défavorables qui l'accueillent. Pourquoi ? C'est qu'au début, elle s'est vulgarisée avec une facilité déplorable. On l'a pratiquée dans toutes les villes, dans tous les hôpitaux sans étude préalable, sans expérience suffisante, et les fautes avec les insuccès qui les suivent se sont multipliées en si grand nombre, que la méthode ne peut se relever des coups qu'elle a reçus.

Sans doute le redressement immédiat et la cautérisation, en raison même de leur exécution difficile, ne sont pas exposés aux dangers de cet excès de faveur : je ne crois pas moins nécessaire de proclamer combien est indispensable l'observation exacte des règles que je ne trace qu'après de longues réflexions et de nombreux essais comparatifs.

Je m'arrête, Messieurs : je ne suis ici ni dans ma chaire, ni au milieu du service qui m'est habituellement confié, et je dois craindre d'abuser des complaisances dont on veut bien m'entourer.

Je viens de passer six jours à Paris ; j'ai exposé les méthodes que j'emploie dans le traitement des maladies articulaires, en présence de mes maîtres, dont le nombre est, hélas ! bien diminué par la mort ; en présence de mes anciens compagnons d'études, dont plusieurs ont eu des succès auxquels j'applaudis de grand cœur ; je les ai exposées enfin devant cette jeunesse ardente et passionnée

pour l'étude, dont vous êtes les représentants.
Partout l'on a compris que je parlais avec l'unique
désir de répandre des vérités utiles; partout j'ai été
accueilli avec une bienveillance dont mon cœur est
profondément touché. Je saisis la seule occasion
qui me reste d'exprimer à tous mes vifs et sincères
remercîments.

CHAPITRE SEPTIÈME

L'histoire du voyage que j'ai entrepris d'écrire serait incomplète si je me bornais à reproduire mes dissertations devant des Sociétés savantes ou devant des élèves. Il me paraît convenable, en terminant, d'examiner les opinions qui ont été exprimées dans la presse sur les questions que j'ai soulevées ; de compléter, autant que je peux le faire aujourd'hui, l'observation des trois malades que j'ai opérés à Paris ; et d'indiquer l'influence qu'ont eue sur la pratique de mes confrères les conseils et les exemples que j'ai donnés.

§ I.

Discussions dans la presse.

Mes communications à l'Institut et à l'Académie de médecine ont été le sujet de Comptes rendus dont les auteurs se sont bornés, en général, au rôle d'historiens. Je crois cependant pouvoir dire que le petit nombre des rédacteurs de journaux qui assistaient à la séance de l'Institut ont été frappés des faits que j'ai produits pour démontrer la puissance de l'art dans la guérison des difformités. N'écoutant pas seulement la lecture d'un mémoire, dans lequel on peut toujours soupçonner quelque exagération, mais ayant sous les yeux les photographies des malades et les figures en plâtre faites avant et après le traitement, ils ont trouvé complète l'évidence des preuves sur lesquelles j'appuyais mes assertions. Les articles du *Siècle,* du *Cosmos* et de l'*Union médicale* témoignent de cette impression, qui a été exprimée avec trop de bienveillance à mon égard pour que je ne m'empresse pas d'en remercier les auteurs.

Cependant, la plupart des savants, des médecins ou des gens du monde qui assistaient à l'Institut et à l'Académie de médecine étaient étrangers, par la spécialité de leurs travaux, aux méthodes de diagnostic et de traitement que j'exposais devant eux. Ils étaient témoins de démonstrations qui pouvaient les intéresser, mais qui ne devaient, dans aucun cas, modifier leur manière d'agir. Il n'en était pas de même à la Société de chirurgie. Les hommes spéciaux de cette Compagnie savante, en entendant développer des idées nouvelles sur les coxalgies, avaient à examiner s'ils devaient persister dans leurs opinions et dans leur pratique, ou adopter en tout ou en partie les méthodes qui leur étaient recommandées. Ce n'était pas pour eux une question de curiosité ; c'était une question de conduite à maintenir ou à modifier.

Dans ces conditions, on pouvait prévoir que ma communication ne serait pas suivie seulement de quelques comptes rendus dans les journaux, mais qu'elle soulèverait une ardente polémique.

L'événement a justifié cette prévision.

Dans quatre séances successives, la Société de chirurgie s'est occupée des maladies de la hanche. Parmi les orateurs qui ont pris la parole, soit à l'occasion de mon travail, soit à propos du jugement à porter sur deux coxalgies que M. Bouvier avait soumises à l'examen de ses collègues, les uns ont combattu les assertions que j'avais émises, les autres ont paru les adopter.

M. Michon a soutenu que les appareils pouvaient être suffisants, et qu'il avait dans son service, à la Pitié, des malades soumis à l'emploi de celui qu'a imaginé M. F. Martin, et chez lesquels il réussissait à guérir les difformités coxalgiques.

M. Legouest a prétendu que les sections tendineuses étaient inutiles pour le redressement des mêmes difformités; et que les faits dont il avait été témoin, lorsqu'il suivait ma clinique, ne l'avaient pas convaincu de l'utilité de cette opération.

M. Bouvier a publiquement approuvé la méthode

d'exploration que j'avais recommandée; et, résumant l'impression que lui avaient laissée les trois opérations de coxalgie pratiquées sous ses yeux, il a dit qu'il lui était démontré que le redressement immédiat pouvait réussir et n'entraîner aucun danger, lors même qu'on y joignait la section des adducteurs, et qu'il conservait seulement des doutes sur le succès définitif.

En examinant les opinions des orateurs qui m'ont combattu, je ferai d'abord cette remarque que MM. Michon et Legouest n'avaient assisté ni l'un ni l'autre à la séance de la Société de chirurgie où j'avais fait mes démonstrations, et qu'ils n'avaient pas non plus vu opérer les malades de la Clinique et de la rue du Bouloi. Les preuves expérimentales que j'avais fournies en si grand nombre étaient donc comme n'existant pas pour eux. M. Legouest avait suivi, il est vrai, ma clinique en 1850 et en 1851 ; mais quoique ma pratique à cette époque dérivât des mêmes principes que celle que je suis aujourd'hui, cette dernière s'est enrichie de perfectionnements assez nombreux pour donner, comme je l'ai déjà fait observer dans ma réponse à M. Bouvier (1), des résultats supérieurs à ceux que j'obtenais à cette époque. On voudra bien remarquer, du reste, que je ne vante beaucoup ces

______

(1) Voyez p. 80.

résultats que chez les enfants au-dessous de 12 à 15 ans, et que M. Legouest n'a pu voir opérer à ma clinique que des adultes, chez lesquels les difficultés sont toujours grandes et souvent insurmontables.

Je regrette d'autant plus que M. Michon n'ait pas suivi mes démonstrations sur la véritable méthode de diagnostiquer les difformités de la hanche, que s'il eût appliqué cette méthode, il aurait trouvé, j'en ai du moins la conviction, que chez ses malades les difformités coxalgiques persistaient en très-grande partie. Tant qu'on n'aura pas étudié la direction de la cuisse pendant que la colonne vertébrale repose dans toute son étendue sur le lit et que les deux épines iliaques sont exactement sur le même plan, on ne pourra reconnaître avec précision les résultats obtenus. Du reste, il y a quelques années, j'ai mis à l'épreuve l'appareil que recommande M. Michon. Il avait été construit par M. Chavanon, ancien chef d'atelier de M. F. Martin, et j'ai reconnu expérimentalement, comme les notions d'anatomie normale et pathologique le démontrent suffisamment, qu'il est impossible de réussir, à son aide, à moins d'avoir affaire à des lésions très-légères et très-récentes.

M. le docteur Legouest, professeur à l'École du Val-de-Grâce, a contesté les avantages des sections sous-cutanées des muscles de la hanche, et il a prétendu qu'il vaudrait mieux rompre ces muscles que les diviser. S'exprimer ainsi, c'est avouer d'abord qu'il est des résistances que l'on ne peut surmonter par l'allongement progressif des muscles, et qui exigent, pour être vaincues, une solution de continuité. Mais, après avoir ainsi concédé le principe, pourquoi rejeter la méthode et préférer une rupture qui n'a pas été soumise à l'expérience, dont rien ne démontre la possibilité et qui exige des violences capables peut-être de fracturer les os, à des sections d'une innocuité incontestable quand elles sont bien faites, et qui font cesser la résistance musculaire avec autant de certitude que de rapidité?

Bien des préventions accueillent encore la méthode sous-cutanée appliquée aux grandes sections qu'exige le redressement des pieds, des genoux et des hanches. Je ne peux m'expliquer ces préventions qu'en remarquant combien sont peu connus les véritables principes suivant lesquels on doit pratiquer les opérations sous-cutanées. Il n'est pas un fabricant d'instruments de chirurgie, à Paris, chez lequel on trouve des ténotomes assez longs et assez forts pour ces grandes sections, et l'on ne sait pas combien le bandage inamovible en assure la réussite. Je suis convaincu que si un plus long séjour me l'eût permis, j'aurais dissipé expérimentalement toutes ces préventions; j'aurais montré comme un fait constant ce que j'ai obtenu dans le seul cas où j'ai fait la section des adducteurs, c'est-à-dire l'absence de toute hémorragie, de toute inflammation, de toute douleur et une innocuité telle, que huit jours après son opération, la malade a pu être transportée à plus de cent lieues sans aucun accident.

Ainsi, les discussions de la Société de chirurgie n'ont rien apporté qui pût modifier mes opinions, et j'y ai seulement enregistré l'adhésion de M. Bouvier, à laquelle j'attachais la plus haute importance, d'une part, à cause de l'autorité que je me suis toujours plu à reconnaître à ce savant médecin, et de l'autre, parce que, ayant suivi avec une attention scrupuleuse toutes les démonstrations que j'avais faites à Paris, il avait plus droit que personne d'émettre une opinion.

Les discussions de la Société de chirurgie ont été, à leur tour, le sujet de plusieurs articles. J'ai remarqué surtout ceux de M. Jules Guérin, dans la *Gazette médicale,* et de M. Verneuil, dans la *Gazette hebdomadaire de médecine et de chirurgie.*

Suivant M. Jules Guérin, la coxalgie n'est pas une maladie de l'articulation de la hanche, mais une difformité produite par divers états des muscles, qu'il distingue sous le nom de spasme, de contracture et de rétraction.

Certes, il existe indubitablement des difformités

de la hanche qui sont dues, comme les pieds bots, à divers changements dans les conditions vitales et anatomiques des muscles. M. Jules Guérin a eu raison d'insister sur l'existence et les caractères de cet ordre de lésions. Ce n'est pas moi qui en méconnaîtrai l'importance ; car ce fut une déformation de ce genre, dont j'ai cité les détails (1), qui, m'ayant induit, il y a plus de vingt ans, dans une erreur de diagnostic qui me froissa vivement, fut le point de départ des recherches que je poursuis depuis cette époque sur les maladies des jointures.

Mais, de ce qu'il existe des coxalgies primitivement nerveuses et musculaires, en conclure que les lésions habituelles de la hanche ne débutent pas par l'articulation, que ce n'est pas dans la jointure même que se produisent primitivement les congestions sanguines, les sécrétions de sérosité, de plasma, de pus, et les ulcérations qui forment les caractères anatomiques des coxalgies, c'est nier des faits si évidents et si nombreux que je crains de n'avoir pas bien compris ou d'exposer imparfaitement la pensée d'un observateur aussi judicieux que M. Jules Guérin.

Suivant le même auteur, ce n'est qu'en adoptant sa manière de voir qu'on peut comprendre l'amé-

(1) A la page 306 du tome II de mon *Traité des maladies des articulations*.

lioration que le redressement produit dans les coxalgies aiguës. Il m'est difficile aussi d'admettre
cette proposition ; car, c'est précisément la relation
intime que j'apercevais entre les causes d'aggravation de l'arthrite et la torsion des jointures qui
m'a conduit à opérer le redressement. Dès l'année
1840, j'ai démontré (1) que les directions vicieuses
que prend le fémur dans les coxalgies entraînent
la distension et la compression de certaines parties
de la synoviale et de la capsule, et préparent les
luxations spontanées ; que dès lors il est naturel
d'attendre une diminution des douleurs et un
arrêt dans la marchedu mal d'un redressement qui
fait cesser toute distension, toute pression, et toute
tendance au déplacement.

Les articles de M. Verneuil ont surtout fixé mon
attention sous le rapport de l'importance que l'auteur attache à l'anesthésie comme moyen de faciliter le diagnostic et le redressement, et des distinctions qu'il établit entre les diverses maladies
de la hanche.

On ne peut douter qu'on apprécie mieux pendant le sommeil anesthésique le degré de fixité de
la cuisse et du bassin, et l'existence ou l'absence du
craquement, indice de l'ulcération des cartilages.
Mais il importe d'aller plus loin et de ne pas se

(1) Mémoire sur les positions des membres dans les maladies
articulaires. *Gazette médicale de Paris,* année 1840, p. 721, 737.

contenter des mouvements qui s'exécutent sans efforts, et auxquels on se borne, si l'on n'a en vue que le diagnostic. Il faut recourir à l'assouplissement complet et aux efforts qu'exige le redressement. C'est dans le cours de cette opération qu'on peut lever tous les doutes que laisse l'examen du malade éveillé. Comme on l'a vu plus haut, j'ai fait l'application de cette méthode sur le coxalgique qui a fait le sujet de ma première clinique. C'est à son aide qu'on aurait pu sortir de toutes les incertitudes dans lesquelles sont restés les membres de la Société de chirurgie au sujet des malades que leur a présentés M. Bouvier.

Si pendant l'anesthésie on eût imprimé au fémur les mouvements de va-et-vient décrits plus haut, on aurait vu si la tête fémorale pouvait monter et descendre alternativement, le bassin restant solidement fixé : l'existence de ce mouvement n'eût pas laissé de doute sur l'ascension de la tête fémorale dans sa cavité agrandie en haut et en dehors ; son absence eût éloigné l'idée de luxation.

Passant à la question thérapeutique, M. Verneuil se demande quel est l'auteur qui le premier s'est servi de la chloroformisation pour faciliter le redressement des membres déviés. Il est porté à croire que la priorité sous ce rapport appartient à M. Langenbeck. Il se réserve, du reste, de consulter des documents à cet égard.

Pour moi, je considère que l'application de l'a-
nesthésie au redressement des membres découlait si
naturellement, si nécessairement même de la découverte de l'éthérisation, qu'elle appartient aux
inventeurs de cette méthode elle-même.

Cependant, si l'on attache quelque importance
à savoir quels sont ceux qui les premiers ont fait
cette utile application, je répondrai que M. Palasciano la fit sous mes yeux, il y a onze ans à peu
près, et qu'il en a parlé dans son Mémoire sur la
rupture de l'ankylose angulaire du genou, publié
en 1847 ; depuis cette époque, je l'ai employée un
très-grand nombre de fois, et pour toutes les jointures, comme on en voit la preuve dans des faits
cités dans mes Mémoires publiés dans la *Gazette
médicale de Paris* en 1848 et 1849, sur les appareils de mouvement, et en 1850 dans mon Mémoire
sur la rupture de l'ankylose. L'ouvrage le plus ancien à ma connaissance qui parle des opérations de
M. Langenbeck, est celui de M. Crocq sur les tumeurs blanches, qui a paru, à Bruxelles, en 1853.
M. Crocq, qui dans son livre m'a fait l'honneur
de citer fréquemment mes travaux, ne paraît pas
avoir eu connaissance de mon Mémoire de 1850.

Tout en adoptant en principe le redressement
immédiat dans les difformités coxalgiques, M. Verneuil a parfaitement compris qu'il est des circonstances dans lesquelles il serait imprudent de tenter

cette opération, et que, dans les cas mêmes où elle est praticable, le degré de succès que l'on peut obtenir offre de nombreuses différences suivant la nature des lésions auxquelles on a affaire. Il a été conduit dès lors à établir combien est erronée l'opinion généralement admise que la coxalgie chronique est une affection toujours la même, et, par suite, à rechercher les diverses variétés que l'observation permet d'y découvrir.

J'applaudis à ces distinctions; mais je ne peux laisser supposer qu'elles existent d'hier et qu'on ne les retrouve point dans tous les écrits où j'ai pu développer ma pensée, sans être limité par le temps, comme on l'est toujours en présence d'une Société savante. Ce qui caractérise tout ce que j'ai écrit sur les maladies de la hanche, soit dans mon *Traité des maladies des articulations*, soit dans ma *Thérapeutique des maladies articulaires*, ce n'est pas seulement la préoccupation constante de la forme et des fonctions à connaître dans leurs déviations et à rétablir dans leur normalité, c'est la distinction des diverses espèces de coxalgies intra-articulaires et péri-articulaires, aiguës, chroniques, de nature rhumatismale ou scrofuleuse, avec ou sans abcès, compliquées ou non d'hydarthroses, de luxations ou d'adhérences.

Je suis très-reconnaissant de la bienveillance avec laquelle M. Verneuil et plusieurs de ses con-

frères ont accueilli mes dernières communications;
mais, je ne peux m'empêcher de remarquer que
tous ces auteurs les citent comme si elles constituaient l'ensemble de mes travaux, et que je n'eusse
rien publié d'analogue sur les maladies articulaires.
Une telle supposition serait loin de la vérité : mes
travaux actuels ne sont que la continuation, le
couronnement, pour ainsi dire, de ceux que je
poursuis depuis plus de vingt ans; tous reposent
sur les mêmes méthodes d'analyse, sur les mêmes
principes d'anatomie et de physiologie.

§ II.

Suite de l'observation des trois malades qui ont fait le sujet des
cliniques reproduites page 95 et suivantes.

Je vais compléter, autant que je le peux faire, aujourd'hui 3 novembre 1858, l'observation des trois
malades que j'ai opérés à Paris.

1° Le jeune coxalgique de la clinique de M. Nélaton ne tarda pas à pouvoir se lever et à marcher
avec des béquilles après le pansement que je lui fis
le 30 août. Sa santé resta toujours excellente, et il
n'eut aucune perte d'appétit ni de sommeil.

En réappliquant le bandage amidonné, le 1er octobre, un mois après la deuxième opération, M. Adolphe Richard crut devoir faire encore des efforts pour

compléter la rectitude du membre qui lui paraissait un peu porté dans l'adduction. Le 15 octobre, il plaça l'enfant dans un grand appareil bien matelassé que je lui avais envoyé ; et depuis cette époque, il jugea convenable d'empêcher le malade de se lever, et il se borna à rétablir la mobilité de la hanche, en fixant le bassin et en faisant mouvoir la cuisse à l'aide de cordes réfléchies par des poulies mises en mouvement, tantôt par un aide, tantôt par le malade lui-même.

Aujourd'hui, 3 novembre, la rectitude est parfaite ; les deux membres sont symétriques ; la hanche n'est douloureuse ni au toucher, ni sous l'influence de mouvements peu étendus, la santé générale est bonne. Il resterait à obtenir un peu plus de mobilité, résultat auquel on n'arrive que très-incomplétement après les vives inflammations, et à donner au membre assez de force pour qu'il pût supporter le poids du corps et servir à la marche. Il serait à désirer que l'enfant eût un tuteur et qu'il marchât chaque jour avec cet appareil. Au début, il soutiendrait encore le poids du corps avec des béquilles, et plus tard il se passerait de cet appui.

2° J'ai obtenu peu de détails sur les phases par lesquelles a passé la petite fille dont le genou, fléchi et luxé én arrière, avait été redressé et réduit. Je sais seulement, qu'au 3 novembre, la bonne direction du membre s'était parfaitement maintenue, mais que le gonflement n'avait pas diminué.

J'ignore si l'on a mis en usage les pansements et les injections iodées indiquées dans ma troisième clinique, et si l'on a veillé à ce que la malade sortît du lit et se promenât dans les cours, aidée de ses béquilles, et son membre continuant à être soutenu par le bandage. Quoi qu'il en soit, la persistance obstinée d'une tuméfaction considérable me conduirait à prescrire une nouvelle cautérisation sous le bandage amidonné ; mais je ne me contenterais plus de quelques pastilles de potasse caustique ; j'emploierais des traînées de caustique de Vienne et l'application, sur les eschares, de la pâte de chlorure de zinc, afin d'agir profondément et avec énergie.

Dès que les douleurs produites par cette nouvelle cautérisation seraient entièrement dissipées, je m'appliquerais à faciliter la marche, sans empêcher le pansement des plaies extérieures. Le tuteur qui, à mon sens, permettrait le mieux d'atteindre ce but serait formé d'une gouttière en cuir de vache, embrassant toute la circonférence du membre, fendue et lacée en avant, s'étendant du sommet de la cuisse jusqu'au-dessus des malléoles, où deux montants en fer, ajoutés latéralement à la gouttière, s'articuleraient avec un étrier engagé dans la chaussure.

Pour faire ces gouttières, il faut mouler les membres, et sur ce moule façonner et assujettir jusqu'à dessiccation complète le cuir mouillé et ramolli.

Après bien des essais sur les diverses espèces de tuteurs du genou, je n'en ai vu aucun qui donnât aussi complétement que celui-ci une force artificielle à la jointure malade et qui rendît la marche aussi facile. Les tuteurs qui se composent de montants latéraux unis entre eux par des colliers placés de distance en distance préviennent, il est vrai, la torsion des membres; mais ils ne font pas assez intimement corps avec le genou.

3° Quant à la malade opérée le 19 août 1858, rue du Bouloi, et qui fut transportée huit jours après dans son pays, à Daspich, département de la Moselle, j'en ai reçu d'abord des nouvelles par des lettres datées du 2 septembre et du 6 octobre. Dans la première de ces lettres, écrite par le père de la malade, douze jours après l'opération, se trouvait le passage suivant :

« Conduite à Daspich dans le coupé d'un train-poste, ma fille n'a éprouvé aucune douleur ni pendant le voyage ni pendant les trois jours suivants. Mais depuis cette époque elle souffre dans le genou du côté qui s'était le plus raccourci. Nous avons attribué ces douleurs au petit dérangement qu'elle a éprouvé après que nous l'avons eu ôtée de la gouttière pendant quelques heures. Hier, la pauvre petite a voulu que nous l'y laissassions, car elle s'y trouve beaucoup mieux que lorsqu'elle est simplement étendue sur son lit. »

Comme on le voit, les douleurs étaient dues à des mouvements prématurés ; le voyage dans la double gouttière n'en avait produit aucun.

Dans sa lettre du 6 octobre, M. Lambert me disait :

« Depuis mon dernier avis, la santé de mon enfant est devenue meilleure ; son appétit est très-bon, et la nourriture qu'elle prend lui profite. Les douleurs que j'indiquais dans un genou n'ont pas eu de suite. Nous avons pu continuer des essais de marche tous les deux jours, et mon enfant s'en trouve bien ; elle s'appuie sans crainte sur l'une et l'autre jambes, et chaque soir nous la remettons dans sa gouttière. Le bandage amidonné s'est assez bien conservé. Quarante-six jours sont maintenant écoulées depuis l'opération ; il ne reste plus que quatorze jours à garder le bandage. Vous voudrez bien nous dire si les soixante jours indiqués dans votre consultation sont suffisants , tout paraissant dans un état parfait, et l'enfant n'éprouvant aucune douleur, pas même de sensibilité. M. Chollot, médecin distingué de ma localité, est venu hier ; il a retrouvé ma fille très-droite.

« J'écris à M. Blanc, mécanicien orthopédiste de

Lyon, pour qu'il m'adresse le tuteur double que vous avez ordonné, et pour lequel il a pris mesure à Paris.

« Un cultivateur de mes voisins, âgé de 35 ans, me prie de vous demander s'il vous est *aussi facile* de réduire les luxations anciennes. »

On le voit, tout s'était passé chez cette malade de manière à faire croire au père que sa fille était guérie, et comme l'indique sa dernière phrase, qu'il m'était facile de réduire des luxations comme celle dont elle était atteinte. Il y avait dans ses appréciations beaucoup d'optimisme. Je dus le désabuser. Je lui écrivis que le redressement était obtenu, mais que la luxation n'était pas réduite ; que j'avais besoin de revoir sa fille pour compléter le traitement et que pour faire un tuteur convenable, il fallait l'essayer et le modifier après avoir jugé sur place de ses imperfections.

M. L..., se rendant à mes désirs, m'amena sa fille à Lyon, le 19 octobre, précisément deux mois après l'opération. Le bandage amidonné était intact ; et tant que les deux membres en furent entourés, ils parurent également longs et également droits : mais une fois débarrassés de toute entrave, ils se comportèrent différemment. Celui du côté droit conserva sa rectitude, et l'examen le plus attentif ne put y faire reconnaître qu'une raideur notable dans les mouvements ; tout était

parfaitement régulier sous le rapport de la direction, des saillies et des distances du corps du fémur du trochanter et du bassin. Le membre gauche, au contraire, se raccourcit de 2 centimètres
environ, s'inclina et se tourna légèrement en
dedans, dès qu'il fut abandonné à lui-même. On
put sentir distinctement la tête du fémur sous le
muscle fessier.

En présence d'états aussi différents à droite et à
gauche, je crus devoir adopter un traitement
consécutif également différent pour l'un et l'autre
côté.

En ce qui regarde le membre droit, je pensai
que la forme étant parfaitement rétablie, il fallait
s'occuper de la fonction : d'une part, s'appliquer
à rétablir la mobilité ; de l'autre, habituer le
membre à soutenir le poids du corps pendant la
marche, sans que la déviation pût se reproduire.
Pour remplir la première indication, je fis placer
au-dessus du lit une corde dont une extrémité s'attachait à un mouchoir fixé en cravate autour du
genou, et dont l'autre bout muni d'un manche,
devait être saisi par la malade (*fig.* 15). Je lui re-
commandai d'imprimer à l'aide de cet appareil
des mouvements à sa cuisse, trois fois par jour,
pendant une durée croissante de dix à vingt minutes. Ce conseil put être suivi sous mes yeux pendant
trois jours ; les mouvements artificiels ne produi-

sirent aucune douleur et rétablirent en peu de jours une certaine mobilité.

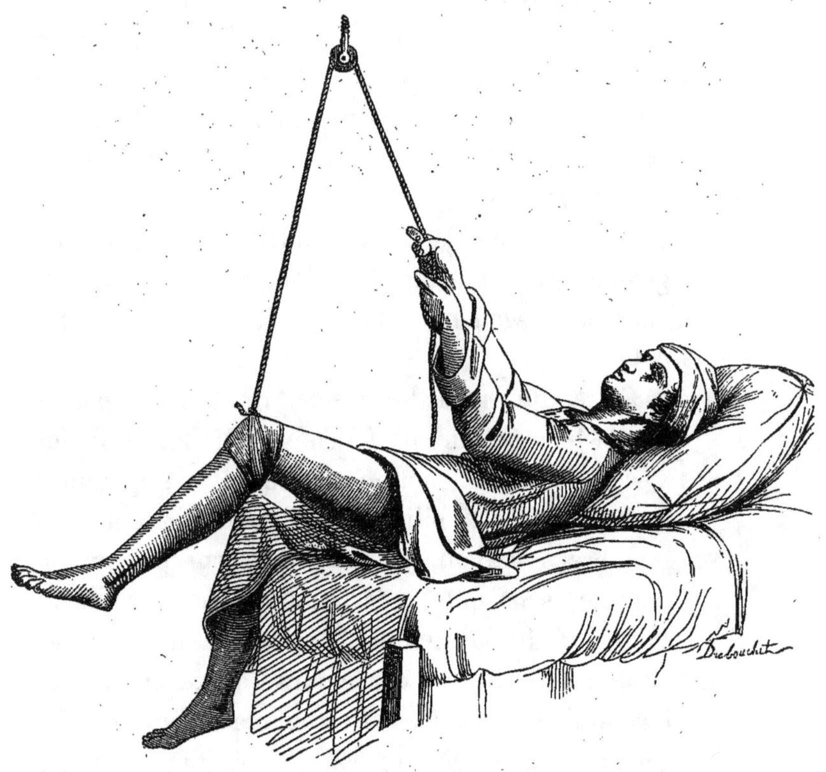

Fig. 15. — Appareil de mouvement pour la cuisse.

Quant au membre gauche, il me parut nécessaire de le soumettre à des tractions chaque nuit,
pendant tout le temps qu'il aurait de la tendance
à se dévier ; ces tractions furent faites suivant des
procédés que j'ai décrits et figurés ailleurs (*fig.* 16).

Elles suffisaient pour rendre momentanément le

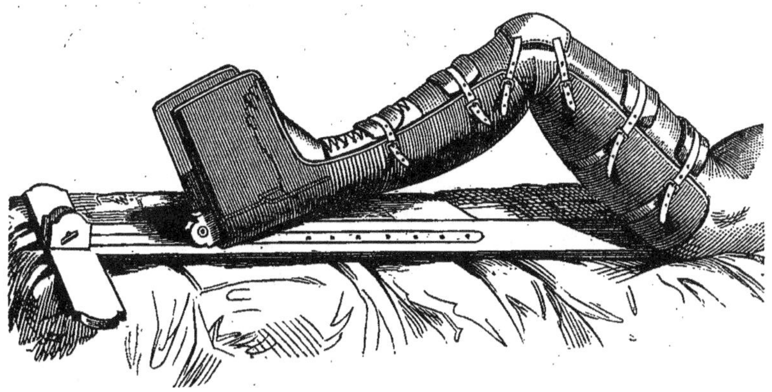

Fig. 16. — Appareil de traction et d'extension de la jambe.

membre gauche aussi long et aussi droit que celui du côté opposé.

Un tuteur double devant soutenir les membres pendant la station et la marche, comme le faisait la double gouttière dans le décubitus dorsal, fut construit par M. Blanc, de Lyon. Une ceinture passée autour du bassin s'articulait de chaque côté avec deux tuteurs ordinaires des membres inférieurs munis de branches latérales internes et externes, de colliers de distance en distance, d'articulations au niveau de la hanche, du genou, du pied (*fig.* 17). Cet appareil ne fut prêt que le 28 octobre. Dès qu'il fut appliqué, les deux membres parurent de nouveau bien conformés, la malade put faire quelques pas sans douleur, soutenue à droite et à gauche par des aides. En la voyant parfaitement droite et ne souffrant pas, on ne pouvait douter qu'elle n'arrivât un jour à marcher avec une très-faible claudication. Le père, impatient de retourner à ses affaires, partit le soir même pour son pays. C'était le 28 octobre, dix jours après son arrivée à Lyon.

Le traitement a été ici complet ; les soins consécutifs sont venus consolider les résultats obtenus dans une première opération : double goutière pour assurer la rectitude et favoriser le transport ;

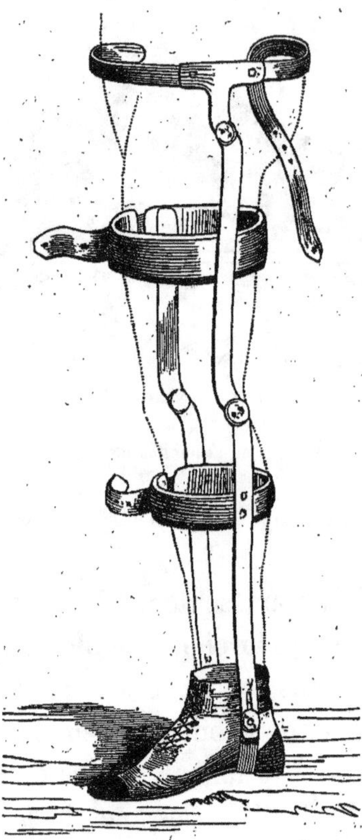

Fig. 17. — Tuteur articulé pour le membre inférieur.

moyens d'extension et de contre-extension ; mouvements artificiels ; tuteurs spéciaux ; bonne hygiène ; soins empressés et assidus des parents : tout a été mis en œuvre.

Cet ensemble de moyens est habituellement

indispensable. Il est malheureusement difficile de le réaliser dans les hôpitaux et surtout de s'y procurer les tuteurs, qui ne servent qu'aux malades pour lesquels on les a construits et dont le prix peut être élevé (le tuteur de mademoiselle Lambert a coûté 130 francs). Cependant on peut souvent réussir à se procurer ce complément si nécessaire et sans lequel on ne peut entreprendre la cure d'aucune tumeur blanche grave, avec le concours des familles, celui des administrations hospitalières, et surtout avec l'assistance de personnes charitables touchées de la situation de malheureux estropiés qui resteraient incapables de gagner leur vie, si on ne leur donnait pour quelque temps un soutien artificiel.

En résumé, l'observation de nos trois malades confirme les assertions que j'ai émises sur la possibilité de rétablir, sauf dans quelques cas exceptionnels, la direction et la forme des membres dans les tumeurs blanches, par une opération rapide et sans danger. Elle démontre aussi que le rétablissement d'une bonne direction, associée à l'immobilité, fait disparaître les douleurs et les inflammations qu'entretient la mauvaise direction des jointures.

Quant aux résultats définitifs, c'est-à-dire à la guérison de la maladie et au rétablissement de la marche, les dix semaines qui se sont écoulées depuis l'opération ont été insuffisantes pour les obtenir. Mais on a lieu d'espérer qu'après quelques mois encore, surtout si l'on peut s'aider de toutes les ressources que fournissent la mécanique et l'hygiène, on réussira chez les deux malades atteints de coxalgies. On ne s'étonnera pas que nous soyons encore loin du but chez la petite fille affectée d'une tumeur fongueuse avec abcès du genou : ce n'est pas en quelques semaines et après l'emploi de quelques moyens seulement que l'on peut réussir dans des cas aussi difficiles. Nous avons dit tout ce qu'il resterait encore à faire et tout ce qu'il serait permis d'espérer en ne négligeant aucune des ressources que la science met à notre disposition.

Tous les traitements qui m'ont procuré des cures véritables, dans des cas difficiles, ont exigé au moins cinq ou six mois.

§ III.

Opérations faites par les chirurgiens de Paris, d'après les principes précédemment exposés.

Je termine par un coup d'œil rapide jeté sur les opérations qui ont été faites à Paris suivant les méthodes que je me suis appliqué à répandre. Et d'abord les attelles en fil de fer recuit ont dû recevoir de bien nombreuses applications, puisque M. Blanc en a envoyé, dans l'espace de six semaines, cent dix environ, d'après quatre demandes successives de

M. Charrière. Ces attelles envoyées de Lyon ne sont pas les seules dont on ait fait usage, puisqu'un fabricant d'instruments de chirurgie, M. Belin, en a fourni un grand nombre en leur faisant subir quelques modifications, qu'il a fait connaître dans la séance du 19 octobre 1858 de l'Académie impériale de médecine. Ce fabricant, d'après les indications de M. Bergounhioux, a découpé ses attelles dans les toiles métalliques qu'on trouve dans le commerce, et il les a étamées par galvanisation pour éviter les taches de rouille que le fer dépose sur des bandages amidonnés. Je ne vois aucun inconvénient à adopter ces modifications, pourvu que l'on proportionne la force des toiles métalliques, comme nous le faisons pour les attelles en fil de fer, au degré de solidité qu'exige la contention des bandages suivant la force des malades et la nature des articulations sur lesquelles on agit.

Quant aux opérations de redressement immédiat, j'hésite à en mentionner une qui aurait été faite à l'Hôpital des Enfants, et dont je n'ai eu connaissance que par un fabricant d'instruments de chirurgie de Berne ; car, le redressement obtenu, on se serait contenté de fixer une attelle en bois, droite et inflexible, à l'aide de bandes appliquées sur la peau. Je ne peux accepter comme une reproduction des méthodes que j'ai conseillées des redressements suivis de pansements aussi défectueux. Il n'en est pas de même des opérations faites par M. Verneuil et par M. Adolphe Richard.

M. Verneuil a opéré une des déformations dans lesquelles la hanche est saine et où la direction vicieuse du fémur est produite par la rétraction primitive et permanente des muscles.

Le redressement immédiat a été parfaitement obtenu pendant l'anesthésie, et il a été maintenu par un bandage soigneusement appliqué. La déformation et les douleurs ont disparu à la suite de cette opération. Elles se sont renouvelées, il est vrai, vers le quinzième jour après que le bandage amidonné eut été enlevé, sans être remplacé par un autre moyen contentif. Mais M. Verneuil n'a pas tardé à regagner les avantages momentanément perdus. Il lui a suffi de réappliquer le bandage depuis le pied jusqu'au sommet de la cuisse, et la malade a pu marcher, avec cette botte rigide, un mois après la première opération.

M. Adolphe Richard est, de tous les chirurgiens des hôpitaux de Paris, celui qui est entré le plus résolûment dans l'application des méthodes nouvelles. Plusieurs fois il a mis en pratique, dans ces deux derniers mois, le redressement des genoux dans les arthrites aiguës; il a immobilisé, dans la grande gouttière du tronc et des membres inférieurs, un malade atteint de gibbosité vertébrale douloureuse, et il a traité des raideurs chroniques non inflammatoires du genou et du pied par les appareils de mouvement de ces jointures. Je ne fais qu'indiquer ces applications de méthodes publiées depuis longtemps, et qui n'ont pas été l'objet de mes récentes communications.

Quant aux opérations qui rentrent dans cette dernière catégorie, M. A. Richard les a pratiquées sur un grand nombre de malades. Six fois il a opéré le redressement immédiat de coxalgies chroniques avec des adhérences plus ou moins solides ; il a fait trois fois la même opération sur le genou affecté d'ankylose angulaire, et il a opéré par le redressement extemporané un genou en dedans et un pied plat valgus douloureux.

Comme plusieurs des cas qu'il a entrepris offraient de grandes difficultés, il n'a pas dû se borner aux manœuvres qu'exigent l'assouplissement et le redressement des jointures ; il a dû faire des sections tendineuses et musculaires étendues, comme celles des péronniers latéraux dans le pied plat valgus ; du triceps, de l'aponévrose fémorale externe, et du biceps dans l'ankylose angulaire du genou ; des adducteurs dans l'inclinaison en dedans de la cuisse.

Le traitement de ces divers malades n'est pas encore complet ; le temps n'a pas permis de les amener à cette situation où, guéris de la lésion articulaire, et ayant recouvré des formes et des fonc-

tions rapprochées de l'état normal, ils jouissent définitivement des bénéfices de la méthode employée;
mais les résultats immédiats ont été tels qu'il était
permis de l'espérer; et si nous en jugeons par les
lettres de l'auteur, le zèle dont il avait été animé
dès ses premières tentatives n'a fait que s'accroître
par les résultats obtenus. Il se préoccupe des moyens
de compléter son arsenal articulaire; il s'efforce de
faire établir à Paris une fabrication qui soit en rapport avec les besoins nouveaux de l'art; et tout nous
fait penser que, soit par son enseignement, soit par
les opérations qu'il a faites et qu'il fera dans les
hôpitaux et la pratique civile, il donnera droit de
cité dans Paris à des méthodes qui continueraient à
languir ignorées en province, si elles ne recevaient
pas un accueil favorable dans la seule ville d'où
les idées rayonnent et se popularisent dans la France
entière.

APPENDICE

OU

RECUEIL D'OBSERVATIONS A L'APPUI DES NOUVELLES MÉTHODES
DE TRAITEMENT DES MALADIES ARTICULAIRES,

Par le professeur BONNET.

OBSERVATIONS ET REMARQUES

SUR LA RUPTURE DE L'ANKYLOSE DE LA HANCHE

PAR M. F· BARRIER,

Professeur de clinique chirurgicale à l'École de médecine de Lyon.

PREMIER MÉMOIRE (1).

La maladie qui a reçu le nom assez improprе de *coxalgie*, et qui généralement appartient à la classe des arthrites ou des tumeurs blanches, s'accompagne presque constamment, souvent même dès le début, d'une position
vicieuse qui finit par devenir permanente, et qui contribue
pour une large part aux conséquences fâcheuses de l'affection. Résultat du mode de décubitus que le malade choi-
sit instinctivement pour diminuer ou prévenir la douleur,
de la rétraction musculaire et des adhérences fibreuses
qui s'établissent sous l'influence d'un travail inflammatoire, l'ankylose est en vain combattue par les topiques,
les douches, les mouvements artificiels suivant la méthode ordinaire. Il faut, pour en triompher, recourir à
des manœuvres plus ou moins violentes, quelquefois même
à la ténotomie. L'opération est singulièrement facilitée
par l'anesthésie artificielle, à tel point qu'elle serait pres-

(1) Ce travail a été lu le 2 mai 1859, à la Société impériale de médecine de Lyon.

                                                      11

que impossible sans ce secours ; et enfin, pour en assurer le succès définitif, le bandage inamovible, les gouttières, et plus tard, les appareils à tuteurs pour la marche sont indispensables.

Tels sont les principes généraux formulés par le professeur Bonnet, principes qu'il a exposés dans plusieurs publications, qu'il abordait toujours avec une prédilection marquée, et qui faisaient partie des travaux considérables et fructueux auxquels il s'était livré sur les maladies articulaires.

Les chirurgiens de Lyon, qui ont vu plus d'une fois M. Bonnet appliquer sa méthode, ou qui l'ont eux-mêmes mise en pratique, ne la laisseront pas tomber dans l'oubli. Si, du vivant de son auteur, elle a été l'objet de quelques critiques, si elle n'a pas encore été appréciée à sa juste valeur, si elle a pu être tour à tour trop vantée ou trop attaquée, c'est qu'il en est ainsi de toutes les inventions à leur origine et que rarement la critique est du premier coup impartiale et désintéressée. Ce qui reste à faire, c'est de produire encore des faits bien observés, d'apporter des témoignages consciencieux ; en un mot, de procéder à une vérification nécessaire pour vulgariser la pratique d'une opération qui commence à peine à franchir le champ de l'école lyonnaise. L'idée de concourir à ce but s'est présentée à moi comme un tribut à offrir à la science, mais aussi et surtout comme un devoir à remplir, comme un hommage à rendre à la mémoire d'un maître si digne de notre respect et de nos regrets.

Observation. — *Affection de la hanche droite, datant de six ans, avec nécrose de la partie supérieure du fémur, ayant donné lieu à de nombreux abcès, à l'élimination de plusieurs esquilles et, finalement, à une ankylose coxo-fémorale dans une position très-vicieuse ; rupture de l'ankylose opérée avec succès.*

Le 23 novembre 1858, je fus appelé auprès de la petite

fille de madame K..., de Moscou, pour donner mon avis sur l'état de cette enfant, en consultation avec M. le docteur Vidal, d'Aix (Savoie), en ce moment à Lyon, et avec M. le docteur Philipeaux. Il s'agissait d'une ankylose de la hanche droite, pour laquelle le professeur Bonnet, consulté quelque temps auparavant avait conseillé le redressement de l'articulation. La maladie qui devait nous enlever cet éminent chirurgien s'était déclarée depuis huit jours et ne laissait plus d'espoir. Je fus, par conséquent, mis en demeure par la famille et par les honorables confrères qui m'avaient convoqué, de dire, après avoir examiné la malade, si je partageais l'opinion de M. Bonnet et si je me chargerais de l'opération qu'il avait conseillée.

Voici ce que j'appris sur les antécédents :

N... K... est dans sa neuvième année ; elle est d'un tempérament très-lymphatique, petite de taille, d'un teint blanc et rose, d'un embonpoint satisfaisant. Sa maladie a commencé dans le cours de sa troisième année. Sans cause occasionnelle connue, l'inflammation s'est emparée de la hanche droite ; des abcès nombreux se sont développés successivement dans le voisinage de l'articulation, en avant et en arrière du grand trochanter, ainsi qu'en dehors de la cuisse. Ces abcès se sont ouverts, sont restés longtemps fistuleux et ont donné issue à plusieurs esquilles d'un petit volume. La maladie a été combattue par tous les moyens locaux et généraux usités en pareilles circonstances. Les toniques, les amers, l'huile de foie de morue et autres antiscrofuleux ont été employés d'une manière presque incessante. Les nombreux médecins que madame K... a consultés en Russie et en Allemagne, ont tous insisté sur ces médicaments et sur les prescriptions hygiéniques utiles en pareil cas. Quant au traitement local, il suffit de dire que les topiques les plus variés ont été appropriés aux diverses phases que l'affection a parcourues, et qu'à plusieurs reprises on a appliqué des cautères à la périphérie de la jointure ; le bandage amidonné a été aussi mis en usage plus d'une fois ; mais les moyens propres à prévenir une position vicieuse paraissent avoir été omis ou négligés, ou peut-être rendus impossibles par des circonstances ignorées. Depuis un an la plupart des fistules sont guéries ; les douleurs se sont éteintes, mais la marche est restée impossible par suite de l'ankylose qui s'est établie, et qui s'accompagne d'une déformation et d'un raccourcissement du membre tels, que le pied ne peut atteindre le sol. La petite malade ne peut se déplacer qu'à l'aide de deux béquilles.

La malade étant couchée sur un lit et découverte, nous reconnaissons au premier coup d'œil que là hanche droite est déformée, très-saillante en dehors, l'épine iliaque de ce côté beaucoup plus haute que celle du côté gauche, le membre droit plus court (en apparence au moins), la cuisse notablement fléchie sur le bassin et dans une très-forte adduction, enfin l'abdomen proéminent et la colonne lombaire tellement cambrée par une extension forcée, qu'il y a un grand vide entre elle et le plan du lit.

Tous les mouvements imprimés à la cuisse se transmettent au bassin, soit qu'on fléchisse ou qu'on étende le membre, soit qu'on tente de le porter dans l'abduction ou d'augmenter l'adduction qui existe déjà. En un mot, l'articulation coxo-fémorale est évidemment immobile. Les régions antérieure, externe et postérieure de la hanche sont parsemées de cicatrices, la plupart profondes, adhérentes au fémur dans le voisinage du grand trochanter ; une fistule qui fournit très-peu de pus existe encore à la partie antérieure et externe de la cuisse.

Tous ces signes suffisent pour caractériser la maladie, mais il est utile de les préciser davantage et d'examiner jusqu'à quel degré les conditions anatomiques du membre ont été modifiées, altérées et ses fonctions compromises.

Quant au raccourcissement, si on en jugeait d'après

l'apparence, il serait considérable, et ferait croire que la tête du fémur est sortie de la cavité cotyloïde pour remonter dans la fosse iliaque. En effet, les deux membres étant rapprochés l'un de l'autre, et se touchant par en bas, le talon droit n'atteint que la partie inférieure du mollet gauche et reste plus élevé que le talon gauche de onze centimètres. Une partie de cette différence peut être attribuée à ce que la cuisse droite reste, malgré des efforts d'extension, fléchie sur le bassin, le jarret un peu éloigné du plan du lit, et par conséquent le genou fléchi. En plaçant le membre gauche dans une position aussi analogue que possible sous le rapport de la flexion, le talon droit arrive au niveau de la base de la malléole interne gauche, et la différence se réduit ainsi à cinq ou six centimètres. Mais ce n'est pas tout. Comme le membre malade est dans une très-forte adduction qui ne peut être détruite, la mensuration comparée des deux membres donnerait des résultats fort infidèles, si on laissait le membre droit dans l'abduction où il est repoussé par le gauche. On est obligé, pour donner aux deux membres une position semblable, de les croiser en X en faisant passer l'un au-devant de l'autre, de telle manière que l'axe du corps partant du milieu des clavicules, passant par l'ombilic et le milieu du pubis, aille tomber à égale distance des deux malléoles externes. Dans cette position, on constate un résultat que l'expérience de tous les jours rend familier aux chirurgiens attentifs, mais qui étonne au premier abord : c'est que la distance de l'épine iliaque droite à la malléole externe correspondante est à très-peu près égale à celle qui sépare l'épine gauche de la malléole externe du même côté. Une mensuration faite avec soin dans ces conditions, montre du côté droit un raccourcissement qui est à peine de deux à trois centimètres. Il reste enfin à établir si ce raccourcissement, qu'on peut considérer comme réel, a sa cause dans une modification pathologique de la hanche

droite, ou dans l'arrêt de développement du membre,
qui d'ailleurs est manifeste, à en juger par le volume de la
cuisse et de la jambe sensiblement inférieur à celui du
membre gauche. Pour reconnaître si le squelette du membre malade est atrophié en longueur, nous mesurons à
droite et à gauche la ligne qui s'étend du sommet du grand
trochanter au bord supérieur de la rotule, et nous trouvons
que cette ligne est d'un centimètre et demi moins longue
à droite ; puis nous mesurons aussi, des deux côtés, la distance qui s'étend de l'angle supérieur et interne de la rotule, au sommet de la malléole interne, et nous constatons
qu'elle est d'un centimètre moindre à droite qu'à gauche.
Ces deux résultats additionnés montrent que le squelette
du membre droit est d'environ deux centimètres et demi
moins long que celui du membre gauche, et cette différence due à l'arrêt de développement, étant à peu près la
même que celle que j'ai indiquée plus haut dans la distance
des épines iliaques à leurs malléoles, respectivement correspondantes, il faut en conclure que le raccourcissement,
soit apparent soit réel, n'est pas dû à la luxation en haut
et en dehors de la tête fémorale. D'ailleurs, si cette luxation existait, elle s'accompagnerait d'un signe qui n'existe
pas ; le grand trochanter serait plus élevé, plus rapproché
de la crête iliaque ; c'est le contraire que l'on peut reconnaître. Enfin, peut-on admettre que la tête du fémur, sans
se luxer, se soit élevée en glissant sur le segment supérieur
du sourcil cotyloïdien déprimé, et en quelque sorte détruit par suite de la maladie qui amène, comme on le sait,
assez souvent l'agrandissement par en haut de la cavité
cotyloïde ? Cette condition pathologique peut à la rigueur
exister ; mais elle ne contribue certainement que pour
quelques millimètres au raccourcissement réel que nous
avons reconnu.

Le raccourcissement de onze centimètres, noté plus haut,
est donc presque en totalité seulement apparent ; il est dû

à la flexion de la cuisse sur le bassin, et à ce que le membre malade situé, comme nous l'avons dit, dans une très-forte adduction, ne peut rester à peu près parallèle au membre sain, qu'en faisant basculer le bassin, dont le côté droit est beaucoup plus élevé que le gauche : différence facile à reconnaître en examinant la position relative des épines et celle des crêtes iliaques. Il faut enfin remarquer que le décubitus dorsal ne donne pas une idée exacte de ce raccourcissement; car cette position, dans laquelle la petite malade donne spontanément à la colonne lombaire une cambrure considérable, masque en grande partie la flexion de la cuisse sur le bassin. Pour bien juger du degré de cette flexion, il faut élever le genou, pour que le bassin, basculant en arrière, entraîne la colonne lombaire, et la mette en contact avec le plan du lit. Dans cette position, l'axe du fémur droit se rapproche de la verticale, et fait avec le plan du lit, ou ce qui est la même chose, avec le plan antérieur du bassin, un angle ouvert en avant d'environ 105 à 110 degrés. Dans cette situation, le talon droit vient se placer au-dessous de la partie moyenne du mollet, et le raccourcissement apparent du membre est alors de 17 à 18 centimètres.

Outre la flexion et l'adduction, la cuisse présente encore un peu de rotation en dedans. La région trochantérienne est plus saillante qu'à l'ordinaire; cette saillie est due à la position du membre, et au volume de l'os qui est manifestement hypertrophié à ce niveau, par suite de la carie et de la nécrose dont il a été affecté. On y voit les cicatrices de sept fistules fermées depuis plus ou moins longtemps, desquelles trois sont adhérentes à l'os; un ulcère fistuleux est encore ouvert sur la région antérieure de la cuisse, un peu au-dessus de sa partie moyenne. Elle fournit peu de pus, et le stylet qu'on y introduit ne va pas jusqu'à l'os. La pression et les mouvements ne déterminent aucune douleur dans le voisinage de l'articulation. Ces mouvements d'ailleurs sont tous de totalité ; l'os iliaque suit exactement tous ceux qu'on imprime au fémur, avec lequel il paraît entièrement soudé, et forme un levier coudé et inflexible. Quant aux fonctions du membre, la station est presque impossible, le pied droit atteignant à peine le sol par sa pointe, et la malade, ne pouvant se tenir que sur le membre gauche, perd bientôt l'équilibre si elle n'a pas de point d'appui. La marche est encore plus impossible. Si elle a lieu sans béquilles, la claudication est énorme, et la petite fille est menacée à chaque pas de tomber. Enfin, outre la difformité de la hanche proprement dite et du membre, il faut encore noter la saillie énorme de l'abdomen en avant, la cambrure profonde des lombes et des courbures de compensation sur le rachis dans le sens antéro-postérieur et latéral.

Le diagnostic que nous portâmes ensemble, les docteurs Vidal, Philipeaux et moi, conforme à celui qu'avait déjà formulé M. Bonnet, fut le suivant :

Coxalgie et affection organique du fémur que l'on peut considérer comme guéries, mais ayant amené une ankylose avec difformité, et privation presque complète des usages du membre ; doute sur la question de savoir si l'ankylose est osseuse ou seulement due aux parties molles ; nécessité de recourir à l'éthérisation pour résoudre la question ; indication de rompre l'ankylose si elle n'est pas jugée osseuse, et de placer le membre dans une position favorable à la station et à la marche.

Notre manière de voir ayant été communiquée à la famille, il fut convenu que la petite malade serait éthérisée le lendemain. C'est ce qui fut fait, et quand la résolution musculaire fut bien complète, nous reconnûmes qu'il existait quelques mouvements très-peu étendus, mais suffisants pour écarter l'idée d'une fusion entre les surfaces articulaires. L'opération était donc possible, mais elle fut remise pour quelques jours.

Il me restait toutefois quelques craintes relatives à la maladie de l'os. Cette affection était-elle bien guérie ? Le tissu osseux n'était-il pas ramolli ou raréfié, et résisterait-il aux manœuvres d'une certaine violence qu'il faudrait exercer? Je trouvai dans l'ancienneté de cette maladie qui avait dû être une carie au commencement, mais qui plus tard avait présenté les caractères de la nécrose, et dans l'hypertrophie osseuse qu'elle avait laissée à sa suite, des garanties suffisantes pour oser entreprendre cette opération, évidemment très-hardie, peut-être même téméraire, et j'étais encouragé à la tenter par l'opinion favorable du professeur Bonnet, qui l'aurait exécutée sans la maladie dont il devait prochainement mourir.

L'opération était d'ailleurs vivement désirée par la mère qui comprenait bien qu'en raison de la position du membre, les rapports sexuels devaient être un jour impossibles pour sa fille qui ne pourrait par conséquent ni se marier ni avoir des enfants. Enfin, outre les inconvénients actuels relatifs à la station et à la marche, il y en avait un autre fort désagréable : c'était que la petite malade ne pouvait excréter l'urine sans se servir d'un urinal d'une forme particulière, qui ne pouvait même être placé qu'en écartant fortement la cuisse gauche. Sans ces précautions, la cuisse était abondamment mouillée par l'urine. Madame K... avait en vain contre cet état fâcheux invoqué les lumières des chirurgiens qu'elle avait en grand nombre consultés en Russie et en Allemagne. On lui avait donné l'espoir de trouver à Lyon, et spécialement auprès de M. Bonnet, des ressources de guérison qu'elle n'avait pu rencontrer ailleurs. Une dernière déception lui eût été cruelle, et elle insistait pour qu'elle lui fût épargnée.

L'opération fut pratiquée le 5 décembre 1858. Je fus particulièrement secondé par le docteur Philipeaux et heureusement assisté par le docteur Vidal, d'Aix, le docteur Achille Dron, mon chef de clinique, le docteur

Félix Bron, mon secrétaire particulier, et par M. Blanc, mécanicien, qui avait préparé tous les appareils nécessaires. M. Ferrand, pharmacien, fut chargé d'endormir la malade avec l'éther.

Quand la malade, bien endormie, eut été placée sur l'étau immobilisateur du bassin, j'exerçai sur la cuisse des mouvements de va-et-vient, de haut en bas, et de bas en haut, comme pour déprendre la tête du fémur du fond de la cavité cotyloïde, en y employant une force graduellement croissante ; ces mouvements n'eurent d'abord aucun effet sensible ; j'essayai des mouvements alternatifs de flexion et d'extension, mais ceux-ci avec beaucoup plus de ménagements que les premiers. Mes efforts furent inutiles. Après 12 à 15 minutes je n'avais rien obtenu que des mouvements très-obscurs, suffisants pour nous confirmer dans l'opinion que l'ankylose n'était pas osseuse, mais n'ayant aucune influence sur la position du membre. Éprouvant un peu de fatigue, je cédai le membre au docteur Philipeaux, qui pendant une dizaine de minutes fit les mêmes manœuvres sans plus de succès. Je recommençai alors de nouveaux efforts et j'obtins un peu d'assouplissement dans le sens antéro-postérieur ; mais voyant que dans tous les mouvements tentés jusqu'à ce moment, le bassin éludait en grande partie l'action de l'appareil immobilisateur et les mains des aides qui cherchaient à le fixer, je résolus d'agir dans le sens de l'abduction. J'y mis une certaine force, et tout à coup un violent craquement se fit entendre, dont tous les assistants tressaillirent, craignant une fracture du col fémoral. Pour moi cette crainte ne dura pas une seconde ; je compris presque aussitôt qu'il n'y avait eu qu'une forte adhérence rompue. Je continuai les mouvements alternatifs d'adduction et d'abduction, puis ceux de flexion et d'extension, puis des mouvements de va-et-vient dans le sens vertical, puis enfin des mouvements de rotation et de circumduction. 'L'étendue de ces mouvements s'accrut graduellement. Je me fis remplacer de nouveau par M. Philipeaux, puis je repris le membre, et à la fin des manœuvres qui en tout avaient duré près d'une heure, je pus donner au membre sa position normale, c'est-à-dire faire disparaître la flexion et l'adduction, la cambrure des lombes, la saillie de l'abdomen et le raccourcissement du membre. Les épines iliaques étant sur le même niveau par rapport à l'axe du tronc, et les deux membres étendus parallèlement, le droit ne présentait plus que deux centimètres de raccourcissement. Un bandage amidonné fut placé par M. Blanc autour du membre et du bassin ; par-dessus, des attelles en grillage flexible furent assujetties par des bandes ; nous fîmes alors un dernier effort d'extension pour donner au bandage et aux attelles la forme définitive qu'ils devaient garder, et l'enfant fut placée dans une grande gouttière. Je dois ajouter que, pendant les manœuvres, la tête du fémur, sans doute dépolie et rugueuse, causait un bruit de frottement très-marqué pour la main et pour l'oreille, mais qui ne s'accompagnait pas sensiblement de déplacement de haut en bas, d'où l'on put conclure que la cavité cotyloïde n'était pas notablement agrandie par l'usure de son bord supérieur.

Les suites de cette opération, qui avait duré près d'une heure et demie, furent heureuses, mais pénibles pendant les premiers jours. La pression de l'étau, le frottement des sous-cuisses, avaient contus la peau dans plusieurs points et même excorié le pli de l'aine.

Il se fit des ecchymoses dans une grande étendue, à la périphérie du bassin ; la grande lèvre droite se tuméfia énormément et devint noirâtre ; le gonflement s'étant propagé vers le ventre et vers les fesses, on fut obligé le lendemain d'échancrer le bandage amidonné sur quelques points, d'y faire une fenêtre au niveau de la fistule purulente. On trouva sur ces parties mises à nu une teinte érysipélateuse qui, le jour suivant, gagna l'ombilic et la moitié gauche de la paroi antérieure de l'abdomen. Mais le mal s'arrêta là. La réaction générale fut modérée. Les docteurs Vidal et Philipeaux qui entourèrent la malade de soins aussi éclairés que dévoués, eurent recours à des laxatifs, à des boissons acidules gazeuses, à des onctions avec la pommade au précipité blanc, et à la poudre de riz sur les rougeurs érysipélateuses. Les accidents furent calmés en cinq à six jours. L'appareil et la position furent très-bien supportés par la malade qui reprit bientôt sa gaieté, l'appétit et le sommeil. Au moyen de la fenêtre pratiquée au bandage, on fit un pansement simple à la fistule qui se mit à suppurer un peu plus abondamment qu'avant. Nous arrivâmes ainsi au 12 décembre. A partir de ce jour nous ne fîmes que maintenir la malade dans sa gouttière. J'ai omis de dire qu'un peu d'incontinence d'urine était survenue après l'opération. De temps en temps, le jour comme la nuit, la malade perdait sans s'en apercevoir une partie de ses urines. Ce léger accident disparut après une quinzaine de jours. Le 20 décembre je fis enlever le bandage et nous reconnûmes, le docteur Philipeaux et moi, que le membre avait en grande partie, mais non complétement conservé la bonne position que nous lui avions donnée, et qu'il faudrait probablement faire encore quelques manœuvres. Mais il y avait encore trop de sensibilité dans les muscles et dans l'articulation, et nous dûmes ajourner une nouvelle tentative ; en attendant, la malade fut replacée et assujettie dans sa gouttière. .

Le 30 décembre 1858, l'état de la malade était très-satisfaisant et l'ayant anesthésiée, nous fîmes une seconde séance de manœuvres analogues à celles de la première, avec cette différence qu'en très-peu d'instants l'articulation fut complétement assouplie, et tous les mouvements furent portés un peu au delà de la limite qu'il avait été impossible de dépasser la première fois. Une extension suffisante fut complétement obtenue ; quant à l'adduction nous ne nous contentâmes pas de la faire disparaître, nous voulûmes la remplacer par un certain degré d'abduction, et nous dirons tout à l'heure pourquoi. Ce double résultat fut maintenu par le bandage amidonné.

Les suites de cette seconde opération furent plus bénignes que celles de la première. Le gonflement et la douleur furent moindres et de courte durée. Toutefois il y eut, le surlendemain, des vomissements nerveux que j'attribuai à l'éthérisation, et qui ne cédèrent qu'assez lentement aux boissons acidules, à la potion anti-émétique de Rivière, à l'eau de Saint-Galmier, et surtout à l'ingestion de la glace. Il y eut aussi, comme précédemment, pendant une dizaine de jours, une incontinence incomplète d'urine que j'attribuai également à l'influence de l'éthérisation. Cependant, pour le dire en passant, cette explication n'est peut-être pas la meilleure qu'on puisse donner de ce fait singulier. On sait que dans certaines affections traumatiques de la hanche on observe la rétention d'urine. Il n'est pas impossible que les connexions sympathiques de l'articulation coxo-fémorale avec la vessie que l'on invoque pour expliquer la rétention d'urine, soient aussi le point de départ d'une incontinence dans certains cas.

Le 15 janvier, le bandage amidonné fut complétement enlevé, et l'on put définitivement juger les résultats de l'opération. La malade étant couchée sur une table, on voit les deux membres également étendus ; les vertèbres lombaires touchent le plan de la table, l'abdomen n'est pas du tout proéminent ; les deux épines iliaques étant placées sur le même niveau, on reconnaît que l'axe du tronc passé à 8 ou 10 centimètres en dedans du pied droit, que par conséquent un certain degré d'abduction a remplacé l'ancienne adduction, et, comme il y a immobilité dans la hanche droite, on ne peut rapprocher les pieds l'un de l'autre qu'en produisant l'adduction du membre gauche. Ainsi rapprochés, les deux pieds sont sur le même niveau. Mais on reconnaît en même temps que l'épine iliaque droite est plus basse que la gauche, ce qui prouve que la longueur absolue du membre droit est inférieure à celle du gauche, différence entièrement due à la brièveté par atrophie du fémur et du tibia arrêtés dans leur développement par la maladie. C'est ici que paraît l'avantage d'avoir placé le membre plus court dans l'abduction, qui en forçant le bassin à s'incliner de son côté, a produit une espèce d'allongement factice. La malade étant mise debout, la longueur apparente des deux membres est à peu près la même, et l'on voit qu'avec une chaussure d'un centimètre à peine plus épaisse du côté droit que du côté gauche, la claudication devra tout à fait disparaître ; c'est sous ce rapport que, dans des cas de ce genre, le succès de l'opération donne le plus de résultats satisfaisants, c'est-à-dire que la station debout et la marche sont redevenues possibles et faciles. Quant à la station assise, elle est difficile ; la malade ne peut s'asseoir que sur le bord d'une chaise, à cause de l'impossibilité de fléchir le fémur sur le bassin. L'ankylose très-vicieuse qui existait avant l'opération, est remplacée maintenant par une nouvelle ankylose dans laquelle on a donné aux os la meilleure situation possible ; mais cette situation est fixe, et les mouvements sont redevenus impossibles.

On devait se demander, s'il ne fallait pas tenter de les rétablir par la méthode des mouvements artificiels secondés par des douches et autres moyens résolutifs ; à cette question nous avons répondu par la négative sans hésitation. Les désordres pathologiques avaient été portés trop loin pour qu'on pût espérer un meilleur résultat, et l'expérience a démontré déjà bien souvent que, même dans des cas plus favorables, on ne réussit presque jamais à rétablir une certaine mobilité dans l'articulation.

Quelques mots suffisent maintenant pour achever le

récit de cette observation. Pour maintenir les avantages obtenus, il n'y avait plus qu'à continuer le décubitus dans une gouttière pendant la nuit, et à fournir pour la station et la marche pendant le jour, un appui rendu nécessaire encore par la faiblesse et la sensibilité de l'articulation et des muscles. Le tuteur double décrit par M. Bonnet et fabriqué par M. Blanc fut placé ; secondée, en outre, par des béquilles, la petite malade commença à se promener dans la chambre. Vers la fin du mois de janvier, elle pouvait se soutenir sans ses béquilles, reprenait ses forces à vue d'œil, et s'acheminait ainsi vers une guérison aussi complète que la nature des choses le comportait. Au commencement de février, madame K... a emmené sa fille dans le Midi, partageant sa reconnaissance entre le chirurgien qui avait le premier conseillé l'opération et celui qui, s'étant chargé de l'exécuter, pouvait ainsi se féliciter de n'avoir pas reculé devant le legs d'une responsabilité aussi périlleuse qu'honorable (1).

REMARQUES.

Les détails dans lesquels je suis entré en exposant ce fait, et les remarques que j'ai faites dans le cours de ce récit, me dispensent d'en faire l'objet d'un long commentaire ; mais je dois encore insister sur quelques points.

L'ankylose, dans ce cas, était maintenue par des adhérences fibreuses et par la rétraction des muscles. Il a été heureusement possible de vaincre ces deux résistances par des manœuvres mécaniques. Les adhérences se sont déchirées et les muscles se sont graduellement laissé distendre et

(1) A la date du 15 octobre 1859, nous pouvons donner d'excellentes nouvelles de la petite malade, qui marche sans appui autre que le tuteur dont elle pourrait même se passer maintenant. Tous les résultats de l'opération se sont parfaitement maintenus.

allonger. La ténotomie n'a pas été nécessaire; et j'estime qu'il est très-avantageux de s'en passer, quand on le peut. C'est presque toujours à la suite des sections tendineuses ou musculaires, quoiqu'elles soient exécutées suivant la méthode sous-cutanée, que surviennent des inflammations suppuratives. Si on n'exerçait aucune autre manœuvre violente dans les cas de ténotomie, l'innocuité de cette opération serait probablement aussi constante que dans tant d'autres circonstances; mais les efforts nécessaires pour opérer le redressement immédiat favorisent, sans aucun doute, les épanchements sanguins et l'inflammation. Dans ces cas, suivant moi, il y aurait lieu de faire l'opération en trois temps, et à des intervalles suffisants. Dans la première séance on ne prolongerait les manœuvres que jusqu'au point où leur insuffisance, devenue évidente, réclamerait la ténotomie. Après un intervalle de huit ou quinze jours environ, ténotomie sans aucune manœuvre. Enfin, après un nouveau délai convenable, dernières manœuvres pour achever le redressement.

J'ai une autre remarque à émettre au sujet des adhérences fibreuses. Une fois rompues, elles permettent, si de leur côté les muscles ne s'y opposent pas, de replacer les leviers articulaires dans de meilleurs rapports ; mais elles ont une grande tendance à se reformer et à reproduire l'ankylose, même dans la plupart des cas où l'on veut s'y opposer par la méthode des mouvements artificiels. Or, il y a une heureuse compensation à cet inconvénient, c'est que cette nouvelle ankylose annule l'action des muscles dont la rétraction tend aussi à revenir et pourrait, sans la résistance des adhérences, reproduire la mauvaise situation de l'ankylose primitive. Les chirurgiens savent combien il est difficile de lutter contre cette rétraction des muscles, surtout lorsqu'elle est la cause principale, pour ne pas dire unique, de l'ankylose, et dans des cas qui, au premier abord très-simples et en apparence peu graves, sont peut-être de tous les plus rebelles à une thérapeutique vraiment et définitivement efficace.

J'ai déjà fait comprendre, dans le cours de l'observation, dans quel but j'avais donné au membre redressé un certain degré d'abduction. On a vu que l'inclinaison du bassin qui en est la conséquence a pu, par l'abaissement de l'épine iliaque et l'allongement apparent du membre, corriger le raccourcissement réel dû à l'atrophie du squelette. Je n'hésite pas à ériger cette manière de faire en précepte pour les cas analogues, et je ne sache pas que cette indication ait été nettement formulée par M. Bonnet. On s'était contenté jusqu'à présent de considérer un faible degré d'abduction comme préférable à la position moyenne vraie dans laquelle l'axe du corps prolongé est tangent à la malléole interne. En effet une faible abduction favorise la solidité de la station verticale et de la marche, ainsi que l'accomplissement des fonctions de miction et de génération.

Je me borne à ces remarques sur le fait que je viens de rapporter. Prochainement je pourrai publier l'observation d'un autre cas d'ankylose coxo-fémorale, présentant des caractères différents de ceux du fait que je viens de raconter, et, comme ces deux observations résument assez bien l'histoire des deux variétés principales de la maladie, et l'indication de la marche à suivre pour le traitement, suivant ces différences, je me permettrai d'émettre quelques propositions générales, moins comme conclusion de ces deux observations, que comme expression de l'ensemble des faits qui sont à ma connaissance.

Je ne terminerai pas toutefois, aujourd'hui, sans remercier notre collègue le docteur Philipeaux de sa coopération au traitement de notre malade, et des notes qu'il a bien voulu me communiquer pour la rédaction de mon observation.

DEUXIÈME MÉMOIRE (1).

A l'époque où je lus devant la Société de médecine de
Lyon le travail qui précède, j'annonçai la communication
prochaine d'un autre fait dont l'observation n'était pas
encore complète alors. Comme ce second cas présentait
des caractères différents du premier, et comme ces deux
cas réunis résumaient presque à eux seuls l'histoire des
affections de la hanche dans lesquelles la rupture de l'ankylose, suivant la méthode de M. Bonnet, est indiquée,
j'ajoutai que j'ajournais jusqu'à ma seconde publication le
résumé de mon opinion sur la valeur de cette méthode.
Dans ces vues, j'aurais préféré voir la Société de médecine ne s'occuper de ce sujet qu'après ma seconde lecture ; mais la discussion ayant été immédiatement engagée
dut nécessairement franchir le cercle dans lequel je m'étais
renfermé ; et comme les conclusions auxquelles elle aboutit
furent favorables à la méthode, dans une certaine mesure,
malgré les critiques trop fortes, selon moi, de quelques
opposants, je pourrais m'abstenir de rouvrir ce débat.
Toutefois, si l'on accorde que c'est seulement à l'aide des
cas bien observés que peuvent se résoudre les questions
pratiques, je pense qu'il ne sera pas inutile de publier
le fait suivant; par là, je resterai fidèle à cette pensée
émise au commencement de mon premier Mémoire, que
« ce qui reste à faire, c'est de produire des faits bien
« observés, d'apporter des témoignages consciencieux,
« en un mot, de procéder à une vérification nécessaire
« pour vulgariser la pratique d'une opération qui com-

(1) Ce Mémoire a été lu le 7 novembre 1859 à la Société impériale de
médecine de Lyon.

« mence à peine à franchir le champ de l'École lyonnaise. »

Tandis que dans ma première observation, il s'agissait d'une ankylose confirmée et consécutive à une arthropathie coxo-fémorale ancienne, contre laquelle l'art avait à intervenir, non pour modifier la maladie dans sa marche, mais seulement pour convertir une position très-vicieuse en une position plus favorable à l'accomplissement au moins partiel des fonctions du membre ; la seconde, au contraire, va nous montrer l'arthropathie à la période d'état, marchant à une terminaison encore incertaine sous quelques rapports, mais déjà compliquée d'une situation vicieuse des leviers articulaires, et réclamant un traitement, en quelque sorte intercurrent, destiné à prévenir les inconvénients majeurs inhérents à l'ankylose, si telle devait être la terminaison de la maladie.

OBSERVATION. — *Affection de la hanche droite, datant de deux ans, avec rétracture des muscles, ayant donné lieu à une ankylose coxo-fémorale incomplète dans une position très-vicieuse ; redressement immédiat opéré avec succès.*

Mlle P..., âgée de 12 ans, m'est présentée le 3 février 1859, pour être traitée d'une coxalgie du côté droit. C'est une enfant pâle, à chairs molles, d'un tempérament lymphatique exagéré et nerveux.

La maladie, qui remonte à deux ans, paraît s'être développée sous l'influence de l'humidité, dans une habitation fraîchement réparée. Elle a débuté par quelques douleurs vagues dans le genou droit, et par quelques crampes qui occupaient tout le membre. Ce sont ces crampes qui, par leurs réapparitions fréquentes, ont attiré l'attention des parents. Jusqu'à ce moment, l'enfant ne s'était jamais plainte de rien et avait toujours joui d'une excellente santé.

A partir de cette époque, la marche est devenue pénible. Mlle P... se fatiguait plus vite, et quelques mouvements particuliers de la jambe et des reins ont donné à penser qu'il existait une lésion cachée ; et bientôt un peu de claudication, qui ne tarda pas à devenir plus forte, en a donné la certitude.

Plusieurs célébrités médicales ont été consultées à Paris et à Lyon. Voici le résumé de leurs consultations.

M. Guersant, le 22 octobre 1857, a constaté : « une « coxalgie droite, sans douleurs avec une déviation du « bassin qui détermine un allongement apparent, mais « non réel du membre. »

Comme appréciation, il ajoute :

« Il y a beaucoup à espérer que les choses ne s'aggra- « veront pas, et en resteront là, avec roideur dans l'arti- « culation, à la condition qu'on continuera plusieurs an- « nées les moyens suivants : huile de foie de morue, sirop « antiscorbutique et de proto-iodure de fer. Friction avec « une pommade iodurée autour de l'articulation, des bains « salés et sulfureux. Enfin une nourriture tonique. La mar- « che est permise pourvu qu'elle n'aille pas jusqu'à la fati- « gue, et que la malade ne se livre pas à l'action de courir. »

M. Bouvier, à qui l'enfant a été présentée le 19 octobre 1858, s'exprime ainsi : « Aujourd'hui, aucune douleur, « mais fausse ankylose de la hanche droite, s'opposant à « l'adduction de la cuisse, d'où l'abaissement de la han- « che dans l'attitude droite. Allongement apparent du « membre et nécessité de fléchir le genou en marchant. » Il conseille : « De faire chaque jour des efforts avec les « mains pour rétablir les mouvements de la cuisse ; en « s'arrêtant aux premières douleurs, afin de ne pas causer « d'inflammation, des frictions avec l'huile de camomille « camphrée, des bains et des douches d'eau de Baréges. »

Au mois de novembre 1858, Mme P... présenta sa fille à M. Bonnet qui, dans sa consultation, consigna les remar- ques suivantes : « La jeune enfant pour laquelle je suis « consulté, est affectée d'une coxalgie du côté droit, da-

« tant de deux ans. La cuisse est fortement fléchie sur le
« bassin, en même temps qu'elle est portée dans l'abduc-
« tion et la rotation en dehors. La flexion de la cuisse est
« voisine de l'angle droit, car ce n'est qu'en la plaçant
« dans cette attitude relativement à l'axe du tronc que
« l'on fait cesser la cambrure des reins qui dissimule la
« difformité. Il n'y a pas d'abcès de la jointure, et la santé
« de l'enfant est bonne. Dans ces conditions, je conseille
« un traitement dont le premier temps sera le redresse-
« ment immédiat de la jointure, suivant un procédé qu'il
« n'y a pas lieu de décrire ici... ».

Enfin, le 3 février 1859, je suis appelé à mon tour à donner des soins à Mlle P... Et voici ce que je constate à cette
époque.

Mlle P... marche péniblement; son pied droit est tourné
en dehors ainsi que le genou; elle boite et se fatigue très-
vite; elle ne peut qu'à grand'peine monter un escalier à la
hauteur d'un étage. Les reins présentent une cambrure
très-marquée, et le ventre une grande saillie. La hanche
droite décrit une courbe plus grande que la gauche; le
genou est fléchi. Les pieds, posés naturellement à terre,
sont perpendiculaires l'un par rapport à l'autre. Dans la
position couchée, la colonne lombaire forme un pont
très-apparent. Pour qu'elle touche le plan du lit, il faut
que le genou soit relevé jusqu'à ce que le talon de la
jambe malade se place au niveau du bord inférieur de la
rotule du côté opposé. Une ligne qui tomberait directement
du bord supérieur de la rotule droite passerait sur la cuisse
gauche au niveau de l'union du tiers inférieur avec les
deux tiers supérieurs.

Si par la pression on parvient à étendre la jambe et à lui
faire toucher le lit par son plan postérieur dans toute son
étendue, les dernières vertèbres s'éloignent et forment
une voûte dont j'ai déjà indiqué l'existence, et dont la
hauteur est de huit à neuf centimètres.

Si l'enfant rapproche les jambes naturellement, et qu'on n'exerce sur elles aucune action, le membre droit semble plus long que le gauche de quatre centimètres. Mais si l'on suit la direction de l'axe du corps, on s'aperçoit bien vite que le membre droit est dans une forte abduction, tandis que le gauche est dans l'adduction. L'axe du corps prolongé depuis l'appendice xiphoïde passant par l'ombilic et le milieu du pubis va tomber à huit centimètres en dehors de la malléole externe gauche, par conséquent à quatorze centimètres de la malléole externe du pied droit. Pour donner aux deux membres la même position, par rapport à l'axe du corps, il faut les écarter l'un de l'autre en portant le membre gauche, lui aussi, dans l'abduction. Si on les mesure alors, comme leur position par rapport à l'axe du corps est identique, on voit qu'il existe un raccourcissement réel, mais que celui-ci n'est que d'un centimètre. Le sommet du grand trochanter est plus éloigné à droite qu'à gauche de l'épine iliaque : la différence paraît être de trois centimètres. Elle se réduit à un centimètre si on met le pied gauche dans la rotation en dehors.

Enfin, si on compare la position des deux membres, on trouve que le droit est dans la rotation en dehors. Cette rotation est égale à un huitième de cercle.

La petite malade étant couchée sur le dos et abandonnée à elle-même sans qu'on exerce aucune pression ni traction, on voit que le ventre est très-saillant; que la face antérieure du pubis et la vulve regardent plus directement en bas qu'à l'état normal. Les épines iliaques sont très-saillantes. La malade étant couchée sur le ventre, la saillie des fesses est énorme; la région lombaire est extrêmement enfoncée. L'hypogastre et le pubis sont séparés du lit par un intervalle d'au moins huit centimètres. La rainure interfessière est oblique de haut en bas et de droite à gauche. La fesse droite descend un peu plus bas que l'autre. Le grand trochanter est plus rapproché de la tubérosité sciatique à droite. Le rachis ne présente rien d'anormal.

Enfin, il reste à dire que tous les mouvements imprimés à la cuisse droite se transmettent au bassin et que l'articulation coxo-fémorale de ce côté est ankylosée de la manière la plus manifeste.

La pression à la périphérie de cette jointure n'est pas notablement douloureuse ; cependant elle inspire quelque appréhension à la malade qui, pendant les tentatives de mouvement, accuse de temps en temps une douleur au genou. La marche provoque aussi parfois la même douleur, bien que le genou paraisse sans lésion.

Après la constatation de tout ce qui précède, je portai le diagnostic suivant :

Arthrite coxo-fémorale sèche, chronique, presque latente, accompagnée de rétraction des muscles qui produit une fausse ankylose dans une position vicieuse caractérisée par : 1° un allongement apparent et un raccourcissement réel d'un centimètre environ ; 2° une forte flexion de la cuisse sur le bassin ; 3° une abduction et une rotation en dehors très-marquées.

Quant au traitement, je me prononce dans le même sens que M. Bonnet, c'est-à-dire en affirmant la nécessité de rompre la fausse ankylose, et de replacer le membre dans une situation aussi normale que possible en faisant disparaître l'allongement, l'abduction, la rotation en dehors, la flexion et avec elle la cambrure des lombes. — Des manœuvres méthodiques, favorisées par l'éthérisation, suffiront sans doute pour atteindre ce but sans l'aide de la ténotomie.

Après quelques jours de préparation, l'enfant est soumise à l'opération le 10 février. Je me fais assister de MM. les docteurs Ach. Dron, mon chef de clinique, Paul Meynet, chef de clinique à la Charité, Félix Bron, mon secrétaire particulier ; de M. Bonnes, interne de mon service à l'Hôtel-Dieu, et de M. Blanc, mécanicien.

La petite fille est éthérisée par M. Ferrand. Le bassin

est fixé par des courroies dans un étau armé de bras de leviers courbes qui appuient sur les os des iles.

Après avoir assuré autant que possible son immobilité, on commence à assouplir l'articulation, en faisant quelques petits mouvements, fort restreints d'abord, de va-et-vient, de haut en bas, puis de latéralité, puis de flexion et d'extension. Après des manœuvres assez pénibles, et qui n'ont pas duré moins de trois quarts d'heure, je parviens à étendre la cuisse sur le bassin, à peu de chose près, autant que du côté sain. — A la fin de la séance, la courbure des reins est réduite à deux centimètres au plus; les membres inférieurs sont égaux; toutes mesures prises dans la position la plus normale.

Aucun des mouvements n'a produit des craquements. On n'a pas senti non plus les frottements rudes qu'on perçoit à la main, quand on frotte l'une contre l'autre deux surfaces rugueuses.

Ce premier résultat obtenu, on a cessé l'inhalation de l'éther et on a entouré tout le membre et le bassin d'un bandage ouaté et amidonné.

11 février. — Il y a eu un peu d'agitation et de fièvre, hier dans la soirée et cette nuit; mais pas la moindre douleur dans la hanche.

12 et 13. — L'enfant est parfaitement tranquille dans son lit, dans une position très-droite, autant qu'on peut en juger à travers le bandage. Elle n'éprouve aucune douleur, est sans fièvre et demande à manger.

14. — Un peu d'agitation, mais aucune douleur dans le membre. Cela tient peut-être à une constipation opiniâtre qui a lieu depuis la veille de l'opération, et qui a résisté à trois lavements simples. On prescrit un lavement purgatif.

19. — Mlle P... se plaint beaucoup du genou et du talon. On fait une ouverture au bandage dans ces deux points. On trouve sur la rotule une ecchymose superficielle produite par la pression du carton.

Les jours suivants, l'enfant va aussi bien que possible, mais on s'aperçoit que la jambe est revenue dans l'abduction.

Est-ce parce que le bandage n'a plus autant de solidité, à présent qu'il est coupé; ou est-ce parce que le membre a eu assez de jeu à l'intérieur du bandage pour obéir à la rétraction musculaire? Ces deux opinions peuvent être soutenues avec des apparences de raison.

22. — On enlève complétement le bandage amidonné, pour mieux juger des résultats de l'opération, et l'on reconnaît que la position du membre est presque aussi vicieuse qu'avant la tentative de redressement. — Je me décide à en faire une seconde.

Le 24, on éthérise de nouveau Mlle P... Une fois que le sommeil est complet, on voit cesser immédiatement toute rétraction musculaire, et je puis, avec la plus grande facilité, faire faire à la jambe tous les mouvements dont un membre sain est susceptible. L'adduction, l'abduction, la flexion, l'extension et même la rotation peuvent s'exécuter avec facilité. — Il était inutile de prolonger cette séance en tant qu'elle avait pour but le rétablissement des mouvements, puisque rien ne s'opposait à leur exercice. La première opération avait donc donné sous ce rapport tout ce qu'on pouvait en attendre. A quoi donc fallait-il attribuer l'échec qui fut constaté au bout de quelques jours? Comment les leviers articulaires avaient-ils repris leur fausse position?

Une circonstance dont je vais parler me paraît propre à expliquer le fait.

Pour faciliter l'application toujours longue et difficile du bandage, et pour ne négliger aucune indication, j'ordonne de prolonger cette fois l'éthérisation jusqu'à la fin, ce que je n'avais pas fait lors de la première opération. Mais quelques intermittences survenues dans le pouls ayant fait suspendre l'inhalation momentanément, la malade revient incomplétement à elle; aussitôt le membre reprend sous nos yeux, et malgré nos efforts, la position vicieuse qu'il avait avant l'opération. Force est de suspendre l'application du bandage. Ce n'est que lorsque l'éthérisation a remis tous les muscles dans la résolution complète, qu'on peut rendre au membre sa position et la direction voulue et qu'il conserve alors de lui-même.

Pour assurer la solidité du bandage, M. Blanc applique à sa surface, des attelles en fil de fer recuit, et par des pressions réitérées donne à l'appareil tout entier une direction contraire à celle qu'avait la jambe avant l'opération. L'enfant est mise ainsi dans une grande gouttière, et pour empêcher la reproduction de l'allongement, je fais faire sur le membre gauche une traction permanente pendant que le droit est repoussé de bas en haut, au moyen d'un étrier fixé par ses deux chefs sur les bords de la gouttière et agissant en sens inverse de celui de l'autre jambe.

Par ce double mécanisme, le bassin tend à basculer en sens contraire de son inclinaison primitive et les deux épines iliaques sont maintenues au même niveau.

Cette position a été conservée jusqu'au 5 mars. — A cette date, on coupe la ceinture du bandage de manière à laisser la hanche complétement libre. Voici ce qu'on remarque :

La courbure des reins est complétement effacée : il est impossible de glisser la main sous le tronc. Les deux épines iliaques sont au même niveau : il y aurait plutôt cette fois élévation de l'épine droite. Le membre inférieur de ce côté est dans une position étendue très-naturelle. L'axe du tronc prolongé passe exactement par le milieu de l'intervalle des deux jambes. Les mouvements qu'on imprime au membre se font sans douleur et entraînent très-peu le bassin.

A partir de ce moment, on ne laisse plus l'enfant dans sa gouttière que la nuit; mais on a soin de la maintenir pendant la position où elle a été placée après la seconde opération. Le jour, on la laisse libre et on lui fait faire à deux reprises des mouvements artificiels.

Non-seulement l'opération a eu le résultat qu'on cherchait, c'est-à-dire le redressement du membre, mais elle n'a exercé aucune influence aggravante sur la marche de la maladie. La hanche n'est ni plus douloureuse, ni plus tuméfiée qu'avant les manœuvres.

Les parents ont emmené leur enfant le 11 avril, après un séjour de deux mois. Je trace alors les prescriptions suivantes :

A *l'intérieur* : huile de foie de morue, tisanes amères, ferrugineux, régime tonique;

A *l'extérieur* : bains salés ou sulfureux, frictions iodées sur la périphérie de la hanche, vésicatoires si des douleurs surviennent.

La malade emporte un tuteur pour la marche; elle marchera graduellement de plus en plus en se servant de béquilles, jusqu'à ce que le membre soit assez fort pour s'en passer. On fera faire plusieurs fois par jour l'exercice artificiel méthodique de l'articulation, et pendant la nuit, Mlle P... couchera dans sa gouttière encore plusieurs mois.

Je me suis tenu au courant de ce qui est arrivé depuis cette époque. La malade est allée de mieux en mieux. Cependant quelques douleurs ayant reparu dans le mois de mai, on a appliqué deux vésicatoires qui les ont enlevées. Au commencement de juillet, la jeune fille a été conduite à Aix en Savoie, après avoir été examinée à son passage à Lyon, et trouvée dans un état satisfaisant. Je l'ai revue à son retour d'Aix vers le milieu du mois d'août. Elle se trouvait très-bien de son traitement thermal qui avait été dirigé par notre habile confrère, le docteur Vidal. A cette époque, les béquilles et le tuteur même ne sont plus nécessaires pour la marche; mais je recommande de se servir encore du tuteur, et de continuer l'usage de la gouttière pendant la nuit. La hanche a conservé sa bonne position, et sa configuration est très-peu différente de celle du côté opposé. Quant aux mouvements, ils ne sont que très-incomplétement rétablis ; sous ce rapport, la malade a perdu la moitié de ce qu'elle avait recouvré peu de temps après l'opération. La rotation est assez facile, mais la flexion mesure un arc de cercle de 40 à 50 degrés seulement, et les mouvements d'abduction et d'adduction sont très-bornés, pour ne pas dire nuls.

La constitution de l'enfant paraît s'être notablement fortifiée, et la santé est très-bonne d'ailleurs.

REMARQUES.

Plusieurs circonstances de ce fait doivent être remarquées. Je n'insisterai pas sur les caractères de la maladie en elle-même, mais seulement sur l'opération et ses principaux résultats.

Ici, comme dans beaucoup d'autres cas, il a fallu deux séances pour opérer et maintenir la réduction. Les premières manœuvres avaient cependant rétabli la rectitude du membre, mais soit que l'éthérisation n'ayant pas été continuée pendant tout le temps qu'a duré l'application du bandage amidonné, la rétraction des muscles se soit immédiatement reproduite, et ait ramené en partie la déviation ; soit que cet effet ait eu lieu lentement les jours suivants, à la faveur du jeu que le membre peut encore avoir sous le bandage doublé d'une couche épaisse de coton qui se tasse peu à peu, et laisse du vide entre la peau et la couche solide de l'appareil ; toujours est-il que la réduction ne s'est pas exactement maintenue. La seconde opération a été bien plus facile que la première, car aussitôt que la malade fut anesthésiée, la contracture des muscles cessa, et les mouvements les plus étendus furent facilement imprimés à la cuisse. Cette fois, l'éthérisation fut prolongée jusqu'à l'application complète du bandage. J'apportai le plus grand soin à maintenir la bonne position du membre pendant cette application, et enfin, la malade étant placée dans la gouttière, je fis faire l'extension sur le membre sain en même temps que la contre-extension sur le membre malade, en repoussant le pied de bas en haut, ce que rendait facile la rigidité du membre enveloppé de carton amidonné et recouvert d'attelles en fil de fer. Cette fois, le succès fut et demeura complet.

L'innocuité des manœuvres fut remarquable chez cette malade. Mais j'en fus peu étonné, ayant affaire à une maladie pas trop ancienne, qui n'avait pas déterminé des désordres bien graves dans l'articulation, et dans laquelle l'ankylose presque entièrement due à une simple contracture des muscles, ne devait pas exiger, pour être rompue, des manœuvres violentes ni très-prolongées. Bien que l'arthrite fût encore dans sa période d'état, ces manœuvres n'y ont point fait naître l'acuïté et la recrudescence inflammatoire que la théorie semble devoir faire craindre en pareil cas. En cela, cette observation n'a rien d'exceptionnel, car il en a été généralement ainsi dans les nombreuses opérations faites par M. Bonnet et par beaucoup de ceux qui, comme moi, ont marché sur ses traces.

Un parallèle sommaire entre cette observation et celle de Mlle K... que j'ai publiée il y a quelques mois, nous montrerait : 1° Dans celle-ci, une ankylose confirmée, ancienne, conséquence d'une coxalgie antérieure, maintenue par des adhérences fibreuses et par la rétraction des muscles, accompagnée d'une position extrêmement vicieuse du membre ; dans celle-là, au contraire, une simple fixité du fémur sur l'os iliaque due à la rétraction des muscles, effet d'une coxalgie encore actuelle, et donnant au membre une position très-fâcheuse.

2° Dans le premier cas, la position vicieuse se caractérise par une flexion considérable de la cuisse sur le bassin, principale cause du raccourcissement, par une adduction très-forte qui contribue à ce raccourcissement, en faisant basculer le bassin, et par la tendance du pied à la rotation en dedans. Dans le second cas, il existe aussi un certain degré de flexion de la hanche, mais une très-forte abduction du membre devient cause de l'allongement apparent, et s'accompagne de la rotation du pied et du genou en dehors.

3º Chez Mlle K..., nécessité de recourir à deux reprises à des manœuvres violentes dont les suites immédiates ont dû inspirer de l'inquiétude, et qui, en rendant à l'articulation une position compatible avec ses principaux usages, n'ont pu ajouter à ce bienfait, déjà grand sans doute, la conservation de quelques mouvements. Chez Mlle P.... manœuvres moins laborieuses, inoffensives, qui non-seulement ont rétabli le membre dans une meilleure position, mais encore ont abouti à la conservation d'une partie des mouvements dans la jointure.

D'après ces deux observations, il est impossible de nier les résultats heureux de la méthode thérapeutique mise en usage, et si ces résultats ne sont pas complets, c'est que la nature des lésions morbides s'y oppose presque inévitablement. En pareil cas, c'est trop s'avancer que de promettre le rétablissement définitif de la liberté des mouvements.

Cet avantage ne s'obtient qu'exceptionnellement, et nous pensons qu'à cet égard, M. Bonnet s'était fait quelques illusions, surtout au début de sa pratique; car dans ces derniers temps, il avouait assez volontiers l'incertitude du pronostic, et comptait rarement sur une guérison parfaite.

Réduite aux avantages que j'ai mis en évidence, la méthode n'en doit pas moins être considérée comme une conquête importante de l'art chirurgical, et l'honneur de ce progrès revient en grande partie au professeur éminent dont la mort a été si douloureusement sentie par l'École de Lyon.

OBSERVATIONS ET REMARQUES

SUR LE REDRESSEMENT BRUSQUE DE LA HANCHE
DANS LE TRAITEMENT DES COXALGIES AIGUES ET CHRONIQUES
D'APRÈS LA MÉTHODE DU PROFESSEUR BONNET.

PAR M. BERNE,

Chirurgien en chef de l'hospice de la Charité, de Lyon.

Lorsque des questions de pratique sont encore jugées différemment par des hommes habiles et consciencieux, il est du devoir de chacun d'apporter le témoignage des faits qu'il a observés, surtout s'il lui a été donné d'expérimenter sur un théâtre un peu exceptionnel.

Alors la vérité s'apprécie peu à peu. Souvent des conclusions prématurées sont reconnues fausses et rejetées; souvent, au contraire, des découvertes utiles, mais trop longtemps contestées, finissent par être acceptées et peuvent porter leurs fruits en se vulgarisant. J'ai cherché à remplir cette tâche, en publiant ces quelques pages, qui viennent à l'appui de la NOUVELLE MÉTHODE de traitement des maladies articulaires de M. le professeur Bonnet.

Depuis mon installation, comme chirurgien en chef des salles de la Charité, j'ai rencontré un grand nombre de maladies de la hanche. Toutes étaient graves; car, depuis plusieurs mois, les jeunes enfants atteints de cette lésion ne pouvaient sortir de leur lit : incapables d'aucun mouvement, la plupart s'étiolaient dans ce repos forcé. Chez plusieurs de mes malades, j'ai cru devoir employer les procédés de *redressement brusque*, si vantés par le professeur Bonnet, et il m'a semblé utile d'en faire connaître les résultats, surtout à un moment où il importe de juger par des observations nombreuses la valeur positive de cette méthode.

D'ailleurs, M. Bonnet eût-il assez vécu pour publier un grand nombre de faits observés par lui, cette démonstration de l'auteur serait restée insuffisante. Malgré la bonne foi scientifique du maître, la plupart des chirurgiens, avant d'accepter ses idées, eussent réclamé d'autres observations venant d'une autre source ; car, c'est seulement quand une méthode a été expérimentée par des mains différentes que sa puissance peut être appréciée complétement et reconnue de tous.

Toutes les observations que je rapporte ont été prises sur des enfants, sur de jeunes enfants même ; aussi je ne prétends nullement juger la question pour l'adulte : tous les chirurgiens savent trop bien la différence profonde qui existe entre le traumatisme de l'enfance et le traumatisme à un âge plus avancé. Bien que M. Bonnet ait appliqué ses idées principalement à la chirurgie de l'adulte, il lui arrivait souvent d'avertir que c'était surtout chez les enfants que les procédés qu'il préconisait pouvaient être mis en usage avec succès. Pour ma part, je suis pleinement convaincu de cette vérité, et ce ne serait jamais qu'avec une réserve extrême que je tenterais le redressement brusque ou immédiat pour les coxalgies chez des sujets d'un âge assez avancé.

A d'autres, d'ailleurs, la tâche d'élucider cette question.

Dans les faits que je citerai, j'aurai soin de détailler d'une façon aussi précise que possible le diagnostic de l'affection, et de rechercher attentivement les causes qui ont pu être considérées comme l'obstacle aux mouvements. Cette distinction, en effet, est très-importante ; car, pour peu qu'on ait pratiqué la méthode de M. Bonnet, on s'étonne parfois de la promptitude avec laquelle une articulation, même très-déviée, se trouve ramenée à une position normale ; tandis que d'autres fois, au contraire, les efforts les plus constants ne réussissent qu'à procurer une très-légère amélioration.

Les résultats consécutifs doivent, on le comprend, varier aussi beaucoup suivant que l'on aura traité un malade de telle ou telle catégorie. N'est-il pas dès lors indispensable de spécifier parfaitement les cas auxquels on a affaire ? Cette voie m'a semblé la seule convenable pour établir les indications de l'opération, pour en apprécier le pronostic, pour en déterminer la valeur définitive.

On a très-certainement aujourd'hui une tendance marquée à donner à la méthode de M. Bonnet la dénomination de *rupture de l'ankylose de la hanche*. Si l'on veut entendre par ankylose l'absence de tout mouvement volontaire, cette désignation n'aurait rien que de très-naturel ; mais, pour beaucoup, l'idée d'ankylose entraînant nécessairement celle d'immobilité absolue causée par des adhérences fibreuses plus ou moins fortes, il est nécessaire de changer le nom de la méthode.

Dans bien des cas, en effet, où l'on redresse des articulations déviées depuis un temps même très-long et dans une position défectueuse très-exagérée, le redressement s'obtient trop facilement pour que l'on ait eu à lutter contre des liens bien solides. Il serait peut-être alors plus exact de désigner l'opération sous le nom simple de *redressement brusque* des fausses positions dans les coxalgies. C'est ainsi, du reste, que l'appela M. Bonnet en traitant du *redressement immédiat* dans le premier chapitre de son dernier ouvrage.

§ I.

Des indications de l'opération dans les cas de coxalgie aiguë.

Le livre que je viens de citer ne fournit peut-être pas des conclusions bien nettes et capables de servir de guide dans la pratique, pour établir les cas dans lesquels ce redressement brusque peut être tenté, et les cas dans lesquels on doit, au contraire, s'abstenir.

Je n'ai pas la prétention de réaliser complétement ce travail ; le nombre des faits que j'ai observés est loin d'être encore suffisant ; du reste, la méthode, en se vulgarisant peu à peu, se perfectionnera, et nul doute qu'on ne puisse alors rendre tributaires de l'opération des malades considérés aujourd'hui comme incurables. Toutefois, il me semble, dès maintenant, possible de poser les quelques principes suivants :

1° Quand il s'agit de *coxalgies aiguës avec position défectueuse*, il est très-utile de procéder le plus vite qu'on pourra au redressement du membre dévié. Tout alors est bénéfice pour le malade. L'opération se fait facilement. Les adhérences, encore peu solides, n'opposent aux efforts du chirurgien qu'un obstacle de peu de résistance, et presque toujours les douleurs très-vives se calment après l'opération. Souvent, la nuit même qui suit les manœuvres, les malades accusent un soulagement des plus notables. En dernier lieu, si l'ankylose doit être la terminaison de la maladie, il sera d'un avantage immense d'avoir placé le membre dans une position où il pourra rendre encore des services au malade.

2° A plus forte raison, dans les *coxalgies aiguës sans difformités consécutives*, le praticien devra tout faire pour chercher à prévenir les déviations éventuelles. Dans cette occasion, il est indispensable de placer de suite les enfants dans une double gouttière. La bonne direction du membre peut ainsi se maintenir pendant la période de fluxion articulaire ; puis, les symptômes de l'arthrite passés, le malade peut au moins se servir encore de son membre, ankylosé ou non.

Un chirurgien qui négligerait cette précaution serait pour moi aussi fautif qu'un praticien qui, dans un cas d'iritis aiguë, oublierait l'emploi des préparations d'atropine, si nécessaires pour maintenir la pupille dilatée et conserver ainsi le plus de chances possibles à la vision, en empêchant l'atrésie pupillaire.

Tous les chirurgiens, cependant, sont loin d'accepter cette manière d'agir. Ainsi, dans son rapport sur les travaux de M. Crocq (p. 200), M. Bouvier s'exprime en ces termes :

« Pourquoi, de prime abord, ces extensions brusques, « ces procédés instantanés? Ce n'est pas ainsi que s'y pre- « naient Delpech et M. Mellet. N'est-il pas beaucoup plus « rationnel et moins dangereux d'agir comme eux, avec « lenteur, par degrés, de tâter la sensibilité locale, en sa- « chant s'arrêter à propos, ou même rétrograder si l'état « pathologique l'exige. »

Je crois essentiellement à la valeur de ce sage conseil, et, pour ma part, je fais toujours ainsi dans tous les cas de tumeurs blanches *du genou*, avec flexion plus ou moins grande de la jambe sur la cuisse. Dans toutes les arthrites *du genou*, avec position plus ou moins vicieuse, je fais placer le membre dans une gouttière à extension continue ; et peu à peu, chaque jour, sans faire souffrir les malades, j'arrive, avec le temps, à obtenir un redressement à peu près complet. Qu'importent quelques jours de plus? En procédant de la sorte, l'articulation n'est soumise à aucun traumatisme considérable, et l'on a beaucoup plus de chances de voir plus tard les mouvements se rétablir en même temps que le redressement aura été opéré.

Mais cette méthode me semble devoir être rejetée dans le traitement des coxalgies. En procédant avec cette lenteur qui paraît si désirable au chirurgien de Paris, en tâtant chaque jour la sensibilité, il m'a toujours été impossible d'arriver à aucun résultat. Le plus souvent alors, malgré toutes les précautions, les malades souffraient de ces tentatives fréquemment répétées, les douleurs continuaient et les fausses positions ne se redressaient pas.

Du reste, on comprend qu'il doive en être ainsi, quand on réfléchit à l'insuffisance des moyens que l'on possède pour arriver à redresser une hanche déviée par les procédés de redressement progressif. On a vanté l'appareil de Martin. J'ai vu plusieurs fois M. Bonnet s'en servir, mais toujours sans réussite. Peut-être récuserait-on son improbation ; mais, à Paris même, entre les mains de M. Marjolin, l'effet de cet appareil n'a pas été plus grand, et cependant M. Martin lui-même en dirigeait l'application. Dans quelques cas, pour faire cesser la flexion prononcée de la cuisse sur le bassin, M. Marjolin fait coucher les enfants sur le ventre, afin de diminuer autant que possible l'angle de flexion. M. Gibert, qui mentionne ce moyen dans sa thèse, assure ne l'avoir jamais vu produire de redressement complet. Aussi, plutôt que de laisser les malades souffrir dans leur mauvaise position et risquer ultérieurement une ankylose d'autant plus grave qu'elle se surajoutera à une difformité, je crois convenable de les soumettre de suite au redressement.

Le manuel opératoire est d'ailleurs bien simple dans tous ces cas. L'éthérisation ayant fait taire la douleur et disparaître la contraction des muscles, il est facile d'assouplir la jointure, en commençant d'abord par la flexion et continuant à faire exécuter à la cuisse tous les mouvements dont elle est capable. On redresse ensuite le membre, et on le place dans un appareil inamovible.

§ II.

Des indications de l'opération dans les cas de coxalgie chronique.

Quand il s'agit de *coxalgies chroniques*, le problème du redressement devient plus difficile à résoudre. Aussi, tout d'abord, est-il nécessaire de distinguer diverses catégories. J'en établirai trois importantes :

1o Quelquefois la coxalgie chronique s'accompagne de déviation considérable.

2° Parfois, en même temps que la déviation, existent des abcès ; souvent des trajets fistuleux persistent encore et fournissent une suppuration plus ou moins abondante.

3° Enfin, la coxalgie chronique, avec ou sans suppuration, peut être sans déviation, ou tout au moins ne s'accompagner que d'une déviation légère.

PREMIÈRE VARIÉTÉ. — *Coxalgies chroniques avec déviation plus ou moins prononcée sans suppuration.* — C'est pour les malades de cette catégorie que la méthode de M. Bonnet peut être employée le plus fréquemment. Seulement, la facilité pour réaliser l'opération varie beaucoup.

Quelquefois, en effet, des efforts légers amènent rapidement un bon résultat. D'autres fois, au contraire, les efforts les plus constants n'aboutissent qu'avec beaucoup de peine, et bien souvent même le praticien devra s'arrêter avant d'avoir atteint un redressement complet.

Il est facile de se rendre compte de cette différence ; car c'est dans cette catégorie que se rencontrent les diverses variétés de coxalgies compliquées d'ankylose plus ou moins complète. Les os peuvent être soudés depuis longtemps ; ou bien les muscles contracturés constituent seuls le principal obstacle aux mouvements. Dans d'autres cas, des adhérences fibreuses plus ou moins fortes unissent les deux parties osseuses. Souvent même des produits ostéo-cartilagineux encroûtent ces liens de nouvelle formation, et s'opposent encore plus complétement à la mobilité. Enfin, la capsule articulaire notablement épaissie est souvent l'obstacle principal aux mouvements, et je me rappelle avoir entendu fréquemment M. Desgranges, chirurgien en chef de l'Hôtel-Dieu, insister sur ce détail d'anatomie pathologique. Il se peut encore que l'inaction trop longtemps prolongée soit la seule cause de l'impossibilité de mouvoir les parties. C'est qu'alors les ligaments se sont raccourcis ; n'étant plus alternativement tendus et relâchés, ils reviennent sur eux-mêmes et, devenant plus roides, ils serrent, en les rapprochant l'une de l'autre, les surfaces articulaires. En même temps, la synovie diminue, et les muscles inactifs s'atrophient.

On le comprend sans peine, le résultat devra varier beaucoup suivant les cas différents dans lesquels opérera le praticien.

Une distinction des plus importantes doit être faite entre les diverses variétés d'ankylose que nous venons de passer en revue.

Parfois, la coxalgie s'accompagne d'un empâtement considérable des tissus, à la racine du membre. La douleur persiste aussi plus ou moins forte, et le moindre contact fait souffrir le malade. D'autres fois, la hanche n'est pas volumineuse ; les tissus ne sont nullement empâtés ; aucune douleur n'est ressentie. Les difformités consécutives à la maladie existent pour ainsi dire seules. Cette dernière variété a reçu, à juste titre, la dénomination de *coxalgie chronique sèche*. Dans tous les cas où la hanche est encore douloureuse, tuméfiée, le résultat est des plus douteux, et le praticien devra reculer devant le redressement pour peu que l'état général du malade semble se prêter mal aux atteintes d'un traumatisme chirurgical toujours plus ou moins inévitable. Il y a là une question de tact qu'il

est impossible malheureusement de résoudre complète-
ment d'avance; à chacun ses doutes, ses hésitations, son
génie inspirateur. Pour moi, depuis que j'ai vu un assez
grand nombre de coxalgies de cette espèce aboutir à la
suppuration, sans que les malades aient été cependant
soumis à aucun redressement brusque antérieur, je suis
plus porté à conseiller l'opération.

Voici, à cet égard, la règle de conduite que je me suis
mposée.

Pendant quelque temps, je soumets mes petits malades au traitement général qui me paraît convenable :
le plus souvent, ce traitement a pour base les préparations
ferrugineuses, les mélanges toniques et les bains sulfureux. De plus, j'exerce une compression locale sur la
hanche malade.

Si je m'aperçois qu'une amélioration survient, j'attends
encore avant de tenter le redressement du membre : le
traumatisme des manœuvres aura très-certainement plus
de chances d'être supporté, si les symptômes locaux et généraux ont été préalablement amendés.

Si, au contraire, au bout de peu de temps aucune amélioration n'est obtenue, je soumets les malades à l'opération, préférant pour eux courir les éventualités du redressement brusque avant là formation de l'abcès ; car la suppuration une fois formée, il ne faudra plus toucher à la
coxalgie qu'avec la plus grande réserve, les chances de
réussite diminuant alors de beaucoup, et les chances de
gravité augmentant dans la même proportion. Une autre
raison pour agir, c'est que si on laisse la maladie suivre sa
marche naturelle, des lésions plus graves vont bientôt se
produire, la difformité s'exagérera, et la guérison devien-
dra de plus en plus exceptionnelle.

Au contraire, si l'abcès arrive après le redressement,
soit par l'opération même, soit, comme je le pense, par la
marche naturelle et progressive du mal, tout est loin d'être

aussi compromis que dans le cas précédent. D'abord, par
des précautions spéciales, on peut empêcher la difformité
de se reproduire durant l'époque de la suppuration. En
second lieu, pendant cette dangereuse période, le praticien
n'aura aucune manœuvre à tenter, puisque le membre
sera dans une bonne position. Enfin, l'orage passé, le malade bénéficiera des avantages d'une première opération.

Dans les *coxalgies sèches*, les chances favorables au redressement de la hanche sont toujours plus nombreuses.
Les inflammations consécutives sont, en général, peu à
craindre, et quand elles existent, rarement elles se termi-
nent par des abcès. Le plus ordinairement le malade
marche après l'application d'un ou deux bandages amidonnés.

Il est assez fréquent d'opérer des coxalgies de ce genre
avec rétraction musculaire considérable. Dans ces cas, les
adhérences fibreuses ne constituent qu'un faible obstacle
au rétablissement des mouvements. La ténotomie bien
employée fait justice de la résistance musculaire, et alors
le chirurgien a souvent la satisfaction de restituer au malade et la forme du membre et sa mobilité, dernière condition qu'il est si difficile de réaliser, comme nous le men-
tionnerons plus tard.

Si des trajets fistuleux cicatrisés indiquent d'anciennes
suppurations, il ne faudra procéder au redressement
qu'avec beaucoup de lenteur et de prudence. En effet, l'ankylose résiste alors avec énergie, et comme presque toujours des caries prolongées ont modifié à la fois la tête
fémorale, le col et la cavité cotyloïde, on risquerait de
compromettre par de dangereuses fractures les résultats
immédiats de l'opération. Il faut d'ailleurs, pour agir
dans ces conditions, être bien sûr que les trajets fistuleux
sont parfaitement cicatrisés, et qu'on n'aura pas à lutter
plus tard contre des suppurations intarissables qui aug-
mentent de beaucoup le péril.

La présence de ces anciennes fistules cicatrisées commande même une prudence particulière pour les suites du traitement. Ainsi, ce ne sera qu'avec beaucoup de réserve que le chirurgien devra chercher à faire acquérir de la mobilité à l'articulation, en la soumettant chaque jour à des manœuvres fréquemment répétées. On courrait le risque, en agissant sans appréhension, de réveiller les fluxions articulaires et de causer au malade de sérieuses complications.

Si l'ankylose est osseuse, on devra presque toujours reculer devant les tentatives de l'opération. Mais c'est seulement par des manœuvres ménagées et faites pendant l'anesthésie, que le praticien pourra être fixé sur ce point de diagnostic.

J'ai placé, comme on vient de le voir, dans la première catégorie d'arthrites que nous venons d'examiner, la plupart des coxalgies dans lesquelles on rencontre les diverses variétés de l'ankylose : ankylose par repos de l'articulation ; ankylose par suite d'adhérences fibreuses d'organisation variable ; ankylose par suite de contractures musculaires ; ankylose par soudure osseuse, etc., etc. Existe-t-il quelques signes spéciaux pour établir avec certitude l'existence et la nature de la lésion ? L'éthérisation seule peut livrer ce secret ; et dans bien des cas encore le praticien reste indécis et ne sait s'il a affaire à une *ankylose vraie,* c'est-à-dire osseuse, ou à une *ankylose fausse,* mais complète, c'est-à-dire maintenue par des adhérences très-fortes.

Lorsque l'anesthésie permet de constater quelques mouvements, il est évident que le doute est en partie levé ; il s'agit d'une ankylose fausse et incomplète. Dans le cas où nul mouvement, au contraire, ne s'est fait sentir, on ne peut décider entre des adhérences très-solides ou une soudure osseuse comme cause de l'ankylose, qu'en s'enquérant avec exactitude de la date déjà ancienne de la lésion et de l'existence de quelques traces de fistules. Il

est presque certain que l'on aura à redouter une ankylose osseuse quand ces deux conditions existeront à la
fois.

Il me reste, en dernier lieu, à examiner les cas dans
lesquels la fausse position de la cuisse s'accompagne d'une
luxation.,

Cette complication, on le sait, était beaucoup plus fréquemment admise avant les travaux de M. Bonnet. Il
semble, en effet, que le plus souvent la luxation n'est constituée ou simulée, que par l'agrandissement de la cavité
cotyloïde qui laisse la tête du fémur remonter plus haut que
d'habitude. Il est évident que, dans ces cas, il n'y a rien
que de très-naturel à employer la méthode de redressement : en replaçant la tête plus bas, on diminue la difformité, et si l'ankylose peut être obtenue, la position permet
alors au malade de se servir de son membre. Pour mon
compte, je n'ai jamais encore rencontré de *véritable* luxation sans trajets fistuleux considérables, et très-certainement, je n'hésiterais pas à soumettre les malades à l'o-
pération, si cette dernière complication n'existait pas.

En résumé, pour ce qui regarde la première variété des
coxalgies, je conclus par les propositions suivantes :

1° La méthode du redressement brusque est nécessaire
dans la plupart des coxalgies chroniques avec fausse position et sans abcès.

2° Je crois l'opération indiquée, même dans les cas
de coxalgies à symptômes subaigus persistant sans amélioration pendant trop longtemps. Car, si un abcès doit se
produire, il vaut infiniment mieux que le malade ait été
opéré avant son évolution.

3° Le résultat sera certainement d'autant meilleur que
la fausse position s'accompagnera d'adhérences moins solides, qu'il y aura moins d'inflammation et que l'état général du sujet sera plus satisfaisant.

4° L'ankylose osseuse devra presque toujours être respectée. Je dis *presque toujours*, car chez les enfants, on rencontre parfois des cas exceptionnels dans lesquels, afin de remédier à des positions complétement incompatibles avec la marche, on pourra faire courir au malade les chances d'une fracture du col du fémur.

Il y a peu d'années encore, quelques chirurgiens ont cru nécessaire, dans des cas rares il est vrai, de soumettre les malades à l'amputation du membre. Les chances ne sont-elles pas plus favorables, même avec tous les dangers des manœuvres de redressement poussées aux limites dont nous venons de parler?

Je puis du reste citer un fait heureux à l'appui de cette opinion.

Une seule fois, j'ai dû pousser les efforts de redressement jusqu'à produire la rupture du col fémoral. La position était aggravée encore par la section des adducteurs que j'avais faite tout d'abord, pensant que, leur action une fois vaincue, il me serait plus facile de redresser le membre, et cependant, je n'ai eu, jusqu'à ce jour, rien à regretter de l'événement.

L'opération est pratiquée depuis un mois et demi.

Inutile, je crois, d'avertir que toutes les précautions ont été prises pour me mettre autant que possible à l'abri des accidents à craindre. J'attache surtout une grande importance à l'application sur tout le trajet parcouru par le ténotome d'un appareil par *occlusion*, d'après les principes de M. Chassagnac. Actuellement, la plaie sous-cutanée est tout à fait cicatrisée sans incident notable. Déjà, deux appareils amidonnés ont été successivement mis autour de la hanche redressée, et le jeune malade peut, en s'appuyant sur son membre opéré, mais garni encore du bandage, faire le tour de son lit.

L'enfant que j'ai opéré dans ces conditions, venait de la campagne et était d'une constitution vigoureuse. Depuis deux ans, les symptômes de la coxalgie étaient

éteints. Chez lui, la cuisse était pliée sur le bassin à angle
plus que droit; d'anciens trajets fistuleux existaient. Privé
de son autre membre, qu'une gangrène par le seigle ergoté lui avait enlevé, ce pauvre petit malade se traînait
constamment sur ses deux ischions. Grâce à l'opération
que je viens de rapporter, il pourra bientôt se servir d'une
béquille, et marcher avec une jambe de bois.

DEUXIÈME VARIÉTÉ. — *Coxalgies chroniques avec fausse
position et suppuration.* — Lorsque les coxalgies chroniques avec déviation de la cuisse s'accompagnent ou d'abcès ou de trajets fistuleux non cicatrisés, la plus grande
circonspection est imposée au praticien. Je ne me déci-
derais à opérer le redressement qu'avec une prudence
extrême, et seulement dans les cas où, le malade étant endormi, de légères manœuvres restitueraient la forme du
membre en ne faisant courir au malade que les chances
peu défavorables d'un traumatisme modéré.

Si, en effet, on tente des efforts trop grands, l'inflammation profonde est ravivée, la suppuration augmente, et
souvent, les trajets fistuleux se prêtant mal à la sortie du
pus, l'infection purulente ou putride menace les jours du
malade, si c'est un adulte; et si c'est un enfant, ses forces
se perdent par ces suppurations trop abondantes, et
bientôt arrivent le marasme et la mort.

C'est ainsi qu'entraîné par le désir de réussir, même
dans des cas exceptionnellement graves, M. Bonnet a quelquefois tenté une opération dans ces conditions mauvaises,
et la méthode a complétement alors échoué dans ses
mains.

Mais lorsque l'observation démontre que les trajets fistuleux ne s'étendent pas profondément et que les symptômes subaigus sont passés, il est évident que le chirurgien pourra oser davantage. On comprend sans peine que
le danger est alors singulièrement diminué.

Dans la première observation, lue dernièrement par M. Barrier à la Société impériale de Lyon (1), cette condi-tion encourageante avait lieu; aussi le succès est-il venu, malgré le danger, confirmer l'indication de l'opération.

TROISIÈME VARIÉTÉ. — *Coxalgies chroniques sans position défectueuse.* — M. Bonnet avait nié, à peu près formelle-ment, cette variété de la coxalgie. Elle existe cependant assez souvent : ainsi sur vingt-huit malades que j'ai vus passer dans mes salles, j'ai eu l'occasion de l'observer trois fois, et dans le travail si complet de M. Gibert sur la coxal-gie, trois cas de cette nature sont également signalés. Le redressement est alors le plus souvent inutile; puisqu'il n'y a pas de difformité, il est évident, en effet, que le praticien ne peut avoir de redressement à opérer. Quelquefois cepen-dant la coxalgie rectiligne, si je puis l'appeler de ce nom, s'accompagne d'ankylose fausse ou complète. Est-il alors indiqué d'employer les procédés de M. Bonnet pour ren-dre à l'articulation sa mobilité perdue? Je ne le pense pas.

Pour moi, la méthode du redressement brusque diminue singulièrement les chances des mouvements à rétablir. Quand il n'y a pas de difformités à corriger, l'indication de l'opération me paraît ne plus exister, et c'est ailleurs qu'il faut chercher les moyens thérapeutiques. On devra se borner alors à augmenter le peu de mouvements qui sub-sistent par des mouvements artificiels répétés chaque jour, en ayant soin de ne jamais faire souffrir les malades.

Une seule condition me paraît toutefois, dans cette variété de la maladie, permettre l'opération, en la modi-fiant un peu; c'est lorsque la coxalgie chronique, sans mauvaise position, se complique d'ankylose complète, mais simplement fibreuse. Dans ce cas, il me semble pos-

____

(1) Voyez p. 161.

sible d'obtenir une certaine mobilité en rompant quelques adhérences pendant le sommeil anesthésique, sans faire autre chose, si je puis m'exprimer ainsi, qu'enrayer le commencement des mouvements gradués et quotidiens. Encore sera-t-il nécessaire de ne soumettre l'articulation qu'à un traumatisme très-modéré; sans cette précaution, l'immobilité assez prolongée qui devrait lui être imposée après les manœuvres, ferait rapidement perdre au malade le bénéfice des tentatives effectuées.

§ III.

Observations de coxalgies traitées par la méthode du redressement brusque.

En cherchant à tenir compte des diverses indications qu'il m'a semblé utile d'établir précédemment, j'ai pu opérer un grand nombre de coxalgies. J'aurais soin, dans les observations que j'en rapporte, d'inscrire en tête le diagnostic de la maladie d'une façon aussi complète que possible; le lecteur jugera ainsi plus rapidement de l'ensemble des faits que je puis présenter. Je me réserve, du reste, de tracer ensuite le tableau général des résultats obtenus.

Iᵉʳ OBSERVATION. — *Coxalgie chronique avec raccourcissement considérable. — Flexion et adduction très-prononcées. — Redressement en deux opérations avec section des adducteurs de la cuisse. — Guérison sans accident. — Rétablissement des mouvements. — Guérison confirmée depuis longtemps.*

Gagnère (Jean), âgé de sept ans, d'une bonne constitution, est entré le 10 mai 1859, à la Charité, dans le service de M. Berne, salle Saint-Philippe, n° 11. Il raconte qu'il est malade depuis six mois, qu'il a séjourné longtemps dans une chambre humide, au rez-de-chaussée, qu'il prit froid et souffrit des deux jambes pendant plusieurs jours. Depuis trois mois la hanche gauche est malade. La douleur s'étend tout le long du membre. La marche est possible, mais s'accompagne d'une claudication des plus prononcées.

En examinant cet enfant dans le décubitus dorsal, on remarque d'abord que le membre inférieur gauche est amaigri, et qu'il y a un raccourcissement apparent de 17 centimètres.

Quand les lombes appuient sur le lit et que les épines iliaques sont au même niveau, le talon vient à la hauteur du mollet opposé ; la cuisse gauche est fléchie et dans une adduction considérable, le genou gauche dépasse le droit de plusieurs centimètres.

Si l'on étend les deux membres, il se produit une cambrure des reins des plus exagérées ; la perpendiculaire abaissée du sommet de la voûte peut être évaluée à environ 15 centimètres. Alors le bassin se dévie ; l'épine iliaque gauche devient plus élevée de 3 centimètres et se porte en arrière.

Il existe quelques mouvements volontaires de peu d'étendue. La flexion directe est impossible, mais si elle est combinée avec l'adduction, on peut faire toucher la poitrine par le genou. L'adduction est exagérée, et l'abduction impraticable. On sent, à la partie interne de la cuisse, une corde tendue qui devient douloureuse si l'on cherche à produire ce dernier mouvement en fixant le bassin du côté opposé.

Le grand trochanter est saillant, on sent en arrière la tête du fémur qui roule sous les doigts et ferait croire à une luxation spontanée. La fesse gauche est plus large de 2 centimètres.

Pendant la marche, la claudication est très-grande. Le

membre malade se porte directement en avant du membre sain, et l'enfant ne marche que par sauts.

Au niveau du genou, on remarque une déformation secondaire ; le genou s'est porté en dedans et la cuisse fait avec la jambe un angle ouvert en dehors, ce qui tient à ce que l'enfant, étant obligé de porter la cuisse dans l'adduction, cherche à élargir la base de sustentation en portant le pied en dehors.

Il n'y a pas de gonflement autour de la hanche.

Le 18 mai 1859, on endort l'enfant, le bassin fixé dans l'étau de M. Blanc ; on essaie de produire des mouvements de va-et-vient, mais sans succès ; donc, la cavité cotyloïde n'est pas agrandie. Il n'existe pas non plus de luxation spontanée : la capsule seule est distendue en haut et en arrière, ce qui permet de sentir la tête sous les doigts.

On produit des mouvements de flexion, d'extension, d'abduction et de circumduction. De légers craquements se font entendre ; après une séance d'un quart d'heure, on a corrigé en partie la déformation. Toutefois, il persiste encore un peu de flexion et d'adduction.

Bandage amidonné soutenu par des attelles ; gouttière pour immobiliser le malade.

Le lendemain, légère chaleur de la peau, mais pas de fièvre. L'enfant rit et plaisante. Au bout de quelques jours on le fait marcher avec les béquilles.

Le 12 juin, on enlève le bandage, mais l'enfant continue de coucher dans la gouttière. L'amélioration est notable. Quand les reins appuient sur le lit, le talon gauche ne vient plus qu'à la hauteur de la malléole opposée ; et même en étendant les membres, la cambrure paraît bien moins prononcée. Les mouvements sont plus étendus, mais celui d'abduction reste toujours nul. La saillie du grand trochanter a notablement diminué. On continue à sentir la tête du fémur dans l'adduction forcée. La claudication est beaucoup moindre; l'enfant sautille encore et, du côté malade, il ne s'appuie que sur la pointe du pied. Des mouvements un peu brusques déterminent de la douleur dans la hanche.

Le 10 août, l'enfant marche sans douleur et sans béquilles; il appuie tout le pied à terre, et à chaque pas il porte le corps directement en arrière, comme s'il avait les reins enroidis; cela tient à ce qu'un peu de flexion de la cuisse sur le bassin persiste encore, et à ce que l'enfant, pour ne pas déplacer son centre de gravité, est obligé de porter le tronc et la tête en arrière, toutes les fois que le membre malade appuie à terre.

Le 7 septembre 1859, nouvelle opération. Éthérisation et fixation du bassin. La corde des adducteurs faisant une résistance qu'il ne peut vaincre, M. Berne la coupe par la méthode sous-cutanée, près de la symphyse pubienne, avec un ténotome introduit de haut en bas, le tranchant dirigé en arrière. Il s'échappe à peine deux ou trois gouttes de sang. On met sur la piqûre un morceau de linge trempé dans le collodion, et on continue les mouvements. L'abduction est plus grande depuis la section, et quelques muscles profonds font seuls encore une certaine résistance à la partie interne de la cuisse. A la fin de l'opération, on exprime par la pression quelques bulles d'air qui se sont introduites sous la peau, à travers la piqûre; on fait un pansement simple; puis, comme à l'ordinaire, bandage amidonné et grande gouttière double.

Après l'opération, réaction nulle. Au bout de quatre ou cinq jours, on fait marcher l'enfant avec des béquilles; puis il va seul avec son bandage.

Le 27 septembre 1859, le bandage est enlevé; examiné le jour même, l'enfant est parfaitement redressé; les épines iliaques sont à la même hauteur. Les deux talons sont également au même niveau. Les mouvements volontaires sont faciles; l'abduction est presque complète et la marche est aisée. Les fesses ont le même volume et la même hauteur. A chaque pas, le petit malade porte encore un peu le corps en arrière, sans doute par suite de l'habitude longtemps gardée de cette démarche. Du reste, aucune douleur.

Au mois de novembre, un tuteur articulé est placé pour faciliter la marche. La claudication est presque insensible. — On remarque encore une légère flexion de la cuisse sur le bassin, et par conséquent un peu de cambrure existe. — Le malade ne perçoit aucune douleur, même en restant debout une partie de la journée. — La santé est excellente. (*Recueillie par M. Bonnes, interne du service.*)

II⁰ OBSERVATION. — *Coxalgie chronique double avec flexion très-prononcée des hanches et des genoux. — Redressement immédiat des deux membres. — Déchirure de la peau pendant l'opération. — Résultat remarquable.*

Romand (Auguste), âgé de onze ans, d'une constitution faible, est entré, au mois de mars 1859, dans le service de M. Berne, à la Charité, salle Saint-Philippe, n° 26.

Il raconte, et les renseignements sont confirmés par la mère, qu'au mois de novembre 1858, il fut pris, en revenant de l'école, d'une douleur subite dans la hanche droite et le genou droit. La marche était impossible et il fut obligé de garder le lit. Quelques jours après, une douleur aiguë s'empara de la hanche gauche. L'enfant poussait des cris, le moindre mouvement déterminait des souffrances très-vives ; il se couchait tantôt d'un côté, tantôt de l'autre ; les cuisses se fléchissaient directement sur le bassin.

La flexion augmenta peu à peu, et le malade entra à l'hôpital. On constate que les cuisses sont directement appliquées sur l'abdomen et que les talons atteignent les fesses. On ne peut le toucher sans qu'il pleure. Du côté gauche, la tête du fémur fait une saillie assez considérable (tant la maigreur est grande) pour faire soupçonner une luxation spontanée. Aucune trace d'abcès.

Le 18 avril 1859, l'enfant est endormi. Le bassin est fixé dans l'appareil de M. Blanc et on commence les mouvements forcés. La résistance fut grande ; des craquements nombreux se firent entendre.

La peau de l'aine gauche céda, et il y eut une plaie de 6 à 7 centimètres de longueur ; la peau du jarret gauche céda également et dans une plus grande étendue.

Après des manœuvres de près d'une demi-heure, on parvint à triompher des obstacles, et les deux membres furent étendus ; pansement simple des deux plaies avec des linges enduits de cérat ; bandage amidonné ; gouttière double.

Les premiers jours, douleur dans les deux hanches ; fièvre. Dix jours après, le malade souffrant beaucoup, on fend le bandage au niveau de la hanche, et l'on ouvre deux petits abcès sous-cutanés. Au bout de quinze jours, toute douleur a disparu. Le bandage est laissé en place pendant un mois et le malade reste dans la gouttière jusqu'au mois de juillet. Vainement on essaye alors de faire marcher l'enfant ; il ne peut se tenir debout, et les moindres mouvements sont très-douloureux. Plusieurs douches électriques par induction sont pratiquées et le malade est mis à un bon régime ; on lui donne des toniques à l'intérieur.

Le 16 septembre, le jeune Romand est examiné avec soin ; il commence à marcher avec des béquilles, mais très-lentement ; il avance un pied l'un devant l'autre, mais en le traînant par terre, et à chaque pas, le bassin est porté en avant, tantôt d'un côté, tantôt de l'autre. Les genoux se touchent, et si l'on cherche à les écarter, il y a de la douleur.

Au lit, le malade reste presque toujours allongé, les

deux membres ont la même longueur, et la rectitude du corps est parfaite. L'enfant peut cependant s'asseoir en courbant en avant la colonne vertébrale. La sensibilité est plus vive du côté droit que du côté gauche.

Le 10 octobre, on revoit l'enfant et on constate tout d'abord une amélioration considérable dans l'état général; l'appétit est bien revenu, les joues sont moins creuses, et le facies bien meilleur. Les douleurs des hanches ont disparu, les genoux ne se touchent plus, et ils peuvent s'écarter assez facilement à une distance de 12 à 15 centimètres. L'enfant s'assoit, et l'on remarque que le bassin s'est un peu fléchi en avant. La marche se fait avec les béquilles; le plus souvent l'enfant s'exerce dans le chariot. Le malade a même pu se tenir debout sans appui et faire deux pas en avant. M. Berne se propose de le soumettre aux mouvements artificiels pratiqués avec les mains, surtout du côté droit où la maladie paraissait moins avancée, et très-certainement au beau succès obtenu déjà, viendra se joindre, après un temps qu'il est difficile de préciser, une guérison plus complète, qui fera honneur à la méthode et au chirurgien (*Recueillie par M. Bonnes, interne du service*) (1).

IIIe OBSERVATION. — *Coxalgie chronique (un an). — Position très-défectueuse. — Raccourcissement réel. — Trois opérations de redressement. — Succès complet sous le rapport de la marche. — Difformité moindre. — Pas de mobilité conservée.*

Marie Peguet, âgée de sept ans, d'un tempérament lym-

____

(1) Je remercie M. Bonnes de la rédaction des deux observations précédentes recueillies dans mon service. J'ajouterai qu'au mois de novembre l'amélioration obtenue chez Romand est déjà considérable. Actuellement mon jeune malade se lève d'un seul élan, et peut marcher pendant près d'une demi-heure. J'espère que bientôt cet exercice fréquent le mettra à même de bénéficier plus encore de l'opération.

phatique, entre le 23 mars 1859 dans mon service, salle Sainte-Marie, n° 6. La seule affection antérieure connue est un impétigo du cuir chevelu, pour lequel elle a été soignée à l'hospice de l'Antiquaille, il y a deux mois.

La maladie actuelle remonte à un an environ ; et la seule cause accusée par les parents est l'habitude qu'avait cette enfant de rester une partie de la journée assise sur les marches d'un escalier de pierres fort humide.

État actuel. Gonflement assez considérable de la hanche droite avec flexion du membre sur le bassin, adduction et légère rotation en dedans.

Le pli de l'aine est plus prononcé ; celui de la fesse est effacé. — La rainure, vers sa partie supérieure, est déviée à gauche.

Les mouvements spontanés sont impossibles ; les mouvements communiqués se passent complétement dans les articulations sacro-vertébrales et lombaires.

Le membre malade est beaucoup plus amaigri que celui du côté opposé, et son raccourcissement apparent est de 12 centimètres, le tronc étant abandonné a lui-même.

Pour ramener les deux épines iliaques antérieures au même niveau, la malade étant couchée sur un plan horizontal résistant, on est obligé de porter le membre malade dans la flexion et l'adduction. — Cette flexion dépasse l'angle droit, et l'adduction est assez grande pour faire correspondre le genou à l'union du tiers supérieur avec les deux tiers inférieurs de la cuisse opposée. Le moindre mouvement communiqué fait souffrir la malade. Depuis quatre mois, l'enfant ne sort pas du lit.

Le 15 avril, la malade est éthérisée, et l'on tente la réduction. Les manœuvres, prolongées longtemps, ne donnent pas un résultat complet. Quoiqu'à un degré moindre, l'adduction et la flexion persistent encore après l'opération. — Le bandage amidonné appliqué, la malade est couchée dans une grande gouttière.

Les jours suivants, pas d'accidents. La malade souffre moins quand on essaie de la soulever du lit.

Le 9 mai on a enlevé l'appareil. La difformité s'est à peu près reproduite. L'enfant est faible et a une diarrhée presque continuelle.

Le 3 juin, on pratique de nouveau le redressement. Le résultat immédiat est plus satisfaisant. Malheureusement, les jours suivants, l'enfant est repris d'accidents diarrhéiques, qui forcent d'enlever l'appareil amidonné ; et, malgré la gouttière dans laquelle la malade est maintenue, le membre tend à reprendre sa position vicieuse.

Sur la fin du mois de juin, on parvient à faire marcher un peu l'enfant à l'aide de béquilles. La diarrhée a cessé ; toutefois, vu l'extrême faiblesse de la petite malade et la présence d'une épidémie de dyssenterie dans les salles, on la renvoie le 14 juillet dans une condition meilleure et marchant avec assez de facilité à l'aide de ses béquilles, mais conservant une difformité du membre. Cette difformité égale environ la moitié de celle qui existait au début.

Au mois de septembre, Marie Peguet est ramenée de nouveau dans nos salles. Sa constitution améliorée fait espérer un résultat complet ; aussi n'hésitons-nous pas à soumettre de nouveau pour la troisième fois cette enfant à une tentative de redressement.

Après l'opération, qui dure environ vingt minutes, le bandage amidonné est placé ; voulant éviter une déviation nouvelle, comme dans les manœuvres précédentes, j'ai soin d'appliquer un lac extenseur sur la cuisse redressée, en même temps que j'essaie de repousser l'autre membre en haut, en faisant prendre au pied un point d'appui sur une traverse placée à la partie inférieure de la gouttière.

Au bout de peu de temps, la malade se tient droite dans le chariot ; elle s'exerce une heure environ chaque jour.

Au mois de novembre, on supprime les bandages amidonnés. — Je voulais immédiatement appliquer un tuteur; mais l'appareil ne pouvant s'adapter assez bien, je
me contente, pendant quelques jours, de faire coucher la
malade dans une grande gouttière.

Ces quelques jours suffisent pour ramener en partie la
difformité. Néanmoins, comme la *flexion* ne s'est pas reproduite, la malade peut marcher avec le tuteur, et la
claudication est des plus légères.

J'ai recherché alors avec plus de soin quelles pouvaient
être, chez cette enfant, les conditions qui favorisèrent la
reproduction si prompte de la difformité. Chez elle, il
existe un raccourcissement réel qui, d'une part, résulte
de l'agrandissement de la cavité cotyloïde, et, d'autre
part, d'une atrophie générale de tout le membre gauche.
Ce raccourcissement réel, qui, on le comprend, n'a pu se
corriger, nous avait fait croire trop rapidement à la reproduction de l'accident.

IVe Observation. — *Coxalgie chronique de dix mois. —
Étiolement au lit depuis quatre mois. — Position vicieuse
considérable. — Adduction et flexion. — Ankylose incomplète par adhérences assez solides. — Redressement
brusque. — Bandage amidonné. — Pas d'accidents. —
Succès. — Opéré depuis deux mois. — Pas de mouvements
rétablis dans l'articulation.*

Antoinette Blanc, âgée de sept ans et demi; constitution faible. Cette enfant est pâle, amaigrie, peu développée. Elle a une sœur atteinte de phthisie pulmonaire.

On attribue sa maladie à une chute qu'elle a faite il y
a un an. Dans les premiers jours du mois de novembre
1858, elle est tombée dans un fossé de 5 à 6 pieds de
profondeur. Quelques jours après cet accident, on s'est
aperçu qu'elle marchait difficilement; elle boitait, et elle
accusait de la douleur dans le genou, du côté droit; l'ar

ticulation douloureuse était un peu plus grosse que celle du côté opposé. A partir du mois de janvier 1859, cette enfant ne put marcher qu'avec des béquilles, et dès le mois de juillet des douleurs plus violentes, qui se développèrent dans la hanche, du côté droit, rendirent tout mouvement impossible ; il fallut, dès cette époque, la porter, et encore ne pouvait-on le faire sans lui arracher des cris.

Lorsqu'elle fut présentée à notre examen, elle avait la hanche droite un peu plus volumineuse que la gauche. La cuisse du côté malade était dans la demi-flexion, l'adduction et la rotation en dedans.

Il était facile, du reste, de se rendre exactement compte du degré de la difformité, en faisant coucher la malade horizontalement sur le dos, les deux épines iliaques étant ramenées à la même hauteur.

Pour maintenir cette position, la cuisse droite devait être fléchie sur le bassin à angle un peu plus que droit ; et l'adduction était assez prononcée pour porter le genou à 4 centimètres à gauche de l'axe du corps.

Avec ces symptômes locaux, on trouvait les symptômes généraux suivants : anorexie presque complète, émaciation, pâleur et sécheresse du tégument externe. Tous les soirs, un mouvement fébrile caractérisé par la chaleur de la peau, la coloration des pommettes et. la soif. Pas de sueur à la fin de l'accès ; pas de diarrhée.

Rien du côté de la poitrine.

Le 18 septembre, la malade est soumise à l'éthérisation. On commence le redressement. La flexion et l'adduction de la cuisse persistent, malgré le relâchement des muscles. Pour rompre les adhérences, on imprime au membre une série alternative de mouvements de flexion et d'extension pendant lesquels on perçoit des craquements très-manifestes.

Après la rupture des obstacles, l'extension est maintenue à l'aide d'un bandage amidonné recouvert d'attelles en fil de fer.

Le soir de l'opération, la malade a quelques nausées; elle est très-agitée, et il n'y a pas de sommeil dans la nuit du 18 au 19.

Le 19, le pouls est à 160; les pommettes sont colorées. La malade ne peut prendre qu'un bouillon; mais elle ne souffre plus.

Le 20, elle est plus calme, elle a dormi. Le pouls est tombé à 150. Accès de fièvre à deux heures du soir, mais sans frisson.

Le 21, on enlève les attelles en fil de fer; le pouls est descendu à 130. Nouvel accès à la même heure que la veille; il n'y a toujours pas de frisson au commencement de l'accès, qui se termine, au bout d'une heure, par une transpiration peu abondante.

Le 22, le pouls est à 110, et la malade peut manger un potage léger; l'accès du soir a moins d'intensité et moins de durée que celui des jours précédents.

Le 25, le pouls est à 90. Il n'y a plus de chaleur à la peau. L'accès de fièvre du soir passe inaperçu; on remarque seulement sur les trois heures un peu de chaleur sèche avec de la soif et un peu de céphalalgie. L'appétit n'est pas encore revenu; la malade ne mange presque rien. Elle continue à ne pas souffrir.

Le 9 octobre, il n'y a plus de fièvre. L'appétit se fait sentir, et à partir de ce moment l'enfant reprend des forces.

Le 13, on lui fait faire quelques pas avec ses béquilles, et les jours suivants elle continue à s'exercer à marcher. Aucune douleur ne se fait ressentir.

Le 20, on la fait marcher dans un chariot.

Quelques jours après, le bandage est enlevé. La malade ne se plaint d'aucune douleur et peut même marcher sans appareil.

Depuis, un tuteur a été appliqué, et tout fait espérer une guérison aussi complète que possible. Sa mobilité cependant n'est pas rétablie, et tout mouvement communiqué à la cuisse se transmet au bassin.

Ve OBSERVATION. — *Coxalgie chronique subaiguë. — Fausse position considérable. — Marche impossible depuis quatre mois. — Redressement facile. — Succès. — Marche possible. — Opéré depuis deux mois et demi. — Pas de mobilité dans l'articulation coxo-fémorale.*

Lechailler (Philibert), âgé de cinq ans et demi, entre le 18 août 1859 à l'hospice de la Charité ; il est couché au n° 1 de la salle Saint-Philippe.

Cet enfant présente des symptômes de tumeur blanche sur diverses articulations. Depuis huit mois, la hanche du côté gauche est sérieusement atteinte. Il y a quatre mois que le jeune malade ne sort pas de son lit.

Au moment de son entrée, la difformité acquise est déjà considérable. La flexion de la cuisse approche de l'angle droit ; mais l'adduction est peu prononcée. A peine le genou du côté dévié dépasse-t-il de 2 centimètres l'axe du corps.

Si l'on cherche à ramener la face postérieure du fémur sur le plan horizontal, la cambrure des reins se prononce alors, et la perpendiculaire abaissée du sommet de cette cambrure sur le plan horizontal égale environ 8 centimètres.

Empâtement général de la région fessière. — Douleurs aux moindres mouvements. — Aucune mobilité dans l'articulation coxo-fémorale.

Opération le 24 août.

Le redressement s'obtient facilement. Une fois l'anesthésie produite, une partie des mouvements se passe dans l'article. — Bandage amidonné ; attelles en fil de fer. Pas d'accidents consécutifs.

Jusqu'au 8 octobre, le malade est maintenu dans son bandage.

Le 8 octobre, on constate l'amélioration suivante : la déformation a en partie cessé; pour que le malade repose sur un plan horizontal, il suffit que le fémur soit légèrement fléchi, et légèrement en dedans.

La flexion du fémur ne forme plus qu'un angle d'environ 10° avec le plan horizontal, et l'adduction est presque complète ; le condyle interne vient correspondre à une distance d'un centimètre de celui du côté opposé.

Les mouvements ne se sont pas rétablis. La moindre impulsion communiquée à la cuisse se transmet au bassin.

La région de la hanche est encore légèrement tuméfiée au niveau du pli de l'aine, où des ganglions engorgés effacent le pli génito-crural.

Le 10 octobre, le membre est placé de nouveau dans un bandage amidonné; on fait en même temps l'extension continue pour maintenir l'amélioration réalisée. — Au bout de peu de jours, le malade est placé dans le chariot; il y reste environ une heure et demie chaque journée.

Le 15 novembre, le malade peut marcher seul, à l'aide d'un bâton seulement pour s'appuyer. Les symptômes physiques de la coxalgie s'améliorent, en même temps que la douleur a cessé, et que la marche permet ainsi au malade de reprendre plus rapidement des forces.

VIe OBSERVATION. — *Coxalgie chronique peu ancienne. — Marche impossible depuis deux mois. — Torsion vicieuse modérée.—Adhérences légères. —Quelques mouvements antérieurs possibles. — Opération. — Réussite. — Marche sans claudication. —Persistance de quelques mouvements.*

Talluyer (Mariette), âgée de dix ans et demi, entre, le 10 du mois d'avril 1859, à l'hospice de la Charité, salle Sainte-Marie, n° 33.

Il y a deux mois, en sautant à la corde, cette enfant fut prise subitement de douleurs vives dans la hanche droite, avec impossibilité de mouvoir le membre.

A son entrée, le 10 avril, elle est dans l'état suivant :

Décubitus sur le côté sain. — Inclinaison latérale du tronc, de telle sorte que la ligne médiane du corps prolongée passe au milieu du mollet du côté sain porté dans l'adduction ; la hanche droite est saillante ; le membre est placé dans l'abduction, et la rotation en dehors. — Légère flexion, et abaissement de l'épine iliaque correspondante. — Allongement apparent de 10 centimètres. — Tous les mouvements communiqués sont douloureux ; ils se passent tous dans la dernière partie de la colonne vertébrale.

En ramenant les deux épines iliaques sur le même plan, si l'on cherche à déterminer exactement la position vicieuse, on constate que la flexion mesure 25 centimètres, et l'abduction 15 centimètres. — J'entends spécifier par là, d'une part, l'éloignement du condyle interne dévié à partir de la ligne médiane ; d'une autre part la perpendiculaire abaissée du creux du jarret sur le plan horizontal.

Si l'on ramène le membre malade au contact de l'autre et à la rencontre du plan horizontal, l'allongement apparent se prononce alors de 10 centimètres, et la courbure décrite par la colonne lombaire, comme nous l'avons dit précédemment, mesure au moins 8 centimètres dans la partie la plus élevée.

L'enfant ne sort pas du lit, qu'il garde presque depuis le commencement de l'affection.

Le 25 avril, on procède à la réduction. A peu de chose près, la difformité a disparu, après un quart d'heure d'efforts. — Soulagement immédiat dès les premiers jours, et pas d'accidents.

Le 20 juin, l'appareil est levé, et la malade placée dans

une grande gouttière. — Douche sur la cuisse. — Tonique à l'intérieur.

Depuis cette époque, Mariette Talluyer, qui a pu faire quelques pas dès les premiers jours, va de mieux en mieux ; bientôt elle reste la plus grande partie de la journée de bout et marche sans fatigue.

Elle quitte le service le 1er juillet, dans l'état suivant : l'allongement apparent est alors seulement de 2 centimètres, l'abduction de 8 cent., la flexion de 12 cent. — Ce dernier symptôme entraîne nécessairement une certaine cambrure des reins. Les mouvements de flexion et d'extension ne sont possibles que dans une limite peu étendue ; l'adduction est presque nulle.

L'enfant ne souffre plus ; elle marche sans claudication apparente. Pour cela, elle projette le membre malade dans l'abduction et la rotation en dehors ; le membre sain, au contraire, se porte, dans une légère adduction, la pointe du pied en dedans, la colonne incurvée et le tronc incliné à gauche.

VIIe OBSERVATION. — *Coxalgie chronique datant de neuf mois. — Position vicieuse exceptionnelle. — Adduction. — Flexion. — Rotation en dedans. — Marche possible après l'opération. — Pas d'accidents. — Opéré depuis un mois et demi.*

Rabatel (Louis), âgé de six ans cinq mois, entre, le 19 septembre 1859, à l'hospice de la Charité, salle Saint-Philippe, n° 33.

L'enfant renseigne mal sur les antécédents. On voit sur la hanche des traces de vésications nombreuses. Les symptômes de coxalgie ont débuté il y a environ dix mois.

La constitution de l'enfant est faible, la pâleur et l'amaigrissement portés à un degré peu ordinaire.

Quand on fait reposer le malade sur un plan horizontal,

les deux épines iliaques étant au même niveau, le membre du côté sain complétement étendu, on constate ce qui suit :

La cuisse du côté malade est fléchie ; la flexion sur le bassin forme un angle aigu prononcé.

Le genou dépasse de 4 centimètres le niveau de l'épine iliaque du côté opposé. Ce dernier symptôme mesure en même temps l'adduction.

L'on pourrait dire que le genou dépasse de 10 centimètres le plan tangent à la face externe de la cuisse opposée.

La jambe, dans cette position, est fléchie complétement sur la cuisse ; le talon touche l'ischion, et la face postérieure de la jambe correspond à toute la face postérieure de la cuisse.

Des mouvements légers se passent pourtant dans le genou ; tout ce que l'enfant peut faire, c'est de ramener le talon au niveau du genou sain, et déjà, pour opérer ce mouvement, du côté malade l'épine iliaque s'élève de près de 1 centimètre.

Si l'on exagère ce mouvement pour essayer de faire reposer les deux membres parallèlement, l'épine iliaque du côté malade s'élève de plus en plus, et les reins se cambrent ; on ne peut, du reste, arriver à le faire complétement, la douleur empêchant de continuer.

La marche est tout à fait impossible ; depuis cinq mois l'enfant ne sort pas du lit ; le membre malade est complétement atrophié ; on sent à peine quelques mouvements dans l'articulation coxo-fémorale, et ces mouvements, pour se produire, doivent être exécutés dans le sens de l'exagération de la flexion.

Toutes ces manœuvres, malgré les ménagements qu'on y met, ne peuvent s'exécuter sans faire crier le malade.

L'opération a eu lieu, les premiers jours d'octobre, suivant les procédés ordinaires et avec les soins consécutifs habituels. Après l'anesthésie, le redressement a été obtenu sans beaucoup d'efforts. Les muscles empêchaient une partie de la mobilité. Des craquements manifestes ont accusé quelques adhérences faciles à rompre.

Actuellement, 15 novembre, l'enfant se lève depuis quinze jours ; au moins une heure, chaque jour, il s'exerce dans le chariot ; aucune douleur n'est survenue à ce moment.

Le bandage amidonné, refait dans plusieurs parties, reste encore appliqué. Aucun accident n'a eu lieu. Depuis que les douleurs ont cessé et que l'exercice est possible, la santé générale s'est améliorée beaucoup.

VIIIe OBSERVATION. — *Coxalgie chronique datant de trois ans. — Abduction et flexion du membre. — Fausse position très-considérable. — Adhérences. — Difficultés dans les manœuvres. — Marche possible après l'opération. — Opéré depuis un mois et demi.*

Dador (Louis), âgé de neuf ans, entre le 22 juillet 1859, à la Charité, salle Saint-Philippe, n° 35.

La maladie a débuté, il y a environ trois ans, probablement sous l'influence de l'humidité.

Actuellement, quand on veut faire reposer l'enfant sur un plan bien horizontal, les deux épines iliaques étant au même niveau, on constate alors les phénomènes suivants :

1° La cuisse est fléchie à peu près à angle droit sur le bassin ;

2° Le condyle interne du fémur est écarté du plan vertical médian d'une distance de 24 centimètres;

3° Le membre est dans la rotation en dehors.

Quand on veut faire poser le fémur du côté malade sur le plan horizontal, pour rendre les deux jambes parallèles, il se produit les déformations suivantes :

1° La colonne lombaire se cambre ; la hauteur de cette cambrure peut être évaluée à 8 centimètres ;

2º L'épine iliaque droite s'abaisse d'environ 3 centimètres, pendant que le bassin éprouve un mouvement de
torsion en vertu duquel elle devient en même temps plus
antérieure;

3º Le membre droit paraît allongé d'au moins 10 centimètres;

4º La douleur empêche d'amener le fémur jusque sur le
plan horizontal.

Le malade ne peut marcher qu'avec deux béquilles, en
touchant seulement le sol de l'extrémité des orteils du
côté malade, les reins fortement cambrés, le corps pen-
ché en avant.

Au moment de l'entrée du malade, la hanche est douloureuse, empâtée surtout à la racine du membre. — Le
moindre mouvement fait souffrir, et, en plaçant la main
sous le bassin, il est facile de se rendre compte que l'articulation coxo-fémorale ne jouit d'aucune mobilité.

Pendant quelques mois, espérant diminuer l'intensité
de ces derniers phénomènes locaux, je n'entrepris aucune
manœuvre. — Un traitement général fut seul institué. Il
était impossible, du reste, de soumettre le membre à
aucun effort continu de redressement gradué. La moindre
tentative de ce genre arrachait des cris au malade.

A la fin du mois de septembre, aucune amélioration
n'étant survenue, je me décide à opérer, craignant peut-
être la formation d'un abcès avant que le redressement
n'ait été obtenu.

Plus de vingt minutes d'efforts n'amènent qu'un résultat incomplet, et ce n'est que tout à fait à la fin qu'une dernière tentative d'extension et d'adduction permet de faire
reposer le malade sur la région dorsale, sans amener de
cambrure, les épines iliaques parfaitement au même niveau.

On éprouve à ce moment une sensation bien nette d'adhérences rompues. — Les mouvements imprimés à la

tête fémorale donnent une sensation bien manifeste de rugosité assez forte.

Malgré la rapidité avec laquelle on applique le bandage, le malade se réveille, et la douleur perçue à ce moment ramène presque immédiatement les symptômes d'une difformité légère.

Actuellement, 15 novembre, un mois et demi après l'opération, le malade se lève, et un bâton pour appui lui permet de marcher assez longtemps.

Un appareil amidonné est encore appliqué.

Les seuls accidents survenus ont été un peu de fièvre les premiers jours, mais sans gravité, néanmoins.

La difformité persiste encore, mais à un degré bien moindre.

Il sera possible, je crois, de la faire cesser complétement à une deuxième opération. La marche, en tout cas, est dès maintenant acquise, et nul doute que la santé générale ne bénéficie rapidement sous l'influence heureuse de cette amélioration locale.

IXe Observation. — *Coxalgie très-ancienne, guérie depuis deux ans. — Ankylose osseuse. — Anciens trajets fistuleux. — Flexion à angle plus que droit. — Adduction. — Perte de l'autre membre. — Le malade se traîne sur ses ischions. — Opération : section des adducteurs ; fracture du col du fémur. — Pas d'accidents consécutifs. — Opéré depuis un mois et demi.*

J'ai déjà parlé de ce fait en traitant des indications de l'opération dans les cas de coxalgies compliquées d'ankylose osseuse. Quelques mots me suffiront aussi pour rappeler l'observation.

Au mois de septembre, je reçus dans mes salles un jeune enfant de huit ans. Il présentait les symptômes suivants :

Le membre du côté droit manquait en partie. La jambe

avait été éliminée par suite d'une gangrène que le seigle ergoté avait produite.

Du côté gauche, la cuisse était fléchie à angle plus que droit sur le bassin. Le pauvre enfant, de nature très-vive, du reste, en était réduit à se traîner sur ses deux ischions.

Il est important d'ajouter que tout symptôme de coxalgie actuelle avait complétement cessé ; des trajets fistuleux persistaient encore comme traces, mais la cicatrisation était complète.

J'essayai de redresser le membre dévié, pour donner à l'enfant la possibilité de marcher droit en se servant d'une jambe de bois et d'une béquille.

L'opération fut tentée les derniers jours du mois de septembre.

Dès les premiers efforts, il fut aisé de s'apercevoir que la résistance à vaincre était considérable. Les adducteurs de la cuisse me paraissant opposer un sérieux obstacle, je les sectionnai par la méthode sous-cutanée. Malgré tout, la résistance ne cessait pas. Un effort plus énergique permit cependant au membre de s'étendre subitement ; mais j'éprouvai à ce moment la sensation bien nette d'une fracture qui venait de s'opérer au col du fémur.

Les chances me parurent bien défavorables. Il était urgent, néanmoins, de placer mon malade dans les conditions les meilleures, pour chercher à conjurer le danger.

J'appliquai tout d'abord avec un soin extrême, sur les piqûres faites à la peau, un appareil par occlusion, en établissant une compression exacte sur tout le parcours du ténotome. Un bandage amidonné fut placé, avec les précautions les plus grandes, et le malade couché dans une grande gouttière.

Les premiers jours, quelques accidents fébriles me

firent craindre de sérieuses complications. Pendant trois jours, les douleurs furent assez vives, et l'enfant restait sans sommeil. Je n'aperçus cependant aucune rougeur inflammatoire au niveau de l'aine. J'administrai quelques préparations de digitale, et peu après le calme revint.

Au bout de quinze jours, j'enlevai une partie du bandage, pour m'assurer de la cicatrisation de la plaie sous-cutanée. La guérison était complète de ce côté.

Il y a aujourd'hui plus d'un mois et demi que le malade est opéré. Aucun accident n'est survenu ultérieurement, et l'enfant, comme je l'ai déjà mentionné, peut faire le tour de son lit en se maintenant droit sur son membre fracturé.

Xe OBSERVATION. — *Coxalgie chronique sub-aiguë.* — *Abduction et flexion du membre.* — *Première opération.* — *Pas d'accidents.* — *Amélioration.*

Benoîte Sandidier, âgée de onze ans et demi, entrée le 12 mai 1859 à la Charité, salle Sainte-Marie, n° 24.

Depuis un an, sans autre cause connue que l'exposition fréquente à la pluie et aux intempéries atmosphériques, cette malade éprouve des douleurs dans la hanche et le genou gauche. Depuis trois mois, ces douleurs se sont aggravées et la malade boite. Depuis quinze jours seulement, l'enfant est alitée et les moindres mouvements développent des souffrances très-vives. Il y a de la fièvre.

La malade, placée dans une salle de médecine, est soignée comme rhumatisante pendant trois semaines.

Le traitement employé qui consista principalement en révulsifs, n'ayant au bout de ce temps amené aucun changement, on la fait passer dans une salle de chirurgie.

On constate alors que le membre malade est dans l'abduction avec légère rotation en dehors, allongement apparent, abaissement de l'épine iliaque correspondante et flexion peu prononcée.

Si l'on cherche à déterminer cette position vicieuse, on constate que la flexion mesure 12 centimètres, l'abduction 7 centimètres, l'allongement apparent près de 7 centimètres et la cambrure des reins, lorsqu'on porte le membre dans l'extension, 7 centimètres. La malade souffre au moindre attouchement. La contraction musculaire ne permet pas de préciser rigoureusement la quantité de mouvement possible dans l'articulation.

L'atrophie musculaire n'est pas très-prononcée.

Le 20 juin, on procède à la réduction qui est facilement obtenue; appareil amidonné; gouttière.

La malade est immédiatement soulagée dans les premiers jours qui suivent l'opération.

Elle ne se lève cependant qu'au bout de quinze jours environ. L'affaiblissement, suite des souffrances antérieures et des accidents de diarrhée assez graves, ont tellement accablé la malade, que l'aide de deux personnes est nécessaire pour la soutenir quelques pas seulement.

Le 14, on enlève l'appareil : la difformité s'est reproduite en partie. Toutefois, la malade continue à aller de mieux en mieux, et sort le 21 juillet pouvant marcher une partie de la journée avec ses béquilles.

Il était indiqué de tenter un nouveau redressement, mais une épidémie très-meurtrière de dyssenterie, qui sévissait alors dans les salles de médecine, nous fit craindre de prolonger trop longtemps le séjour de cette enfant.

XIe OBSERVATION. — *Coxalgie chronique datant de dix-huit mois. — Symptômes sub-aigus. — Abduction et flexion du membre. — Insuccès après une première opération. — Deuxième tentative. — Réussite. — Mort du croup.*

Berthe Gourdon, âgée de cinq ans et demi, entrée

à la Charité le 22 avril 1859, salle Sainte-Amélie, n° 7.

L'affection remonte à dix-huit mois. L'enfant est d'un tempérament très-lymphatique. A son entrée, on constate l'état suivant :

Décubitus sur le côté gauche ; la hanche droite est saillante ; le membre de ce côté fléchi se porte dans l'abduction, et la rotation en dehors.

Des douleurs très-vives sont encore accusées dans le genou du côté malade. Les mouvements spontanés sont nuls, ceux que l'on veut déterminer se passent complétement aux dépens de la colonne lombaire.

Si l'on cherche à se rendre un compte exact de la position vicieuse, on constate que la flexion de la cuisse, qui est presque à angle droit, mesure 25 centimètres au creux du jarret. L'abduction est de 18 centimètres. L'épine iliaque du côté malade est abaissée de 3 centimètres. La cambrure des reins ne peut s'évaluer au juste ; il est impossible en effet de ramener complétement la cuisse au contact du plan horizontal. Les douleurs s'y opposent. Le membre n'est pas atrophié. Depuis quelques jours seulement la marche est impossible.

J'essaie pendant quelque temps de ramener graduellement le membre à une bonne position ; mais les souffrances que la malade ressent, malgré toute la prudence avec laquelle j'agis, ne me permettent pas de continuer ; et l'opération est décidée.

Le redressement s'obtient sans efforts bien grands ; il est manifeste cependant que des adhérences cèdent.

Quinze jours après, le premier appareil est levé. Le résultat paraît alors bien imparfait ; une partie de la flexion persistant encore, la marche n'est pas possible même avec des béquilles. A peine la petite malade peut-elle se tenir droite.

Le 2 juillet, l'état ne s'améliorant pas, je procède à une nouvelle réduction qui est cette fois plus facile. Après l'opération, la malade est maintenue plus exactement dans une grande gouttière.

Au bout de peu de jours, la marche est possible. Il suffit de soutenir l'enfant en lui donnant la main.

L'amélioration semblait devoir être complète, lorsque le 20, des symptômes de croup se manifestent, et le 22, la malade succombe.

Il fut impossible de procéder à l'autopsie.

XII⁰ OBSERVATION. — *Coxalgie chronique datant d'un an. — Tumeur blanche fongueuse. — Crainte d'abcès. — Opération. — Ankylose fibreuse. — Adhérences rompues. — Réussite. — En voie de traitement.*

Françoise Froget, âgée de onze ans et demi, entre à la Charité le 28 octobre 1859, salle Sainte-Amélie, n° 19.

Malade depuis un an; depuis deux mois seulement, la marche est impossible ; la douleur, très-vive au moindre mouvement communiqué, arrache des cris à la malade. L'enfant est couchée sur le côté sain; le membre droit fléchi est porté dans l'abduction; la hanche est saillante; la colonne lombaire est fortement incurvée.

Autant que la chose peut se faire, car les souffrances trop aiguës empêchent de placer les deux épines iliaques antérieures au même niveau, la position vicieuse peut s'apprécier en disant : La flexion est, à peu de chose près, à angle droit. L'adduction ramène le genou à la rencontre de la partie moyenne de la cuisse opposée.

Le raccourcissement apparent est de 10 centimètres; la cambrure des reins ne peut être évaluée; la malade souffre trop, en effet, quand on veut faire toucher au plan horizontal le membre dévié. La hanche est volumineuse, empâtée à la racine de la cuisse.

Je l'opère quelques jours après son entrée; car, je redoute la formation d'un abcès avant que le redressement ne soit obtenu. Aucun accident ne survient.

Les efforts pour ramener la cuisse à une bonne direction, ont dû être cependant d'une certaine violence. Une fois l'articulation assouplie dans ses mouvements, il a été facile de percevoir des craquements manifestes, surtout pendant que l'abduction s'exécute.

Quinze jours après, la malade se lève et la marche est possible à l'aide du chariot.

XIIIe Observation. — *Coxalgie chronique datant d'un an et demi. — Flexion et adduction du membre. — Opération. — Adhérences fibreuses. — Craquements dans l'articulation. — Pas d'accidents. — Marche possible.*

Marie Léoutad, âgée de neuf ans et demi, d'un tempérament lymphatique scrofuleux, entre à la Charité, le 20 octobre 1859, salle Sainte-Amélie, n° 20.

Cette enfant est malade depuis un an et demi. Depuis six mois les douleurs perçues dans la hanche gauche sont devenues plus vives, et la marche n'est plus possible qu'à l'aide de béquilles, l'enfant s'appuyant un peu sur la pointe du pied gauche. Examinée au lit, la malade est couchée sur le côté sain ; le membre est fléchi et dans l'adduction ; la hanche saillante ; la colonne vertébrale est cambrée. Si, ramenant les deux épines iliaques sur le même plan, et le tronc étant appliqué sur le plan horizontal, on analyse la position vicieuse, on constate que le membre malade est fléchi à angle droit, à peu près ; cette flexion mesure en hauteur 21 centimètres, depuis le creux poplité jusqu'au plan horizontal.

L'adduction est telle que le genou vient à la rencontre de la partie moyenne de la cuisse saine un peu au-dessous de ce point.

Le membre malade étant étendu autant qu'il est possible jusqu'à la rencontre du plan horizontal du lit, et au contact de l'autre jambe, le raccourcissement apparent est alors de 7 centimètres, et la courbure de la colonne mesure 12 centimètres.

Aucun mouvement volontaire n'a lieu dans l'articulation, et la douleur est vive, dès qu'on essaye d'en communiquer. Les tentatives d'abduction font surtout souffrir la malade.

Il n'y a pas de raccourcissement réel ni d'engorgement des parties voisines de l'articulation.

Le membre malade est *atrophié*.

L'opération du redressement est faite comme à l'ordinaire, sans circonstances notables. Aujourd'hui, l'enfant est opérée depuis trois semaines. Aucun accident n'est survenu; la bonne position s'est bien maintenue, et pendant près de deux heures chaque jour, l'enfant s'exerce dans le chariot. Je ne doute pas qu'au bout de quelques mois, après l'emploi des toniques, l'usage de l'électricité localisée et des bains sulfureux, un résultat complet ne soit obtenu.

XIVᵉ Observation. — *Coxalgie fongueuse. — Déformation considérable. — Flexion et adduction du membre dévié. — Redressement brusque et application de quatre pastilles de potasse. — Sept mois après, développement d'un abcès. — Tendance à la reproduction de la difformité. — Précautions à prendre.*

A mon entrée dans les salles de la Charité, je trouvai au nº 45 de la salle Saint-Pierre, un malade opéré par mon prédécesseur, le professeur Valette.

L'opération avait eu lieu le 15 janvier 1859. A la suite du redressement, quatre pastilles de potasse ont été appliquées sous le bandage amidonné.

Au mois d'avril, déjà plusieurs fois, les appareils avaient été changés; l'enfant couchait alors dans une grande gouttière. Je continuai la médication précédente : toniques à l'intérieur, huile de foie de morue, pansement des escharres.

Au mois de juillet seulement, les plaies de la cautérisation sont cicatrisées. A ce moment, l'enfant est sorti de la grande gouttière. La marche commence à être possible avec deux béquilles ; le malade ne quittait pas le lit au moment où il fut opéré.

La difformité, très-exagérée d'après les renseignements sûrs qui me sont communiqués, est à ce moment peu considérable et je constate l'état suivant :

Pour que le malade repose sur un plan horizontal et que les deux épines iliaques soient au même niveau, il faut que la cuisse soit fléchie sur le bassin ; l'angle que le fémur forme alors avec le plan horizontal peut être évalué à 20 centimètres seulement.

Il y a une adduction très-légère et le membre est un peu dans la rotation en dehors.

Quand le malade ramène ses deux jambes parallèlement sur le plan du lit, il se produit une légère cambrure des reins, qui peut être évaluée à 2 centimètres de hauteur, du centre de la cambrure au plan horizontal.

Le membre malade paraît raccourci; ce raccourcissement est peu considérable, et, par une traction légère, l'on ramène facilement le talon du côté malade au niveau de celui du côté sain.

Il ne se passe pas de mouvement dans l'articulation de la hanche. La marche est possible à l'aide d'une béquille qui, de préférence, est tenue du côté gauche. L'enfant peut même marcher un instant en se servant de sa béquille comme d'un bâton.

Le membre du côté malade est un peu atrophié, bien moins cependant qu'à l'entrée du malade à l'hôpital.

Depuis le mois de juillet, l'amélioration fut rapide. La constitution semblait meilleure; les forces étaient revenues ; les douleurs de la hanche étaient presque éteintes et l'empâtement de la région fessière diminuait sensiblement.

Au mois d'octobre, la marche devenait possible avec un bâton seulement, et même le malade pouvait faire quelques pas sans appui.

Peut-être, à ce moment, le jeune malade abusa-t-il un peu de son rétablissement. Les douleurs, en effet, n'avaient jamais cessé complétement ; et malgré cela, l'enfant se récréait chaque jour en marchant pendant plusieurs heures.

A la fin d'octobre, la hanche se tuméfia un peu plus, le repos au lit devint obligatoire , et bientôt la formation d'un abcès fut manifeste. Enfin, de jour en jour, la difformité se reproduisait avec toutes ses formes.

Pour y obvier, j'ai placé l'enfant dans une grande gouttière ; et une extension continue a été pratiquée avec soin sur le membre malade.

Au bout de quelques jours, le membre étant ramené à une bonne position, je me décidai à ouvrir largement l'abcès.

Depuis trois semaines, la suppuration s'écoule assez abondante encore, mais en quantité moindre qu'au début ; et tout me fait espérer qu'une fois cet accident conjuré, notre jeune enfant pourra de nouveau recouvrer les avantages de la première opération.

J'ai placé cette observation parmi celles qui ont été compliquées d'accidents. Je crois cependant que les manœuvres n'ont en rien coopéré à la production de l'abcès ; et que si l'opération n'eût pas été faite avant la formation du pus, l'état du malade eût été plus grave.

J'ai, du reste, insisté déjà sur ma manière d'envisager ce point du traitement de la coxalgie.

XVe OBSERVATION. — *Coxalgie chronique datant d'un an. — Position vicieuse ; flexion et adduction du membre. — Opération. — Dyssenterie. — Trois mois après, abcès et reproduction de la difformité.*

Je range l'observation suivante parmi les insuccès et les

accidents que j'ai éprouvés ; je crois cependant qu'il serait injuste de trop accuser les manœuvres. Le succès très-certainement n'a pas suivi notre opération ; je pense néanmoins que si l'enfant n'eût pas eu à supporter le danger d'une dyssenterie grave, l'amélioration obtenue d'abord eût persisté, peut-être actuellement la guérison serait-elle complète.

Granger, Jean, âgé de huit ans et demi, entré le 24 mai, couché au n° 49 de la salle Saint-Pierre, à la Charité.

Les symptômes de la coxalgie datent du mois de novembre 1858. Au moment où nous le voyons, la marche est impossible même avec des béquilles.

La déformation est considérable. Ainsi :

1° La cuisse est fléchie à angle droit sur le bassin, lorsque l'on fait reposer le malade sur un plan horizontal, et que les deux épines iliaques sont ramenées au même niveau.

2° Il existe une adduction prononcée ; le condyle interne du fémur dévié dépasse de 4 centimètres au moins le plan latéral externe de la cuisse droite.

3° La rotation en dedans est assez forte pour que la face interne de la cuisse malade puisse toucher facilement la face antérieure du membre opposé.

Si l'on veut amener le fémur sur le plan du lit, alors la cambrure des reins se prononce ; elle mesure environ 12 centimètres.

L'épine iliaque droite s'élève de 2 centimètres et demi.

Le membre malade paraît raccourci de 10 centimètres.

L'opération par redressement a lieu au mois de juin. Aucun accident ne survient, et le bandage amidonné est enlevé vers les derniers jours du mois.

A ce moment, la difformité a de beaucoup diminué, et l'enfant peut marcher en s'aidant de béquilles.

Je voulais procéder à un redressement définitif, lorsque

le malade est atteint d'une dyssenterie grave, qui se complique ensuite d'une anasarque générale avec épanchement de sérosité, dans les plèvres, le péritoine. Les accidents ne furent pas mortels. Après l'emploi de larges vésicatoires, et l'usage des toniques à l'intérieur, la santé se rétablit peu à peu; mais pendant plus d'un mois le membre dévié resta sans appareil. Le malade se plaignait de la gouttière, elle lui fut enlevée.

Actuellement, la déviation est redevenue aussi considérable qu'au début, et depuis le mois d'octobre un abcès s'est manifesté (15 novembre).

En résumé, j'ai présenté 15 observations de coxalgies de nature diverse, traitées par la méthode du redressement brusque. — Sur ces quinze opérations :

 9 peuvent être comptées comme cas de réussite ;

 2 ont été suivies d'une amélioration notable ;

 2 fois des accidents sont survenus; une fois, 9 mois après les manœuvres; une fois, 3 mois après ;

 2 malades, opérés depuis trois semaines, sont encore en voie de traitemens ; mais ils peuvent, dès maintenant, être considérés comme sérieusement améliorés.

15

§ IV.

Remarques sur la méthode du redressement brusque ou immédiat dans la coxalgie.

Il me reste actuellement à examiner les trois questions suivantes :

 1° La méthode de M. Bonnet est-elle dangereuse?

 2° Quels sont les résultats que le praticien est en droit d'en attendre?

3° Peut-on espérer, après l'avoir employée, rendre aux articulations une certaine mobilité?

1° *La méthode de M. Bonnet est-elle dangereuse?*

Si j'en jugeais par les opérations déjà assez nombreuses que j'ai tentées, les dangers seraient peu graves, quand on opère sur des enfants.

Plus de vingt-cinq fois j'ai dû, dans diverses conditions, redresser des malades atteints de coxalgies compliquées de fausse position ; jamais je n'ai vu d'accidents sérieux être la conséquence des manœuvres.

Un seul de mes malades eut un abcès de la hanche trois mois après l'opération. Chez lui le redressement obtenu avait tout d'abord permis la marche avec des béquilles, un mois après la première tentative. Au moment où j'espérais en venir à une deuxième opération pour amener un résultat plus complet, le jeune malade fut atteint d'une violente dyssenterie. Bientôt après, comme je l'ai rapporté dans mon observation, une anasarque générale se déclarait avec épanchement dans les plèvres et dans le péritoine. Les symptômes cédèrent peu à peu à un traitement médical ; mais on conçoit quelle détérioration profonde l'économie avait eu à subir, et combien il serait injuste de trop accuser la méthode, pour un tel accident survenu ultérieurement.

Peut-être invoquera-t-on le peu de gravité de la maladie pour expliquer l'innocuité des opérations que j'ai faites. Cependant, chez tous les sujets qui se sont présentés à moi, la coxalgie existait depuis longtemps ; chez tous, la marche était à peu près impossible même avec des béquilles ; et chez la plupart, la mauvaise position était maintenue par des adhérences solides. Souvent, l'état général de mes malades était des plus mauvais, et j'ai rencontré très-certainement un assez grand nombre de coxalgies scrofuleuses.

Peut-être, dira-t-on, de nouveaux accidents surviendront plus tard, comme chez le jeune enfant que je me proposais de renvoyer au moment où j'ai dû le soumettre de nouveau à des précautions particulières. Sans pouvoir le démontrer ni l'affirmer encore complétement, je crois que dans le plus grand nombre des tumeurs blanches fongueuses, la guérison ne peut s'obtenir sans formation d'abcès ; aussi, suis-je loin d'accuser les manœuvres, surtout si la suppuration survient quatre, cinq ou huit mois après. Du reste, je le répète, une fois le redressement obtenu, cette condition offre une gravité bien moindre.

2° Peut-on espérer, en employant la méthode de M. Bonnet, améliorer le pronostic, jusqu'à ce jour si grave, de la coxalgie ?

Oui, j'en ai la conviction.

Lorsqu'on étudie avec soin quelques faits de maladies de la hanche surveillées pendant plusieurs années, on peut diviser en trois catégories les résultats que donne l'observation.

1° Quelquefois les malades guérissent complétement et sans claudication importante.

2° D'autres fois, les symptômes de la tumeur blanche cessent ; l'ankylose s'obtient, mais dans une position défavorable, et la marche n'est alors possible qu'avec beaucoup de peine.

3° Souvent, au bout d'un temps variable, des abcès surviennent ; des trajets fistuleux s'établissent ; les déviations s'exagèrent, et les malades, incapables de mouvements, souffrent davantage, et finissent par succomber dans la douleur et le marasme.

Jusqu'à présent, la première catégorie est malheureusement de beaucoup la moins remplie.

Ainsi, dans une thèse excellente, publiée récemment sur la coxalgie par M. Gibert, on trouve notés avec soin les résultats observés chez trente malades atteints de cette affection. Dix fois, au bout de quatre années, les enfants étaient morts; et ce ne fut que dans cinq ou six cas que la guérison s'obtint, sans que la marche eût été sérieusement compromise.

Je ne puis encore affirmer si tous les résultats que je considère aujourd'hui comme heureux, se maintiendront longtemps, et je devrai plus tard à la vérité et à la pratique, d'écrire l'histoire plus achevée des faits que j'ai relatés. Mais, dès maintenant, ne peut-on pas affirmer que les malades que j'ai opérés sont plus aptes à une guérison radicale? Ils souffrent moins, ils marchent, et sans contredit, c'est là une condition importante pour que l'état général s'améliore et que le malade guérisse.

J'ai réservé pour la fin de ce mémoire une dernière question à étudier.

3° Doit-on espérer rendre aux articulations redressées une certaine mobilité?

Jusqu'à présent, j'ai été rarement assez heureux pour arriver à une réussite complète. Je crois que dans la plupart des observations où l'ankylose existe depuis longtemps et où l'on a à vaincre des adhérences solides, il ne faut compter que bien peu sur le rétablissement des mouvements articulaires. Le raisonnement, ce me semble, faisait prévoir cette conclusion et l'expérience l'a confirmée. Même dans les cas où il s'agit d'ankylose incomplète, pour peu qu'il y ait encore une légère inflammation chronique, n'est-on pas obligé de laisser longtemps les malades immobilisés dans une position convenable sous le bandage amidonné? Quoi de plus naturel alors que de voir les adhérences se reformer! A plus forte raison, le même résultat surviendra quand il s'agira d'ankyloses complètes.

Du reste, il y a une compensation à cet inconvénient, comme le fait observer M. Barrier : « Cette nouvelle anky- « lose annule l'action des muscles dont la rétraction tend « aussi à revenir et pourrait, sans la résistance de ces « adhérences nouvelles, reproduire la mauvaise situation « de l'ankylose primitive. »

En effet, si l'on parcourt avec attention les faits que j'ai cités, on verra en effet, chez plusieurs de mes malades, avec quelle facilité les déviations se reforment, quand on commet la faute, ou d'enlever trop vite le bandage ami-donné, ou de laisser quelque temps les parties sans l'appareil qui maintient la bonne position.

J'ai dit que l'expérience a prononcé pour juger ce point de pratique. En effet, dans les cas où M. Bonnet lui-même avait opéré le redressement pour des ankyloses incomplètes, souvent le membre n'a plus joui d'aucun mouvement.

C'est ce qui est arrivé pour le premier malade qui fait le sujet de sa première clinique et dont l'observation est détaillée à la page 92 de son dernier ouvrage.

En voici le diagnostic : *Coxalgie avec flexion, adduction, ankylose incomplète et inflammation chronique.*

M. Bonnet, au moment où il écrivait, ne pouvait encore rapporter l'observation complète. Au 14 janvier 1859, M. Gibert a vu ce malade. Il n'y avait plus de déviation de la cuisse, ni du bassin. Ce résultat obtenu était, sans contredit, le plus important; mais les mouvements communiqués étaient nuls, tous se passaient dans les articulations sacro-coxales. Peut-être les partisans exagérés de la méthode rejetteront-ils ce fait, le traitement consécutif n'ayant pas été conduit par M. Bonnet lui-même. D'après M. Gibert, cependant, toutes les précautions conseillées par le chirurgien de Lyon, auraient été parfaitement mises en usage. Et du reste, bien d'autres observations pourraient être citées. Chez tous mes malades, excepté chez un seul, jamais les mouvements n'ont été rétablis dans une limite étendue. Chez la plupart cependant, j'ai souvent cherché à ramener par des mouvements artificiels et gradués la mobilité de l'articulation ; j'ai toujours échoué.

Je l'avoue, si je possédais un appareil assez parfait pour réaliser d'une façon utile ces mouvements dans la hanche, sans faire souffrir le malade, et néanmoins en procédant avec une certaine intensité, j'abandonnerais la méthode de redressement brusque pour faire bénéficier mes malades de tous les avantages d'un redressement continu, gradué, sans douleurs, comme je l'obtiens toujours dans la plupart des tumeurs blanches graves du genou. Alors, une fois le redressement opéré, les chances de mouvement seraient sans contredit plus grandes, l'articulation n'ayant été soumise qu'à peu de traumatisme.

Malgré les quelques observations qu'on pourra recueillir où les mouvements auront été rétablis, même après des ruptures considérables, je persiste à dire que l'exception confirme la règle et que, le plus souvent, c'est un résultat inverse qu'on obtient. Lorsque, à la suite du redressement brusque, les malades recouvrent une certaine mobilité dans l'articulation, c'est malgré l'opération que ce succès arrive, et très-certainement le fait est rare. Que l'on ne se fasse donc pas illusion : le redressement brusque s'adresse surtout à la restitution de la forme.

L'opération détermine indubitablement dans l'article des conditions de traumatisme peu favorables à la restitution des mouvements, et qui souvent nécessitent, même pour un temps assez long, l'abstention complète de toute tentative dans ce sens.

Il y a quelques années, je soignai une jeune femme

atteinte d'ankylose fibreuse considérable des deux genoux. La marche était complétement impossible, et depuis six mois l'on portait la malade incapable de toute progression. Un traitement de six mois suffit pour rendre aux deux jambes leur direction naturelle et la totalité des mouvements articulaires qui, depuis lors, a été parfaitement conservée. Tous les jours la malade était soumise à une extension continue et graduée, de façon à ne jamais déterminer la moindre douleur importante. Si j'avais voulu procéder brusquement, il est évident que le traumatisme aurait amené, pendant quelques jours, une inflammation consécutive plus ou moins grande. Une immobilité de quelque durée serait devenue indispensable, et pendant ce temps, des adhérences se seraient reconstituées. Au contraire, en agissant graduellement, des phénomènes physiologiques réparateurs se sont opérés dans la jointure : sans être rompus, les ligaments enraidis ont peu à peu cédé et les muscles atrophiés et raccourcis ont pu être ramenés à une constitution meilleure ; enfin la synoviale respectée a pu sécréter de nouveau, et l'articulation jouir complétement de toutes ses fonctions.

J'ai vu plus d'une fois des ankyloses rhumatismales de l'épaule rompues en une seule séance. Immédiatement les mouvements étaient rétablis, il est vrai, mais pour éviter toute chance de lésions consécutives, l'immobilité devait être employée, pendant un temps variable, sous le bandage amidonné ; puis, une fois l'appareil enlevé, le praticien se retrouvait devant la même difficulté : l'ankylose s'était reproduite.

C'est pourquoi, si un malade affecté seulement d'une ankylose de la hanche, mais sans déviation, se présentait à moi, je n'hésiterais pas à lui refuser l'opération ; car, j'ai la conviction que ce serait le soumettre à des manœuvres inutiles et même dangereuses dans une certaine limite. Le succès, dût-il être obtenu, me semblerait d'une minime importance, parce qu'il est fréquent de voir des malades affectés d'ankylose de la hanche marcher néanmoins sans claudication.

Une seule condition m'a paru se prêter mieux que les autres au rétablissement de la mobilité : c'est celle des cas dans lesquels il existe quelques adhérences fibreuses compliquées de rétraction musculaire considérable, sans inflammation chronique. Dans ces ankyloses, l'obstacle principal provenant de l'action anormale des muscles, il est facile de le surmonter par la ténotomie. Les adhérences ne jouant alors qu'un rôle accessoire, le chirurgien n'est pas obligé de soumettre l'articulation à des manœuvres trop fortes ; le bandage peut être laissé peu de jours, et l'on voit alors les mouvements se rétablir graduellement.

Je puis citer à l'appui de cette opinion le malade de ma première observation. Chez lui, l'ankylose et la mauvaise position dépendaient à la fois et d'adhérences fibreuses et d'une rétraction musculaire considérable. Après une première tentative, le résultat a été très-incomplet ; les adhérences seules avaient été rompues, mais la mauvaise position persistait en partie, et les mouvements ne se rétablissaient pas. Dans une deuxième opération, la section des adducteurs a permis un redressement plus complet. Depuis lors, la marche est possible à peu près sans claudication, et des mouvements assez étendus se passent dans la jointure coxo-fémorale.

Parmi tous les malades que j'ai opérés jusqu'à ce jour, c'est le seul cas que je puisse citer à l'appui du rétablissement fonctionnel complet. Je n'entrevois, du reste, rien de décourageant dans ce résultat ; assez d'autres avantages me semblent dépendre de l'emploi de la méthode pour que l'on ne puisse pas se montrer trop exigeant sur un point, après tout, d'une importance peu capitale.

En résumé, les conclusions suivantes me paraissent ressortir de l'ensemble des faits consignés dans ce mémoire :

1° La méthode de redressement brusque, appliquée au traitement de la coxalgie chronique avec déviation et ankylose, peut fournir des succès nombreux, quand on réalise l'opération dans des conditions favorables.

2° Dans les cas de coxalgies aiguës, le redressement doit toujours être employé. A plus forte raison, le praticien devra chercher à maintenir la bonne position, quand la maladie ne se compliquera pas de déviation.

3° Dans les cas de coxalgies chroniques, l'opération est le plus souvent indiquée, si la mauvaise position ne s'accompagne pas d'abcès ou de trajets fistuleux.

4° Dans ces dernières conditions, les tentatives de redressement ne seront jamais faites qu'avec une réserve extrême. Le raisonnement et l'expérience en ont démontré tout le danger.

5° La méthode du redressement brusque a surtout pour résultat la restitution de la forme dans les articulations déviées.

6° Elle permet rarement le rétablissement de la mobilité.

7° Si le chirurgien avait à sa disposition un moyen facile pour redresser peu à peu une deviation de la hanche sans faire souffrir les malades, nul doute qu'il ne fallût accepter cette manière de procéder.

Dans toutes les opérations que j'ai tentées, il m'a semblé utile de prendre toujours les précautions suivantes :

a. Préférer soumettre le malade à une deuxième séance, plutôt que de trop violenter l'articulation.

b. Chercher surtout à remédier à la flexion : j'ai vu beaucoup de malades marchant sans claudication importante, bien qu'ils présentassent encore des déviations considérables d'adduction ou d'abduction. La flexion m'a toujours semblé, au contraire, s'opposer plus complétement à la marche.

c. Il est très-important de ne jamais laisser les malades sans appareil convenable pour s'opposer aux déviations nouvelles. Après l'enlèvement du premier bandage amidonné, un second doit être immédiatement appliqué.

Si la déviation ne s'est nullement reproduite, on place un tuteur et l'on fait marcher le malade avec précaution.

La nuit, l'enfant sera couché dans une grande gouttière.

d. J'ai jugé très-utile de substituer à l'exercice avec les béquilles la marche dans un chariot roulant. On ne craint pas, en agissant ainsi, de voir les malades tomber, comme cela arrive si souvent quand il est impossible d'exercer sur eux une surveillance exceptionnelle.

En se servant du chariot, les malades se sentent mieux soutenus et l'exercice peut être supporté plus longtemps sans fatigue.

e. Il est indispensable de garder les jeunes enfants longtemps pour voir la guérison se consolider et pour parer aux accidents consécutifs qui pourraient arriver.

f. Pour remédier à l'atrophie musculaire, qui résulte souvent, soit de la maladie, soit des appareils contentifs employés pendant longtemps, on mettra en usage l'électricité localisée, les douches et les bains de vapeur.

Traiter des indications du redressement brusque dans les diverses variétés de la coxalgie ; indiquer les résultats auxquels je suis arrivé; établir, comme conséquence, le pronostic de la méthode, si je puis parler ainsi, tel était le triple but que je m'étais proposé et que je désire avoir atteint. Puis-je espérer que les faits que j'ai relatés serviront à vulgariser la méthode du maître regretté de l'École de Lyon ? C'est le seul but auquel je m'estimerais très-heureux d'arriver.

Je ne terminerai pas, toutefois, sans remercier les internes de mon service de leur coopération par tous les soins assidus qui ont été donnés aux malades, et des notes qu'ils m'ont communiquées pour la rédaction de mes observations.

OBSERVATIONS ET REMARQUES

SUR LA RUPTURE DE L'ANKYLOSE DU GENOU ET DE LA HANCHE
D'APRÈS LA MÉTHODE DE M. LE PROFESSEUR BONNET

PAR M. LE DOCTEUR PHILIPEAUX

Membre de la Société impériale de médecine de Lyon.

Plusieurs chirurgiens de Paris, après avoir lu attentivement le dernier ouvrage de M. Bonnet, ont été étonnés de n'y point trouver d'observations destinées à prouver qu'à l'aide de ses procédés opératoires, on peut obtenir des résultats avantageux et surtout définitifs. Ils auraient voulu voir consignés dans cet opuscule, des faits de rupture d'ankyloses datant de quelques années, et dans lesquels les redressèments opérés s'étaient maintenus.

Sûrement, si la mort ne l'eût frappé si vite, M. Bonnet se serait empressé de répondre à des vœux si légitimes. Sans nul doute, il aurait fait suivre l'exposition didactique de ses derniers travaux d'une série de faits capables d'en corroborer la valeur.

La chose lui eût été facile pour les malades qu'il a revus quelques années après les avoir opérés, et chez lesquels les résultats obtenus s'étaient parfaitement maintenus. Mais si le temps a manqué à M. Bonnet pour faire connaître les résultats définitifs de l'application de ses procédés opératoires, il est du devoir de ceux qu'il a initiés à ses travaux d'accomplir l'œuvre inachevée du maître, et de citer les cas dont ils ont été les témoins, et qui peuvent, par leurs résultats, répondre aux vœux si légitimement exprimés par les chirurgiens de la capitale. Ce sont ces motifs qui m'engagentà relater ici les observations qui vont suivre.

Ire OBSERVATION. — *Ankylose complète du genou datant de deux années, et survenue à la suite d'un rhumatisme aigu. — Redressement et marche cinq semaines après l'opération.*

Au commencement du mois d'août 1851, M. Bonnet fut consulté pour une jeune fille âgée de dix-neuf ans, d'une bonne constitution, qui avait le genou ankylosé à angle aigu. Deux ans auparavant, elle avait eu une arthrite très-intense qui lui avait causé les plus vives douleurs, et l'avait retenue au lit pendant six mois. Les souffrances avaient cessé depuis un an à peu près, et l'on avait affaire à une ankylose sans aucune complication.

Le talon du côté malade touchait la partie interne et inférieure du genou sain. Lorsque la malade était aussi redressée que possible, il y avait un raccourcissement de 29 centimètres. Les adhérences étaient si solides, qu'il était aussi impossible de déterminer un mouvement dans le genou que dans une fracture entièrement consolidée.

Le 11 août, cette malade fut opérée en présence de M. Brée, chirurgien principal de l'hôpital militaire de Lyon, et de MM. Thomas, Legouest, Carmouche, chirurgiens majors. Comme les muscles fléchisseurs étaient peu saillants, M. Bonnet pensa qu'il fallait rompre l'ankylose, et obtenir un commencement d'extension avant de les diviser. Le triceps ayant été coupé à travers deux piqûres, et dans une étendue de 8 centimètres à peu près, des efforts de flexion répétés cinq ou six fois suffirent pour rompre l'ankylose. Cette rupture se fit avec des craquements perceptibles à l'oreille de tous les assistants. La jambe ayant été étendue autant que possible, l'opérateur fit la section du biceps et de l'aponévrose fémorale-externe par son procédé antéro-postérieur ; la section du faisceau interne des muscles du jarret ne parut pas nécessaire. On fit alors des tractions énergiques sur la jambe, combinées avec des pressions sur les parties antérieure et interne du genou, et alternant avec des mouvements étendus de flexion et d'extension : au bout de quatre ou cinq minutes de ces manœuvres, un redressement presque complet était obtenu ; il restait seulement un peu d'abduction de la jambe.

L'opération terminée, le genou fut plié autant qu'il l'était avant, et placé dans une gouttière articulée qu'on pouvait étendre ou plier à volonté. On n'y fit aucune application locale. Il y eut de la douleur et de la tuméfaction pendant les deux premiers jours. Le troisième, la chaleur et les douleurs avaient presque entièrement disparu. Le quatrième jour (15 août), on commença l'extension graduelle au moyen d'une vis de rappel mordant sur une roue dentée placée sur le côté externe du genou et faisant marcher l'appareil ; tous les jours on put accroître l'extension.

Le 29 août, dix-huitième jour, le raccourcissement n'étant plus que de 4 centimètres, le membre fut placé dans la gouttière droite, il y resta jusqu'au 12 septembre, un peu plus d'un mois après l'opération. Ce jour-là on plaça le tuteur, qui prend son point d'appui sur l'ischion (fig. 4, p. 11), et dès le lendemain la malade put marcher avec une canne dans les appartements. Le 16 août, moins de cinq semaines après l'opération, elle put quitter, marchant sans béquilles, la maison de santé où elle était entrée, et elle resta à Lyon jusqu'au 25, se promenant chaque jour, et pouvant faire dans la rue et avec une canne des marches de plus en plus étendues. Sans le tuteur elle ne pouvait se soutenir ; mais si on le laissait constamment en place, l'extension perma-

nente produisait de la douleur ; celle-ci était soulagée par
des mouvements de flexion et d'extension. M. Bonnet recommanda de les faire au moins trois fois par jour pendant
un quart d'heure à une demi-heure, en s'aidant d'une
corde et d'une poulie.

Le tuteur articulé au niveau du genou était muni d'un
verrou que l'on tirait pour exécuter les mouvements, et
qu'on laissait retomber pour faciliter la marche.

IIᵉ Observation. — *Ankylose angulaire du genou droit, résultat d'une arthrite aiguë de cause rhumatismale. — Section sous-cutanée du triceps crural ; rupture de l'ankylose.
— Traitement consécutif : redressement complet de la
jambe. — Emploi de l'appareil de sustentation pour faciliter la marche. — Guérison.*

Madame Bosquet, de Jemmapes, près de Mons, en Belgique, âgée de 51 ans, douée d'une forte constitution, fut
atteinte, il y a environ douze ans, d'un rhumatisme qui,
après s'être porté sur toutes les principales articulations,
se fixa sur le genou droit. Malgré les soins empressés et de
tous les instants apportés à la guérison de cette maladie,
cette affection ne put être enrayée d'une manière complète. Le genou resta sensible, tuméfié, et devenait même
douloureux à la suite d'une marche un peu longue.

Quatre années après le début de son rhumatisme, cette
dame fit une chute sur le genou affecté, qui lui occasionna
une arthrite très-intense, et la retint au lit pendant plusieurs semaines. Depuis cette époque, une inflammation
pseudo-membraneuse s'étant emparée de l'article, le genou se tuméfia, la jambe se fléchit de plus en plus, et la
marche devint impossible sans béquilles.

Pour arrêter le mal, on plaça, en 1848, quatre cautères
sur les parties latérales du genou, et, une année après, on
pratiqua sur les mêmes points une cautérisation transcurrente avec le fer rouge.

Ces traitements, le dernier surtout, firent cesser en grande partie la douleur, mais la difformité ne put disparaître; elle ne subit même aucune amélioration notable.

Madame Bosquet, ayant constaté l'inutilité de tous les traitements employés pour combattre la difformité dont elle était atteinte, résolut de quitter son pays pour venir se mettre entre les mains d'un chirurgien, dont les travaux scientifiques la portaient à penser qu'il pourrait la débarrasser de la lésion qui mettait une si grande entrave au bonheur de son existence. Elle se rendit, à cet effet, au commencement du mois d'avril 1853, à Lyon, pour y consulter M. le professeur Bonnet.

Attaché à la pratique de ce chirurgien, je constatai avec lui la lésion suivante:

Le genou droit était tuméfié; la peau qui le recouvrait portait les traces indélébiles des cautérisations qui y avaient été pratiquées. La jambe était tellement fléchie sur la cuisse, qu'il y avait environ 18 centimètres de raccourcissement d'un talon à l'autre; elle était, en outre, dans l'abduction et la rotation en dehors. En cherchant à faire exécuter à l'article quelques mouvements, la jambe pouvait à peine se mouvoir de quelques degrés, signe non équivoque d'une ankylose fibreuse de l'articulation tibio-fémorale. Les tendons du jarret étaient très-peu rétractés, ainsi que le faisceau aponévrotique du fascia lata.

M. Bonnet, jugeant ce cas favorable pour faire la rupture de l'ankylose, résolut de tenter cette opération sans plus de retard. Madame B... fut fortement encouragée de se soumettre aux propositions que lui faisait M. Bonnet par M. le docteur Pomiès, médecin de l'Hôtel-Dieu de Lyon, qui avait eu plus d'une fois l'occasion d'assister ce chirurgien dans de semblables opérations, et qui avait pu apprécier bien souvent les résultats avantageux qu'offrait un pareil traitement chirurgical.

Le 9 avril 1853, M. Bonnet procéda à l'opération suivante :

Après avoir fait éthériser la malade, il fit la section sus-rotulienne du muscle triceps crural, en suivant le procédé indiqué dans ses ouvrages, et ne voulut pas couper ensuite les tendons du jarret, qui ne lui paraissaient pas suffisamment rétractés.

Cette section accomplie, il procéda à la rupture de l'ankylose. A cet effet, il fléchit fortement la jambe sur la cuisse, détacha, par suite, les adhérences de la rotule au tibia, et par des mouvements alternatifs de flexion et d'extension combinés avec des tractions énergiques sur la jambe portée dans l'adduction et des pressions qu'un aide exécutait sur les parties interne et antérieure du genou, il obtint, au bout de quelques minutes (dix environ), un redressement presque complet, et la cessation de l'abduction et de la rotation de la jambe en dehors. L'opération terminée, le genou fut plié autant qu'auparavant, et placé dans l'appareil à redressement figuré page 153 de ce volume, et dont il se servait alors.

Madame B..., en se réveillant, déclara n'avoir éprouvé aucune souffrance, et remercia, dans les termes les plus affectueux, celui qui, par cette opération, venait de la délivrer d'une difformité qui lui causait tant de chagrin.

On ne fit aucune application locale sur le genou. Pendant les quelques jours qui suivirent, il y eut de la tuméfaction et de la chaleur dans l'article ; mais ces symptômes se dissipèrent peu à peu.

Le 16 avril, c'est-à-dire le septième jour de l'opération, on commença l'extension graduelle de la jambe au moyen de la vis de rappel mordant sur la roue de l'appareil ; mais on fut obligé bientôt de ne faire cette extension que d'une manière insensible, et même on dut y renoncer pendant quelques jours, tant la douleur qu'elle provoquait était vive.

Cette partie du traitement fut reprise le 23 avril, époque à laquelle les douleurs devinrent moins vives et plus supportables. Mais alors madame B..., dont la constitution éminemment pléthorique la prédisposait aux congestions cérébrales, fut atteinte de maux de tête violents, de fluxions vers les organes thoraciques qui nécessitèrent, à plusieurs reprises, l'emploi de révulsifs sur le tube intestinal et de sinapismes sur la jambe non malade. En même temps que ces accidents se manifestaient, des douleurs vives se déclarèrent à l'épigastre ; elles furent le prélude d'une affection gastro-intestinale qui se déclara, et à laquelle madame B... était sujette depuis plusieurs années. La production d'une grande quantité de gaz dans les intestins en fut la conséquence. Cette maladie ne cessa qu'après l'emploi du charbon végétal de Belloc administré suivant les indications de ce médecin.

Ces symptômes intercurrents rendirent cette dame très-malade, la firent considérablement souffrir, et empêchèrent d'accomplir avec toute la sévérité voulue l'extension graduelle de la jambe. Cependant, malgré toutes les péripéties qu'il fallut traverser, malgré les douleurs sympathiques que cette affection du tube intestinal occasionnait dans le genou affecté, l'extension de la jambe fut complète vers le 20 mai, époque à laquelle on remplaça l'appareil à redressement par le tuteur articulé disposé pour la flexion et l'extension du genou, et qui est figuré page 154 de ce livre. La gouttière destinée au redressement de la jambe fut inutile dans cette circonstance, parce que l'appareil articulé dans lequel la jambe avait été placée après l'opération, avait été suffisant pour opérer le redressement du membre.

Madame B... resta sans marcher pendant une huitaine de jours encore, sa jambe se trouvant immobilisée par le tuteur qui l'emboîtait. Mais alors (29 mai), M. Bonnet ayant recommandé à madame B... de faire exécuter à sa jambe des mouvements d'extension et de flexion, au moins trois fois par jour et pendant un quart d'heure chaque fois, en s'aidant d'une corde et d'une poulie, la douleur du genou disparut en grande partie, et cette dame put bientôt, avec son tuteur, exécuter quelques pas dans la chambre.

Au commencement de juin, elle put entreprendre des courses en s'aidant d'une seule béquille, et se promener dans ses appartements sans autre soutien que son tuteur.

Depuis cette époque, l'amélioration est allée toujours en augmentant. Des frictions avec un mélange térébenthiné ont donné au genou plus de force qu'il n'avait primitivement, et lorsque cette dame a quitté Lyon pour retourner dans son pays natal (le 28 juin), sa jambe était aussi droite que l'autre. La marche était facile avec le tuteur, et la douleur du genou était si faible qu'elle n'empêchait pas cette dame de faire, avec son appareil de support, des courses d'une heure et demie environ, sans être incommodée.

Voilà sans contredit l'un des plus beaux résultats que l'on puisse obtenir de la rupture de l'ankylose combinée avec les sections sous-cutanées. En effet, la difformité a pu être complétement vaincue, la jambe a pu être totalement redressée, le genou a repris à peu près sa forme, et la marche avec une canne a succédé à la marche avec des béquilles.

Cette observation montre donc les grands avantages que l'on peut retirer de cette précieuse méthode de traitement, qui, en agrandissant le cercle des moyens proposés jusqu'ici contre de pareilles lésions, procure des résultats si avantageux pour les malades et si consolants pour ceux qui peuvent les réaliser.

Un an environ après le succès que M. Bonnet avait obtenu chez cette malade, ce chirurgien put constater, dans un voyage qu'il fit en Belgique, que le résultat s'était maintenu, et que cette dame pouvait faire des courses assez longues sans souffrances.

III° OBSERVATION. — *Ankylose de la hanche consécutive à une coxalgie ; — rupture de l'ankylose par des mouvements forcés ; — redressement du membre. — Emploi des manœuvres destinées à rétablir la mobilité dans l'articulation coxo-fémorale; — rétablissement partiel des mouvements constaté deux années après le traitement.*

Mlle Marie-Marguerite Couterat, âgée de dix ans, native de Montbrison, me fut amenée en octobre 1857, pour être traitée d'une ankylose de la hanche.

Cette jeune fille, d'un tempérament lymphatique, avait, à l'âge de neuf ans, fait une chute sur la hanche gauche. Elle avait aussitôt ressenti une vive douleur dans l'articulation coxo-fémorale et n'avait pu se relever. Transportée dans son lit, qu'elle ne put quitter pendant environ six mois, elle éprouva tous les symptômes d'une coxalgie aiguë, qui fut tour à tour traitée localement par l'immobilité, les calmants de toute espèce sous forme de topiques, des frictions, et ultérieurement par de larges vésicatoires. Comme au début de ce traitement, on n'avait point cherché à maintenir le membre dans une bonne position, la cuisse s'était fléchie sur le bassin, la jambe sur la cuisse, et tout le membre s'était porté dans l'adduction et la rotation en dedans.

L'inflammation étant passée à l'état chronique, cette jeune fille avait fini par pouvoir quitter son lit et marcher à l'aide de deux béquilles, en s'appuyant seulement sur le pied droit.

Je constatai, à son arrivée à Lyon, les symptômes suivants :

La malade étant couchée sur un lit et découverte, je reconnus que la hanche gauche déformée était très-saillante en dehors, que l'épine iliaque de ce côté était beaucoup plus élevée que celle du côté droit, et que le membre gauche était beaucoup plus court que l'autre. La cuisse était fléchie sur le bassin, la jambe sur la cuisse, et le pied dans la rotation en dedans. La mensuration me fit reconnaître un raccourcissement apparent de 7 centimètres. Il existait en outre une cambrure des reins très-prononcée. Tous les mouvements imprimés à la cuisse se transmettaient directement au bassin, et pour pouvoir en constater la présence dans l'articulation coxo-fémorale, il fallait solidement fixer ce dernier. En cherchant alors à fléchir la cuisse sur le bassin, on donnait lieu à de très-légers mouvements dans l'articulation de la hanche, et la main, appliquée sur la jointure, percevait la sensation de craquements, indice de l'ulcération et de l'absorption des cartilages interosseux. Ces manœuvres occasionnaient d'assez vives douleurs à la malade, mais celles-ci cessaient dès que l'on n'exécutait plus de mouvements.

La marche était impossible sans béquilles, et lorsqu'elle s'accomplissait à l'aide de ces deux soutiens, le pied droit seul touchait le sol ; la pointe du pied gauche atteignait le niveau de la malléole interne de son congénère.

Après avoir reconnu, à l'aide de signes qu'il est inutile de reproduire ici, parce qu'ils se trouvent décrits dans cet ouvrage, l'existence d'une ankylose fibreuse de la hanche consécutive à une coxalgie, je résolus de rompre les adhérences qui s'étaient formées, et de rendre au membre sa rectitude normale, espérant pouvoir donner ensuite à la jointure une partie de ses mouvements normaux.

Le 3 octobre, en présence de MM. Ferrand et Blanc, qui avaient bien voulu m'assister dans cette circonstance, je pratiquai l'opération suivante : La malade ayant été éthérisée et le bassin solidement fixé dans un étau matelassé, j'imprimai à la cuisse des mouvements alternatifs de flexion et d'extension, de va-et-vient, de haut en bas et de bas en haut.

Ces mouvements n'eurent d'abord que très-peu d'effet ; mais en persévérant dans ces manœuvres, je finis, au bout d'un quart d'heure, par entendre des craquements, indice de la déchirure des tissus fibreux ; dès lors, les mouvements de flexion et d'extension commencèrent à devenir très-marqués. Je continuai ces manœuvres pendant quelques minutes, et, après avoir obtenu en grande partie l'extension de la cuisse sur le bassin, je cherchai, par des mouvements d'abduction et de circumduction, à faire cesser l'adduction de la cuisse. Ce résultat acquis, sans avoir été obligé de sectionner par la méthode sous-cutanée les adducteurs légèrement rétractés, le membre se redressa peu à peu, et, au bout d'une demi-heure, je finis par lui rendre sa rectitude et sa longueur normale, puisque les pieds étaient au même niveau, et les malléoles internes face à face.

Le redressement étant obtenu, j'appliquai à la partie postérieure et externe de l'articulation coxo-fémorale trois pastilles de potasse, afin de combattre par ce moyen de révulsion l'inflammation chronique de la jointure, et aussitôt après, un bandage amidonné fut placé par M. Blanc tout autour du bassin et du membre, et, par-dessus, des attelles en fil de fer mou furent assujetties par quelques tours de bandes. Je fis alors un dernier effort d'extension, pour donner au bandage et aux attelles la forme définitive qu'ils devaient garder. Je dois dire, avant d'aller plus loin, qu'à la suite de cette opération la cambrure des reins avait en partie disparu, le bassin s'était redressé, et les épines iliaques étaient sur le même niveau par rapport à l'axe du tronc.

Les suites de l'opération furent pénibles pour la malade. Les manœuvres que j'avais exécutées et les cautérisations que j'avais pratiquées produisirent, pendant quelques jours, des douleurs très-vives, qui se calmèrent peu à peu et disparurent presque complétement le huitième jour après l'opération. La malade fut alors transportée à Parcieu, commune voisine de Lyon; au quinzième jour, elle put sortir du lit et faire quelques pas à l'aide de ses béquilles, son membre malade étant toujours entouré d'un bandage amidonné.

Le 25 octobre, je défis ce bandage, j'enlevai les eschares produites par la cautérisation, et, m'étant aperçu qu'il existait encore un peu de flexion de la cuisse sur le bassin, j'imprimai au membre des mouvements d'extension en arrière, et j'appliquai un nouveau bandage amidonné que je fenêtrai, trois jours après, à sa partie externe et supérieure, afin de permettre le pansement des plaies produites par les cautérisations. Ces nouvelles manœuvres ne causèrent que peu de douleur, et le bandage fut maintenu en place pendant une vingtaine de jours encore. A cette époque, c'est-à-dire le 15 novembre, je fendis le bandage dans toute sa longueur, et je vis que le membre avait conservé sa rectitude normale. Je conseillai aux parents de faire exécuter chaque jour par la cuisse, pendant cinq minutes matin et soir, des mouvements de flexion, d'extension, d'abduction et de circumduction en fixant préalablement le bassin; et, comme il était impossible, vu l'état de pauvreté de la famille, de faire acheter à cette enfant une gouttière pour immobiliser le membre dans une bonne direction pendant la nuit, et un tuteur pour la faire marcher durant le jour, je conseillai, aussitôt les mouvements faits, de réappliquer le bandage amidonné que j'avais eu soin de ne pas détruire, et de faire marcher la petite malade à l'aide de cet appareil maintenu en place par quelques tours de bandes.

Ces manœuvres imprimées à la jointure, douloureuses dès le début, finirent, au bout de dix jours, par être assez bien supportées. J'ordonnai alors d'en porter la durée de 5 à 10 minutes; et pour pouvoir mieux les accomplir, je fis construire par M. Blanc une planchette matelassée, sur laquelle on fixait le bassin pendant qu'à l'aide des mains on opérait successivement les mouvements de flexion et d'extension de la cuisse.

Comme traitement général, je conseillai de faire prendre à cette enfant une cuillerée à bouche d'huile de foie de morue matin et soir, de la tisane de houblon, et un bain sulfureux tous les trois jours.

Ce traitement local et général fut suivi avec persévérance pendant trois mois. Au mois de mars 1858, je revis la malade; la rectitude du membre, comme purent s'en convaincre MM. Bonnet et Pomiès, s'était maintenue en grande partie, puisqu'il n'existait qu'une très-légère flexion de la cuisse sur le bassin; des mouvements limités de flexion et d'extension existaient dans la jointure, et l'enfant pouvait marcher en reposant le pied gauche sur le sol sans tuteur, et à l'aide seulement d'une béquille et d'un bâton.

Cette jeune fille s'en retourna alors à Montbrison, où elle continua l'usage des mouvements ordonnés et de l'huile de foie de morue. Depuis lors, j'eus souvent de ses nouvelles; elles furent de plus en plus satisfaisantes. Enfin, le 10 octobre 1859, c'est-à-dire deux ans après l'opération, les parents, sur mon invitation, ont conduit dans mon cabinet cette jeune fille, et j'ai pu constater ce qui suit:

Cette enfant, aujourd'hui âgée de douze ans, jouit d'une très-bonne santé. A l'aide d'une simple canne, elle peut faire des courses de 2 kilomètres; et sans bâton, elle peut marcher facilement, pendant dix à quinze minutes. Elle boite un peu, il est vrai; mais ce défaut dans la marche provient, en grande partie, de la faiblesse des muscles qui entourent l'articulation primitivement malade. Lorsqu'elle exécute quelques pas, on voit que le pied gauche repose complétement à terre.

Placée sur un lit et déshabillée, on constate une parfaite égalité de longueur entre les deux membres. Les deux épines iliaques antérieures et supérieures sont au même niveau, et la malade peut, sans provoquer de douleurs, imprimer à sa cuisse gauche des mouvements assez étendus de flexion, d'extension et d'abduction. Sans doute ces mouvements sont loin d'être complets; il est même à présumer que jamais ils ne seront aussi prononcés que ceux du côté sain; mais tels qu'ils sont, ils n'en constituent pas moins un avantage très-précieux pour cette malade, qui peut parfaitement s'asseoir. Je suis convaincu que lorsque, avec le temps, les muscles auront repris une partie de leur force, cette enfant pourra marcher sans boiter et se livrer à des travaux qui lui eussent été impossibles, si on ne lui eût point pratiqué l'opération que je viens de décrire.

IVᵉ Observation. —*Ankylose fibreuse du genou avec flexion de la jambe sur la cuisse. — Redressement immédiat. — Guérison par ankylose rectiligne du genou.*

En 1856, je fus appelé à donner mes soins à madame Desportes, demeurant rue Centrale, 53. Cette dame était atteinte d'une arthrite chronique du genou droit avec flexion de la jambe sur la cuisse. Je pratiquai chez elle la rupture de l'ankylose fibreuse qui existait; je redressai le membre, j'appliquai un bandage amidonné, ultérieurement un tuteur, et après plusieurs mois de traitement, je parvins à maintenir le redressement de la jambe et à pouvoir faire faire à la malade quelques pas dans sa chambre. La mobilité de l'articulation ne put pas être rétablie; mais du moins la rectitude du membre, qui s'est parfaitement maintenue, permet aujourd'hui à cette malade de vaquer aux travaux de sa maison, de faire même quelques courses à l'aide d'une simple canne, ce qu'elle ne pouvait accomplir précédemment, puisque la marche était complétement impossible sans deux béquilles, et sans de vives souffrances dans l'articulation tibio-fémorale.

V° OBSERVATION. — *Ankylose de la hanche avec flexion et adduction de la cuisse. — Redressement immédiat. — Cautérisation sous le bandage amidonné. — Résultat satisfaisant. — Guérison entravée par une méningite intercurrente qui cause la mort.*

En 1857, au mois de mars, on m'amena de Dôle une jeune fille de huit ans, atteinte d'une ankylose de la hanche droite consécutive à une coxalgie avec flexion, adduction de la cuisse, et déviation du pied en dedans. Je pratiquai chez cette enfant la rupture de l'ankylose dans la maison de santé de M. le docteur Conche, en présence de cet honorable confrère, de M. Bonnet et de M. Ferrand. J'obtins le redressement partiel du membre, et en les renouvelant quelques semaines plus tard, les mêmes manœuvres me permirent de redresser la cuisse presque complétement. Comme il existait des douleurs vives dans la jointure, j'appliquai une série de pastilles de potasse autour de l'articulation coxo-fémorale, et, aussitôt après, j'entourai tout le membre d'un bandage amidonné. Au mois de septembre, lorsque cette enfant s'en retourna dans son pays, je pus faire constater par MM. Bonnet, Pomiès et Bouchacourt, que le redressement du membre était à peu près complet, qu'il existait quelques mouvements de flexion dans l'articulation coxo-fémorale, et que cette enfant pouvait marcher, à l'aide de son tuteur, avec une simple béquille, sans éprouver de douleur vive dans la hanche.

Ce résultat immédiat, si avantageux, me permettait d'espérer que le résultat définitif serait des plus satisfaisants, c'est-à-dire que la malade arriverait progressivement à pouvoir marcher sans aucune espèce de soutien. Mais un mois après son retour à Dôle, cette jeune fille fut prise d'une méningite qui ne tarda pas à la faire succomber.

VIe OBSERVATION. — *Ankylose de la hanche, suite d'arthrite rhumatismale avec allongement et déviation du pied en dehors. — Redressement incomplet. — Retour de la difformité.*

Enfin, cette année (1859), j'ai été appelé à pratiquer la rupture de l'ankylose de la hanche chez une femme fortement constituée et âgée de quarante ans. Chez elle, j'avais affaire à une ankylose, suite d'arthrite rhumatismale avec allongement du membre et déviation du pied en dehors. Malgré les soins les plus empressés, je n'ai pu obtenir qu'un résultat tellement minime qu'il est inutile de mentionner ici les détails de l'opération. Je n'ai pu redresser que partiellement la cuisse, et encore ce résultat ne s'est-il pas maintenu.

J'aurais voulu me procurer l'observation complète d'un enfant de 12 ans, que j'ai eu occasion de revoir cette année, et chez lequel M. Bonnet avait pratiqué dans la maison de santé de Mlle Delaunay, il y a trois ans, la rupture de l'ankylose angulaire du genou, suite de tumeur blanche : je n'eusse pas hésité à la relater ici ; car, chez ce malade, natif de Saint-Bonnet-le-Château, département de la Loire, non-seulement la rectitude du membre a été obtenue ; mais même les mouvements du genou se sont en grande partie rétablis, comme a pu le constater, au mois de juin dernier, M. le docteur Vidal, d'Aix, auquel j'avais adressé cet enfant, dans le but de fortifier sa santé générale par le traitement des Eaux minérales d'Aix en Savoie.

Si tous les faits que je viens de mentionner sont loin de prouver que, dans tous les cas d'ankylose, on peut obtenir, par les procédés opératoires de M. Bonnet, des résultats immédiats ou consécutifs satisfaisants, quelques-uns, du moins, me paraissent devoir fixer la sérieuse attention des chirurgiens. En effet, si l'on songe à la pénurie des traitements ordinaires comparée à la puissance de ceux du chirurgien lyonnais qui ont été mis en usage, on ne peut qu'applaudir aux doctrines et aux travaux qui seuls peuvent conduire à des résultats aussi avantageux.

Ce n'est pas le lieu de discuter ici la valeur de la rupture des ankyloses, de prouver que cette opération hardie n'est pas téméraire, ni de défendre l'innocuité des sections sous-cutanées, lorsqu'elles sont pratiquées suivant les règles si bien formulées par M. Jules Guérin. Toutefois, je ne terminerai pas cet article sans rappeler à ceux qui veulent pratiquer de semblables opérations que le succès dépend le plus souvent, comme j'ai pu m'en convaincre, de la mise en pratique de tous les détails, même les plus minutieux, sur lesquels M. Bonnet insistait tant et avec raison, tels que les manœuvres douces en commençant, puis graduellement plus fortes ; la confection méthodique et régulière du bandage amidonné, pour maintenir le redressement sans trop de douleur pour le malade ; l'emploi de gouttières habilement exécutées pour faire coucher les malades pendant la nuit ; enfin l'usage de tuteurs bien disposés pour permettre la marche, etc. Dans les traitements de cette nature, l'oubli des plus petits détails ses la source d'accidents qui peuvent devenir des complications fâcheuses et compromettre les résultats qui s'annonçaient au début sous les plus heureux auspices.

OBSERVATIONS ET REMARQUES

SUR LA RUPTURE DE L'ANKYLOSE DE LA HANCHE D'APRÈS LA
MÉTHODE DE M. LE PROFESSEUR BONNET.

PAR M. ACHILLE BONNES

Interne des hôpitaux de Lyon.

Pendant le cours de mon internat, j'ai recueilli, sur
les maladies de la hanche, un assez grand nombre d'observations tirées de la pratique de M. Bonnet et de
celle des chirurgiens qui ont adopté ses principes.
Cette circonstance me permet d'entrer dans quelques
considérations cliniques sur la méthode d'un maître si
prématurément enlevé à la science et à l'affection de ses
élèves.

Le mot *Coxalgie* est un mot bien vague, qui ne spécifie
rien, et qui, on peut le dire, embrouille la classification
des maladies de la hanche. Mais il est adopté, et nous devons le maintenir. Toutefois pour se reconnaître dans ce
dédale, on est obligé de considérer le mot *coxalgie* comme
un mot générique et d'admettre de nombreuses espèces;
encore, dans ces derniers temps, a-t-on appelé de ce nom
des maladies extra-articulaires, plus communes qu'on ne
pense, siégeant dans les muscles ou dans le tissu cellulaire qui entoure la synoviale, mais produisant des dévia-

tions du bassin ou du membre, avec tout le cortége symptomatique de la coxalgie.

M. Bonnet a conseillé le redressement immédiat de la hanche, dans toutes les coxalgies; il redressait, comme il le dit lui-même, quelle que fût la période de la maladie, à l'état aigu comme à l'état chronique, lorsqu'elle s'accroît, lorsqu'elle est stationnaire et même lorsqu'elle diminue. Il conseille pourtant de s'arrêter devant l'ankylose osseuse confirmée, devant l'existence d'adhérences fibreuses trop solides pour pouvoir être rompues, enfin devant les caries, les tubercules et les signes positifs d'une constitution profondément détériorée.

Quelle est la valeur de ce redressement dans les maladies qui nous occupent et dans leurs diverses périodes?

Il est incontestable aujourd'hui (la clinique l'a démontré), que le redressement immédiat suivi de l'immobilité a, dans les *coxalgies aiguës,* le triple avantage de calmer la douleur, de favoriser la résolution du mal et d'éviter plus tard une difformité presque toujours certaine, puisque les cas d'arthrite de la hanche sans déviation du membre affecté sont rares; je n'en ai vu que deux cas sur plus de quarante observations. Empressons-nous de dire que le traitement mécanique ne doit pas seul être mis en pratique; M. Bonnet employait beaucoup les vésicatoires dans les affections récentes, et les cautères dans celles qui étaient plus anciennes.

Mais il est des *arthrites* qui ne guérissent pas en quelques semaines et qui deviennent *chroniques;* il s'est épanché de la lymphe plastique en dedans et en dehors de l'articulation; il se forme des adhérences fibreuses qui maintiennent les surfaces articulaires dans une fixité plus ou moins grande; ou bien, si la constitution du sujet s'y prête, ces arthrites passent à l'*état purulent,* ou à celui de *tumeur fongueuse.* Que faire dans ces deux cas? et qu'ai-je vu dans nos hôpitaux?

Si le membre est fixé dans une bonne position, c'est-à-dire dans l'extension pure et simple, soit que le redressement ait été fait auparavant, soit que, par exception, il n'y ait pas eu de déviation, il faudra chercher à reconnaître, d'après la constitution du malade, l'époque de la maladie et les symptômes actuels, s'il s'agit d'une *arthrite sèche* avec adhérences, ou d'une *arthrite humide* avec fongosités.

Dans le premier cas, celui des adhérences fibreuses de la jointure, si la maladie n'est pas trop ancienne, si, par la pression en différents points sur la hanche et par la secousse du membre, on soupçonne que l'acuïté est faible et qu'il n'existe que quelques adhérences, il faut, chez les enfants, pratiquer des mouvements artificiels lents, avec la main, comme le conseille M. Mellet, ou, s'il s'agit d'un adulte, les faire pratiquer par le malade lui-même, suivant la méthode de M. Bonnet.

Mais il ne faut point être exclusif; suivant les cas et les circonstances, on doit employer tel moyen de préférence à tel autre; chez les enfants, les machines sont impossibles; mais chez les adultes, elles sont presque obligatoires, car il est difficile de trouver toujours des aides assez nombreux et le malade peut très-bien s'acquitter lui-même de cette mánœuvre.

Si dans ses ouvrages M. Bonnet conseille les machines plus souvent que les mains des aides, cela tient à ce qu'à l'Hôtel-Dieu il avait un service d'adultes; mais on verra par les observations I et II, qu'il employait aussi les mouvements artificiels avec les mains.

Quel que soit le mode des efforts, on rompt peu à peu les adhérences et l'on arrête ainsi les progrès ultérieurs de l'inflammation; les observations I et II démontreront l'utilité du premier moyen, et l'observation V la valeur du second.

Un fait, cité en passant, nous prouvera qu'il vaut beaucoup mieux agir d'une manière lente, que de chercher à rendre à une articulation sa mobilité en une seule séance.

Il y a actuellement dans les salles de l'Hôtel-Dieu un jeune garçon de 16 ans qui fut atteint, il y a six mois, d'une arthrite aiguë de la hanche. Il s'était formé une ankylose fibreuse complète, à ce point qu'il était impossible de communiquer au membre inférieur le moindre mouvement, sans faire dévier le bassin. Mais la maladie était récente et il y avait lieu de penser que la résistance ne serait pas grande. En effet, l'enfant a été endormi par l'éther, le bassin étant fixé dans l'appareil qu'a imaginé M. Bonnet, et que M. Blanc, mécanicien, a exécuté; des mouvements ont été imprimés à la cuisse pendant quelques minutes; des craquements très-faibles se sont fait entendre et la liberté de l'articulation a été rétablie. Mais aujourd'hui 22 octobre, vingt jours après l'opération, et quoiqu'il ait été mis dans une grande gouttière propre à l'immobiliser, le malade souffre encore; le moindre mouvement détermine de la douleur et l'on trouve, chez le sujet, la même appréhension que montrent les jeunes coxalgiques, pendant l'état aigu, à l'approche d'une main étrangère.

Mais s'il n'existe que des douleurs légères, si la maladie est assez ancienne, et si l'on ne soupçonne pas d'ankylose osseuse ou des adhérences fibreuses invincibles, il faut endormir le malade, agir énergiquement et, suivant l'heureuse expression de M. Bonnet, assouplir la jointure, mot qui résume et explique toute la partie mécanique de sa méthode. L'articulation n'ayant plus la même vitalité que dans les arthrites récemment aiguës, la réaction sera insignifiante, les dépôts plastiques n'auront pas lieu, car la synoviale est déjà épaissie et presque dénaturée; et quand un repos de deux ou trois semaines aura calmé la douleur, les manœuvres seront utiles. Il faudra alors user, corroder ces tissus anormaux, lisser l'articulation par le frottement répété des surfaces articulaires les unes contre les autres.

Pour les *tumeurs fongueuses*, quand la déviation du membre existe, il faut, à l'exemple de M. Bonnet, opérer toujours le redressement, à moins que la constitution du sujet et l'état de la hanche, autant qu'on peut en juger par les signes extérieurs, ne le défendent.

On a beaucoup exagéré dans ces derniers temps l'efficacité absolue que M. Bonnet attribuait à la partie mécanique de sa méthode dans cette première catégorie de coxalgies, et quelques auteurs ont pensé que ce chirurgien éminent avait pu s'être fait illusion sur la valeur de ses procédés orthopédiques. Qu'un novateur exagère un peu la portée de sa découverte, je l'accorde; mais, en lisant l'ouvrage de M. Bonnet, on voit qu'il n'exagérait rien; il insistait avec persévérance sur le traitement local et sur le traitement général, et il ne redressait jamais une articulation phlogosée ou fongueuse sans l'entourer de cautères, ou sans placer de la pâte de Canquoin dans les trajets fistuleux, pour modifier la vitalité des tissus et les animer le plus profondément possible.

Dans ces cas graves de tumeur blanche, le redressement fait promptement disparaître la douleur, et prévient, si la guérison a lieu, une déformation désagréable et gênante; mais d'après plusieurs faits que nous avons observés, il ne contribue que faiblement à la guérison elle-même. En effet, si l'altération est telle que des abcès doivent se former et se porter au dehors, l'application de la méthode n'y saurait mettre obstacle. Il faut alors agir localement et généralement; s'il s'agit d'une tumeur fongueuse, il faut employer les cautères superficiels ou profonds pour déplacer l'irritation, mettre le malade dans des conditions d'hygiène telles que cette lymphe plastique, qui forme la base des fongosités et qui est arrêtée dans son organisation par une constitution scrofuleuse et détériorée, puisse passer à l'état fibreux, et subir, comme le dit M. Bonnet, les transformations que nous observons tous les jours dans les bourgeons charnus des plaies qui se cicatrisent.

Dans les hôpitaux, on ne trouve pas les conditions voulues pour résoudre ce problème; aussi, les résultats obtenus hors de leur enceinte, sont-ils bien supérieurs. Nous avons vu à l'établissement orthopédique de M. Pravaz, de Lyon, un enfant dont nous citerons ailleurs l'observation et qui a dû certainement sa guérison et la vie même aux bonnes conditions hygiéniques que le régime, l'air libre, le soleil et l'exercice permettent de réaliser dans une maison de santé de premier ordre. Il s'agissait chez cet enfant d'une luxation spontanée avec tumeur blanche, et l'on sait dans quel état les pauvres malades atteints de cette affection s'en vont de nos hôpitaux, quand la mort ne les y a pas retenus.

Pour ne pas dépasser les limites qui me sont posées, je laisserai hors de mon cadre ces cas graves devant lesquels M. Bonnet reculait et déclarait sa méthode inapplicable, tels que les *tumeurs blanches avancées* avec lésion profonde des os, trajets fistuleux, tubercules, ou bien ankyloses osseuses confirmées. Je ferai toutefois remarquer que, même dans ces cas, on peut encore, à une certaine époque, tenter le redressement; c'est lorsque l'altération osseuse semble complétement guérie, comme dans la remarquable observation publiée par M. Barrier, au commencement de cet appendice.

Dans un article intéressant publié, en 1858, par la *Gazette hebdomadaire*, sous le titre de *coxalgie musculaire*, M. Verneuil parle de certains malades qui arrivent dans les hôpitaux avec une déviation considérable du bassin, et tout le cortége symptomatique de la coxalgie. Les mouvements volontaires sont souvent nuls, et les tentatives du chirurgien pour suppléer à la volonté du malade sont même parfois sans résultat. Le moindre effort produit de la douleur. Le bassin est dévié de son axe naturel et la marche, si elle est possible, ne peut s'effectuer sans claudication. Enfin, si la maladie est ancienne, le membre peut être atrophié. L'existence d'une affection articulaire de la hanche, est le premier diagnostic qui se présente à l'esprit ; mais un examen plus attentif montre qu'il s'agit seulement d'une rétraction musculaire simulant la coxalgie.

Si, en effet, on endort le malade par l'éthérisation qui place les muscles dans les conditions les plus favorables au relâchement, on est étonné de voir avec quelle facilité le redressement s'opère par des efforts même modérés ; avec quel succès rapide l'immobilisation par le bandage amidonné, et plus tard, les mouvements artificiels au moyen des machines, remédient à la douleur et ensuite à la roideur de l'articulation.

Dans ces cas de coxalgie musculaire, l'anesthésie seule permet de porter un diagnostic exact, et la méthode de M. Bonnet y rencontre les circonstances les mieux faites pour établir l'utilité du redressement immédiat, de l'immobilisation et des manœuvres propres à ramener les fonctions de la motilité à leur état normal.

Ce n'est pas que la rétraction musculaire ne soit quelquefois, comme M. Barrier l'a remarqué et comme je l'ai observé moi-même, un obstacle insurmontable. Cela arrive surtout, quand la rétraction des muscles est la cause principale, pour ne pas dire unique, de l'ankylose apparente. Ces cas, très-simples au premier abord, sont les plus rebelles à une thérapeutique efficace, si on ne prépare pas les voies de la guérison par des sections sous-cutanées plus ou moins nombreuses.

J'ai signalé les cas de coxalgie où la méthode de M. Bonnet est applicable, et où j'ai pu en constater les heureux résultats. Pour terminer, il me reste quelques mots à dire sur le *redressement* en lui-même et sur l'importance des *sections musculaires*.

1° Obtient-on toujours un redressement complet pendant l'éthérisation? en général, oui ; dans certains cas, non. Plusieurs fois le malade étant profondément endormi, nous avons vu l'opérateur et ses aides se retirer fatigués, et la déviation du membre considérablement diminuée persister encore. Dans ces cas, M. Bonnet coupait les muscles qui résistaient ; ou bien, une fois le bandage appliqué, il se contentait de coucher le malade dans sa grande gouttière et de lui faire prendre une position contraire à celle qu'il avait avant l'opération. C'est ainsi qu'il faisait pencher le sujet du côté sain, quand le membre malade était dans l'abduction, ou du côté affecté, quand c'était au contraire l'adduction qui l'emportait, espérant par cette nouvelle position amener à la longue quelque heureux changement.

A l'appui de cette manière d'agir, nous signalerons l'observation d'un jeune garçon qui avait eu un rhumatisme articulaire aigu, et chez lequel l'affection rhumatismale avait particulièrement sévi sur la hanche droite. Le malade avait pris une mauvaise position ; la cuisse s'était fléchie, et s'était portée dans une abduction prononcée. Quand toute inflammation eut disparu, les muscles restèrent rétractés et la déviation persista ; les douches de vapeur, les frictions excitantes ou calmantes n'eurent aucun résultat, et le malade, envoyé dans une salle de chirurgie, fut placé sous la direction de M. Delore. Le malade, endormi par l'éther et fixé dans l'appareil de M. Blanc, fut redressé sur-le-champ et placé dans une gouttière, après l'application préalable du bandage amidonné. Comme il était resté encore un peu de déviation, on fit incliner le malade du côté sain ; au bout de quinze jours, le jeune malade se leva et marcha. Quelques jours après, il fut débarrassé de son bandage et sortit, vingt-un jours après l'opération, parfaitement droit, sans aucune claudication, ne conservant qu'un peu de raideur dans les mouvements.

Quand, en une seule séance, on n'a pu obtenir un redressement complet, une nouvelle opération devient nécessaire; mais elle doit être entreprise à quelques semaines de distance de la première, alors que toute inflammation a disparu.

Une remarque que nous avons pu faire, surtout dans les coxalgies avec flexion et abduction, c'est que, même après un redressement complet et au bout de plus d'un mois, la déviation s'est en partie reproduite. En effet, le bandage amidonné prescrit par M. Bonnet pour maintenir le redressement, ne remplit pas toujours le but qu'il en attendait. M. Bonnet l'avait bien reconnu; aussi, employait-il, pour le consolider, un carton très-fort, distribué par plaques longitudinales tout autour de la hanche, et il recouvrait en outre le bandage d'attelles en fil de fer pour maintenir le bassin. Malgré ces précautions, quand la maladie, déjà ancienne, est encore aggravée par la rétraction des muscles, par une forte incurvation des lombes, par une certaine habitude vicieuse de la hanche et de la colonne lombaire, en un mot, lorsque les déviations secondaires existent depuis longtemps, le bandage amidonné devient insuffisant. En séchant, il ne se moule plus sur les parties, et laisse des vides; les muscles, dont la rétraction avait été vaincue un moment, mais non pas abolie, agissent sur le point de leur insertion qui devient mobile, et la déviation principale se reproduit. La cuisse ne pouvant se mouvoir, c'est le bassin qui s'infléchit sur le côté malade, et ramène l'abduction.

Il reste donc encore à imaginer un moyen de maintenir fixément le bassin. L'extension et la contre-extension faites aux extrémités des membres peuvent bien servir de quelque chose, en empêchant un peu le basculement latéral du bassin, mais cela ne suffit pas. Le bassin, à cause de sa mobilité sur la tête des fémurs, bascule souvent alors même que les membres sont fixés : les rapports réguliers de l'articulation cessent, les surfaces articulaires s'immobilisent ou se soudent dans une mauvaise direction, et la difformité articulaire, qu'on croyait détruite par le redressement opératoire, se reproduit à l'insu du chirurgien. Le problème n'est donc jusqu'ici qu'en partie résolu. Aussi pensons-nous qu'une tige mobile, facile à raccourcir et à allonger, qui d'un côté serait fixée à la gouttière elle-même, et qui de l'autre viendrait appuyer sur l'os iliaque du côté le plus élevé du bassin, pourrait maintenir le redressement des hanches et éviter peut-être ainsi une seconde opération. Ce moyen est une vue purement théorique, qui a besoin d'être sanctionnée par l'expérience; mais il nous paraît praticable et susceptible de quelque résultat heureux.

Les opérations de redressement échouent quelquefois par l'omission des détails. C'est ainsi que nous avons vu un enfant de dix ans, atteint d'une tumeur fongueuse de la hanche gauche et dont le membre était dans la flexion et l'abduction, après avoir été complétement redressé par l'opération, sortir de son bandage au bout de trois semaines, avec la cuisse fléchie directement sur le bassin, ou plutôt avec le bassin directement fléchi sur les deux membres. Pour redresser cet enfant, il fallut une seconde séance qu'il eût été facile d'éviter, si le jeune sujet eût été maintenu tout à fait immobile dans la gouttière. Mais il est difficile, surtout dans un hôpital, de faire rester les enfants tranquilles; le bandage se rompt ou se déforme; l'enfant porte le tronc en avant; le bassin est entraîné dans un sens ou dans l'autre; la cambrure des reins se produit et la déviation revient.

On doit également surveiller la marche des malades. Il faut les faire marcher avec des béquilles, ou mieux encore avec un chariot, comme M. Berne, chirurgien en chef de la Charité, en a eu l'heureuse idée pour faire promener ses petits malades. Ce chariot qui rappelle tout à fait ceux dont se servent les enfants qui apprennent à marcher, a sur les béquilles l'avantage de ne pas forcer les malades à pencher le corps en avant, et de prévenir ainsi la flexion du bassin sur les cuisses.

2° En finissant, je ne dirai qu'un mot des sections musculaires, et je citerai deux cas où ces sections ont seules rendu le redressement possible. J'ai eu quatre fois l'occasion de voir pratiquer la section sous-cutanée des muscles de la hanche, et dans aucun cas, il n'y a eu le moindre accident. Si je ne cite à la fin de cette note que deux observations, c'est que les malades qui font le sujet des deux autres sont encore à l'hôpital et en appareil, ces sections ayant été faites, il y a un mois, par M. Valette et par M. Baumers. Du reste, les enfants dont il s'agit marchent sans béquilles et vont à merveille. Tous les deux étaient atteints de coxalgie musculaire, l'un par cause rhumatismale, l'autre simplement par suite d'une mauvaise position qu'il avait été obligé de garder au lit, pendant deux mois, pour une fracture des condyles du fémur. Dans ces deux cas, il y avait flexion et adduction du membre. Les muscles que j'ai vu sectionner étaient les adducteurs, les fléchisseurs et les muscles qui s'insèrent à la tubérosité ischiatique. Il n'y a eu ni hémorrhagie, ni suppuration, et les suites ont été des plus simples. M. Bonnet introduisait le ténotome à plusieurs centimètres du point qu'il voulait sectionner, et il coupait les muscles de dedans en dehors, c'est-à-dire, le tranchant tourné du côté de la peau. MM. Valette, Baumers et Berne ont sectionné de dehors en dedans et avec non moins de succès. Ces sections sont bien moins dangereuses à la hanche qu'au genou ; aussi, M. Bonnet hésitait-il toujours, quand il fallait faire la section des tendons du creux du jarret ; quant au tendon du triceps, il le coupait volontiers.

J'ai passé en revue les différents temps de la méthode de M. Bonnet, et j'ai cherché à les apprécier d'après les faits que j'ai eus sous les yeux. Il m'est à présent facile de conclure. M. Bonnet a fait faire un grand pas au diagnostic et au traitement des affections articulaires ; il a montré qu'aujourd'hui, il n'y a qu'un traitement efficace pour les coxalgiques, c'est le redressement immédiat : ce traitement, entre des mains prudentes et habiles, peut seul guérir ou améliorer des maladies que l'on abandonnait trop volontiers aux dernières ressources de la nature médicatrice.

Il ne m'appartenait peut-être pas à moi, son dernier interne, de porter un jugement sur l'œuvre du maître ; mais puisqu'on a bien voulu en appeler aux souvenirs et aux appréciations de l'élève, je les consigne ici pour aider à la solution d'une question grave qui préoccupe à juste titre les chirurgiens de notre temps.

Ire OBSERVATION. — *Coxalgie aiguë de la hanche, suivie d'ankylose avec raccourcissement considérable. — Redressement en deux opérations. — Section des adducteurs et du droit antérieur de la cuisse. — Cautérisation sous le bandage amidonné et immobilisation. — Mouvements artificiels. — Guérison en six mois et demi.*

Le jeune Guillot, âgé de douze ans, fut atteint, il y a dix mois, de douleurs sourdes dans la hanche gauche, sous l'impression du froid humide, et peu à peu la cuisse se porta légèrement dans l'adduction et la flexion. Le malade fut obligé de garder le lit pendant plusieurs mois. Insensiblement les douleurs disparurent, mais la claudication persista, et quand le malade arriva à l'Hôtel-Dieu, à la clinique chirurgicale, le 26 octobre 1857, il était dans l'état suivant :

L'ankylose de la hanche est complète ; on ne produit aucun mouvement de flexion et d'extension. Le malade éprouve un peu de douleur quand on exécute des tentatives d'abduction. La cuisse du côté malade va croiser la cuisse saine à la réunion de son tiers inférieur et de ses deux tiers supérieurs, de telle sorte qu'il y a 25 centimètres de raccourcissement. La claudication est très-prononcée, et l'enfant ne peut marcher sans bâton.

Le 4 novembre, le malade est endormi, et le bassin est fixé dans l'appareil de M. Blanc. M. Bonnet fait des manœuvres de traction et de refoulement sur la cuisse malade ; il exécute la flexion et l'extension ; des craquements nombreux se font entendre. Au bout de quelques minutes, toute déformation a cessé ; on met des pastilles de potasse tout autour de la hanche, et on applique le bandage amidonné.

Le 8 novembre, quatrième jour après l'opération, le malade marche avec son bandage ; mais il a encore une tendance à projeter son corps du côté malade.

Le 27 novembre, il y a de la raideur dans la hanche, sans gonflement ni douleur ; la position du membre est très-bonne ; mais le malade conserve la mauvaise habitude de plier la colonne vertébrale, quand il marche.

Pendant tout le mois de décembre, on le soumet aux mouvements artificiels.

Au commencement de janvier 1858, on constate un peu de raideur et de difficulté dans l'extension ; on endort de nouveau le malade, et M. Bonnet lui fait la section sous-cutanée des adducteurs et du droit antérieur ; il fait ensuite exécuter au membre des mouvements étendus et le met dans un appareil amidonné, et dans une grande gouttière.

Quelque temps après, la mobilité est rendue au membre, et le malade sort le 8 avril 1858, en bon état, boitant à peine, et jouissant de mouvements très-étendus. De l'avis de M. Bonnet, ce résultat était un des plus beaux qu'il eût obtenus.

IIe OBSERVATION. — *Coxalgie aiguë avec raccourcissement et légère adduction. — Redressement immédiat et cautérisation sous le bandage amidonné. — Guérison complète.*

Marie Rabut, âgée de cinq ans, demeurant à Lyon, d'un tempérament lymphatique et d'une constitution faible, ressentit, vers la fin de mars 1858, une légère douleur dans la hanche droite. La claudication fut immédiate, et deux jours après l'enfant fut obligée de garder le lit. Cataplasmes, applications narcotiques.

L'enfant, continuant à souffrir, fut portée chez M. Bonnet. Le membre était dans la flexion et dans une légère adduction ; la hanche était enflée, douloureuse ; les moindres mouvements occasionnaient des cris, et la raideur musculaire était telle que le bassin était toujours entraîné, dès qu'on voulait étendre la cuisse.

L'opération fut faite le 15 avril 1858, dans une maison de santé, trois semaines après le début de la maladie.

L'enfant est endormie ; le bassin est fixé dans l'appareil de M. Blanc. On constate l'intégrité complète de l'articulation ; pas de craquements ; le redressement est facilement obtenu. On applique six pastilles de potasse autour de la jointure, sous le bandage amidonné ; la petite malade est placée dans une gouttière double et transportée chez elle.

Soulagement immédiat, légère fièvre.

Quinze jours après, l'enfant marche avec des béquilles.

Le 14 mai, on enlève le bandage qui répand une odeur infecte.

L'enfant est bien redressée ; à peine si l'on constate une légère flexion de la cuisse sur le bassin. On commence alors les mouvements artificiels qui peuvent s'effectuer dans une grande étendue.

Au mois de juin, toute douleur a disparu ; la marche est facile ; point de claudication.

L'enfant a passé l'hiver dans une santé parfaite. Je la vois au commencement d'octobre 1859 : elle saute, court, ne se plaint de rien. On ne saurait distinguer quelle est l'articulation qui a été malade ; les cicatrices des cautères attestent seules que c'est la hanche gauche. L'enfant a grandi ; les deux membres ont la même longueur, le même volume et la même force.

IIIᵉ Observation. — *Coxalgie chronique (tumeur fongueuse), avec allongement et adduction. — Redressement immédiat. — Cautérisation sous le bandage amidonné. — Guérison complète.*

Un enfant âgé de cinq ans et demi, d'un tempérament lymphatique, demeurant à Lyon, fut atteint, dans le mois de novembre 1857, d'une douleur dans la hanche gauche avec claudication pendant trois jours.

Au mois de janvier 1858, fièvre muqueuse assez grave, puis en février, même année, la claudication reparaît, avec une douleur qui va peu à peu en augmentant.

Au mois d'avril, M. Valette, chirurgien ordinaire de l'enfant, appelle en consultation M. Bonnet, qui conseille les vésicatoires et le bandage amidonné. Le bandage est seul appliqué ; mais trois semaines après, les douleurs étant plus vives, M. Bonnet est de nouveau appelé. Il conseille le redressement immédiat du membre qui était dans la flexion et l'abduction.

L'enfant est opéré le 22 avril 1858 ; éthérisation ; le bassin est fixé dans l'appareil de M. Blanc, et l'on commence le mouvement. L'on rompt des adhérences ; des craquements se font entendre ; l'articulation devient libre dans tous les sens.

Autour du grand trochanter, on applique des traînées de pâte de Vienne, puis le caustique de Canquoin, en forme de fer à cheval; par-dessus bandage amidonné; après quoi, l'enfant est placé dans une gouttière double.

Les jours suivants, fièvre, douleur, urines briquetées, appétit et sommeil perdus. Au bout de dix jours, ces symptômes s'étaient fort amendés.

Le 16 juin, on enlève le bandage sali par la suppuration. On constate une diminution notable du gonflement. La mobilité est assez grande et l'absence de douleur est complète. A cette époque seulement, l'enfant commence à marcher avec des béquilles, puis on lui donne un tuteur; mais il continue à coucher dans la gouttière jusqu'au mois d'août.

Les mouvements artificiels sont commencés le 18 juin et exécutés par les mains du père lui-même pendant six mois, trois fois par jour, avec des séances de dix minutes. M. Bonnet avait recommandé d'agir lentement, de ne rien brusquer et de s'arrêter dès que l'enfant pousserait un cri.

Au mois d'octobre 1859, je ne puis voir l'enfant qui est à la campagne; mais j'apprends du père, homme intelligent et qui a suivi attentivement la maladie de son fils, que l'enfant va très-bien, que tous les mouvements sont possibles, qu'il peut se baisser, se lever à volonté et sans aucune souffrance, qu'il a quitté son tuteur depuis quelques mois, et qu'on a de la peine à faire croire qu'il ait eu une si grave maladie de la hanche. L'enfant a bien repris ses forces et les deux membres ont le même volume.

IVe OBSERVATION. — *Coxalgie chronique droite avec allongement, flexion et abduction. — Ankylose. — Redressement immédiat pendant l'éthérisation. — Cautérisation sous le bandage amidonné. — Immobilisation, puis mouvements artificiels. — Amélioration considérable et guérison. — Mort un an après par la rupture d'un anévrysme. — Autopsie.*

Jacques Roussillon, âgé de trente-six ans, d'une bonne

constitution, entre le 19 octobre 1858 à l'Hôtel-Dieu, et est couché salle Saint-Philippe, n° 22, dans le service de M. Bonnet.

Commémoratifs. — Le malade raconte qu'à l'âge de quinze ans, il fut atteint d'une maladie de la hanche droite, qui l'obligea à garder le lit pendant six mois. La cuisse était fléchie et dans l'abduction ; le pied droit venait toucher le genou gauche. Abcès qu'on ouvrit avec le bistouri, à la partie supérieure et interne de la cuisse près des bourses ; soulagement immédiat ; guérison complète au bout de quelques semaines.

Le malade était guéri depuis plusieurs années et exerçait la profession de boulanger, quand, il y a six ans, c'est-à-dire quinze ans après la première maladie, survint une douleur dans la même hanche ; il n'y fit d'abord aucune attention ; mais quatre ans après, la douleur devenant plus vive, il entra à l'Hôtel-Dieu dans une salle de médecine. On lui appliqua plusieurs cautères en forme de fer à cheval autour de la hanche. Le soulagement fut médiocre et il sortit de l'hôpital au bout de deux mois, avec une légère claudication. Il alla travailler aux usines métallurgiques d'Oullins, où il éprouva beaucoup de fatigues : la douleur, la claudication augmentèrent, et il arrive à l'Hôtel-Dieu, pouvant à peine se traîner.

Examen du malade. — Roussillon dit ressentir une douleur au genou droit et tout le long de la cuisse du même côté. Examiné au lit, dans le décubitus dorsal, il présente les phénomènes suivants : lorsque les reins appuient sur le lit et que les épines iliaques sont au même niveau, la cuisse droite est dans la flexion et l'abduction, la jambe est fléchie sur la cuisse et le talon à la hauteur du genou sain. Si on étend le membre inférieur droit, le bassin se dévie, s'incline en bas et à droite et subit un léger mouvement de rotation en avant. L'épine iliaque droite est alors de 2 centimètres plus basse que la gauche et dans une position plus antérieure, le talon droit dépasse le gauche de 3 centimètres, et tout le membre est dans la rotation en dehors.

Dans cette dernière position, l'axe du corps qui passe par le sternum et l'ombilic coupe en se prolongeant la jambe gauche, tandis que, si on replace le bassin dans sa position ordinaire, cet axe passe entre les deux membres, et le genou droit porté en dehors en est éloigné de 25 centimètres. Les mouvements volontaires sont nuls ; dans les tentatives de redressement de la cuisse le bassin est toujours entraîné. En fixant le bassin d'une main et en soulevant le membre malade de l'autre, on constate à peine un très-léger degré de flexion et d'extension : il y a donc soudure à peu près complète du bassin avec la cuisse, et, comme le faisait remarquer M. Bonnet, *qui fit de ce malade le sujet de sa dernière clinique et de sa dernière opération*, la soudure était si avancée que le membre sain qui restait passif dans tous ces essais de flexion et d'extension, subissait un tressaillement dans les parties molles, toutes les fois que l'on brusquait les mouvements d'extension.

Quand le malade est debout, la fesse droite paraît déformée et aplatie ; le creux de la fesse a disparu ; le membre malade est porté en avant et en dehors. Le patient ne peut rapprocher les deux membres inférieurs, sans élever le bassin du côté sain. Le membre du même côté est entraîné et ne touche le sol que par la pointe du pied. La marche est difficile et fatigante ; le malade se tord en marchant. Il lui est difficile de s'asseoir, et quand on lui présente une chaise, il avance sa jambe infirme avec la portion correspondante du bassin, de sorte que le bassin exécute un mouvement de rotation d'arrière en avant, et l'ischion gauche appuie seul sur la chaise. Il ne peut ramasser un objet placé devant lui, sans être obligé de porter la jambe malade en arrière. Les deux hanches ont le même volume ; mais la droite a les parties molles plus dures, plus résistantes. Tel est l'état du malade avant l'opération qui eut lieu le 15 novembre 1858.

Opération. — Le malade est éthérisé. L'ankylose persiste malgré le profond sommeil dans lequel il est plongé et qui relâche ses muscles. M. Bonnet saisit la cuisse à sa partie inférieure et lui imprime suivant son axe une série alternative de tractions et de répulsions. De violents craquements se font entendre dans l'articulation ; la main y perçoit des frottements rugueux. Le membre devient plus mobile. On exécute la flexion, puis l'un après l'autre tous les mouvements de la cuisse, en terminant par la circumduction.

Les mouvements étant devenus plus faciles tout en restant incomplets, surtout l'adduction, on procède au redressement. On porte la cuisse dans l'extension, et on la ramène par des tractions convenables dans la direction de l'axe du corps. Sept pastilles de potasse sont appliquées autour de l'articulation, et le membre malade est assujetti dans la position qu'on lui a donnée par un bandage inamovible (amidonné) qui embrasse le bassin. Pour mieux assurer l'immobilité, on place le malade dans la grande gouttière de M. Bonnet.

Suites de l'opération. — Les trois premiers jours, légère douleur dans la hanche droite, et un peu de fièvre. Il a bientôt accusé moins de douleur qu'avant la rupture de l'ankylose. L'appétit revient vite. Quinze jours après l'opération, promenade dans la salle avec des béquilles.

Au bout d'un mois on enlève le bandage ; les eschares tiennent à peine ; la suppuration est peu abondante ; la difformité du malade est notablement diminuée ; il y a encore un peu d'abduction et de flexion de la cuisse sur le bassin ; par conséquent un peu de cambrure des reins, quand on étend le membre ; mais, pour que les épines iliaques soient au même niveau, il n'est plus nécessaire que le talon vienne à la hauteur du genou opposé ; il suffit qu'il arrive à la partie moyenne du mollet. Les mouvements communiqués à l'articulation, le jour même de l'opération, persistent dans toute leur étendue et n'occasionnent aucune douleur. Le malade continue à marcher avec les béquilles, mais à la fin de janvier, un bâton lui suffit, et il descend dans les cours.

Au mois de février, M. Barrier, qui a remplacé M. Bonnet que la mort est venu nous enlever, prescrit les mouvements artificiels. Le malade est allongé sur un banc ; on fixe le bassin avec un lac placé transversalement sur le bassin et tordu sous le banc au moyen d'un morceau de bois auquel on imprime des mouvements de rotation. Une corde est attachée à l'extrémité du membre, et va s'enrouler sur une poulie suspendue entre deux lits ; le malade peut ainsi lui-même faire les mouvements.

Depuis février jusqu'en mai, le malade ou des mains complaisantes impriment des mouvements à l'articulation tous les jours pendant dix à quinze minutes, quelquefois même matin et soir.

Roussillon sort de l'hôpital le 10 mai, dans l'état suivant : les épines iliaques ne sont pas tout à fait à la même hauteur ; la droite est un peu plus basse que la gauche ; le talon droit dépasse le gauche d'un demi-centimètre. Les mouvements de flexion et d'abduction sont un peu plus étendus, mais ils ont surtout gagné en souplesse ; l'adduction est toujours impossible ; la rotation en dehors persiste.

Le malade peut s'asseoir et s'enfoncer dans une chaise ; il se baisse facilement, et peut saisir les objets placés à ses pieds, sans être obligé, comme auparavant, de porter la jambe en arrière. La marche est facile, avec une claudication très-légère, et le membre droit se porte en dehors à chaque pas. La santé générale est bonne, sauf une douleur précordiale dont se plaint quelquefois le malade (1).

(1) La suite de cette observation a été rédigée par M. le docteur Dron, chef de clinique chirurgicale, qui a suivi le malade lors de son opération par M. Bonnet.

Il retourna aux forges d'Oullins où il était frappeur, et l'exercice améliora son état au point qu'il marchait avec la plus grande aisance et qu'il exécutait les travaux les plus pénibles de son métier.

Maladie intercurrente. — Dans le mois de septembre 1859, des symptômes morbides d'une autre nature et dont il souffrait depuis quelque temps, se manifestèrent avec une intensité inaccoutumée. Il se plaignit de dyspnée, de douleurs dans la moitié gauche de la poitrine. Il entra de nouveau à l'Hôtel-Dieu, salle Saint-Bruno, service de M. Vernay, qui reconnut un anévrysme de l'aorte faisant saillie au niveau de l'angle interne et supérieur de l'omoplate gauche.

Nous l'examinâmes alors avec soin au point de vue de l'affection de la hanche. Il marchait très-bien et s'asseyait facilement sur une chaise ; mais pour s'asseoir dans son lit il portait en dehors la jambe droite. La flexion nous parut s'approcher de l'angle droit sans l'atteindre ; elle ne s'exécutait pas directement, mais en se combinant avec l'abduction. Ce dernier mouvement était peu étendu, plus cependant que l'adduction, le moins aisé de tous.

Les progrès de l'anévrysme furent très-rapides, et, après avoir craché le sang pendant plusieurs jours et présenté une anxiété précordiale très-intense, Roussillon mourut le 21 octobre.

Nécropsie. — A l'autopsie, on constata un anévrysme de l'aorte développé à l'union de la crosse avec la portion descendante, anévrysme qui, après avoir érodé le corps des six premières vertèbres dorsales et les côtes gauches correspondantes, s'était ouvert dans la cavité pleurale du même côté.

L'état de la hanche droite fut surtout l'objet de nos recherches. Pas de difformité bien saillante ; un examen attentif nous montre un allongement d'un centimètre et demi du membre droit inférieur, correspondant à une inclinaison pareille du bassin, et une rotation en dehors peu marquée. Le bassin solidement fixé par des aides vigoureux, nous constatons que le mouvement de flexion de la cuisse sur le tronc n'atteint pas le degré que nous avions cru reconnaître sur le vivant, tout en restant très-évident. Le membre peut être porté en dehors ; mais ces mouvements d'abduction et surtout d'adduction sont très-limités. La rotation en dedans est impossible.

En examinant les parties molles qui entourent l'articulation, nous remarquons une altération graisseuse incomplète du psoas iliaque. Le long de son tendon qui n'est pas rétracté, se voit une masse fibro-graisseuse, jaunâtre, très-résistante, se terminant au niveau de l'éminence iléo-pectinée, par un renflement noirâtre, fongueux au centre, ressemblant à des restes d'ancienne membrane pyogénique. Ce sont probablement les traces de l'abcès qu'avait autrefois présenté le malade. Les adducteurs commencent à subir l'atrophie graisseuse ; ils sont tendus en raison de la rotation en dehors du membre. Les muscles superficiels et profonds de la région pelvi-trochantérienne ne présentent pas d'altération bien marquée.

La capsule articulaire augmentée de volume d'une façon générale, a, en arrière, une épaisseur d'un demi-centimètre. Elle est, en ce point, rétractée, très-résistante et en maintenant le grand trochanter rapproché de la tubérosité sciatique, elle fixe le membre dans la rotation en dehors. La capsule est renforcée de plusieurs ostéophytes. Deux à la parties supérieure, développés à la face interne du bourrelet cotyloïdien, paraissent avoir été, lors de la rupture de l'ankylose, séparés violemment d'autres ostéophytes que présente la tête du fémur. Ce qui le ferait croire, c'est la configuration réciproque des surfaces osseuses qui s'adaptent parfaitement, bien que les frottements aient émoussé les saillies et effacé en partie les dépressions. Sur la paroi interne de la capsule existe un troisième ostéophyte volumineux et indépendant.

Les surfaces articulaires sont libres. Pas de traces du ligament rond ; son insertion sur la tête du fémur a même disparu. L'arrière-fond de la cavité cotyloïde n'est indiqué que par quelques dépressions peu marquées. Ces surfaces articulaires sont recouvertes par un cartilage altéré, dépoli, raviné, très-aminci en certains points où l'on pourrait le croire absent. En quelques endroits il présente un aspect granuleux, premier degré de l'altération velvétique ; dans d'autres, il se laisse dissocier en faisceaux perpendiculaires à la surface d'implantation, quand on le gratte avec l'ongle.

La synoviale vasculaire dans les culs-de-sac n'est pas fongueuse, mais offre de nombreux tractus fibreux qui s'implantent sur les surfaces osseuses.

La tête du fémur a la forme d'un segment d'ovoïde, dont la base se dirige obliquement en arrière et en bas. Elle est hérissée de productions osseuses de nouvelle formation dont les unes forment une couronne à sa base et les autres prolongent son sommet en dedans et en bas. Son volume est considérable ; elle présente 22 centimètres de circonférence dans sa partie la plus renflée, 8 centimètres de son sommet à son point de jonction avec le col, et 6 centimètres $\frac{1}{2}$ dans son diamètre transversal. Cette tête est portée par un col irrégulier, beaucoup plus gros qu'à l'état normal (4 cent. $\frac{1}{2}$ de diamètre) et dont l'axe semble faire avec celui de la tête un angle obtus d'environ 120 degrés, ouvert en arrière. Mais une section qui divise le col et la tête suivant leur longueur, montre que cette apparente déviation du col est due aux ostéophytes qui l'entourent et qui, plus développés en dedans, forment là comme un troisième trochanter qui dépasse le grand de 4 centimètres en avant. Cette section permet aussi de constater l'éburnation du tissu osseux de la tête, conséquence d'une ancienne ostéite condensante.

La cavité cotyloïde est agrandie ; son diamètre vertical

mesure 6 centimètres, son diamètre transversal 7 $\frac{2}{1}$, et sa profondeur, calculée à partir du bord libre dubourrelet, 4 centimètres.

M. le docteur Ollier a examiné au microscope les tissus altérés. Les cartilages articulaires lui ont présenté une substance fondamentale granuleuse creusée de cavités cinq à six fois plus vastes qu'à l'état normal et renfermant de nombreuses cellules cartilagineuses remplies elles-mêmes de granulations. Cette disposition se remarquait surtout dans les parties qui présentaient l'altération velvétique. Le tissu musculaire malade a offert l'altération graisseuse à divers degrés : dans certains points disparition complète des fibres musculaires remplacées par de grosses gouttes huileuses et des fibres de tissu cellulaire ; dans d'autres points infiltration graisseuse simple des fibres musculaires.

Le tissu de cicatrice, trace de l'ancien abcès, a présenté des fibres élastiques et des fibres de tissu cellulaire mêlées à beaucoup de graisse.

Après avoir dépouillé l'articulation coxo-fémorale des parties molles, mais avant d'ouvrir la capsule, nous avons de nouveau cherché à apprécier l'étendue des mouvements. Le fémur est maintenu dans un certain degré de flexion (20 degrés ; angle de 160° avec le tronc), que masquait sur le vivant la projection du bassin en avant et en bas. Le mouvement de flexion ne s'exécute pas directement, mais, comme nous l'avions déjà remarqué, se combine avec l'abduction. Son étendue ne dépasse pas 40 degrés de sorte que dans le maximum, de flexion il reste encore entre le fémur et le bassin un angle de 120 degrés. Cette flexion est limitée par la résistance de la capsule en bas et en arrière et par la rencontre des ostéophytes développés sur la tête, d'une part, et dans le bourrelet cotyloïdien, de l'autre.

Il n'y a de bien évident que ce mouvement de flexion.

L'adduction est empêchée par la saillie osseuse considérable que j'ai comparée à un troisième trochanter et par la rétraction de la capsule, surtout en arrière et en haut. L'adduction proprement dite, un peu mieux accusée, est bientôt limitée par la résistance des faisceaux internes de la capsule et la saillie de l'ostéophyte, signalée au sommet de la tête du fémur.

REMARQUES.

Ainsi un homme qui était incapable de marcher et de se tenir debout sans soutien, a pu, après la rupture de l'ankylose de la hanche et le redressement du membre, marcher aisément, s'asseoir avec facilité et reprendre ses rudes travaux de forgeron. L'excellence de la méthode de M. Bonnet ne reçoit-elle pas de ce fait une éclatante confirmation ?

Mais entrons dans les détails de l'observation. L'ankylose était bien réelle ; l'anesthésie, tout en amenant la résolution musculaire complète, ne l'avait pas fait disparaître. D'ailleurs, on ne sentait point de muscles rétractés et les violents craquements qui se sont fait entendre lors de l'opération, ne pouvaient dépendre que de ruptures osseuses.

L'autopsie l'a prouvé en montrant autour des surfaces articulaires, de part et d'autre, des couronnes d'ostéophytes dissociés.

La capsule altérée jouait sans doute un grand rôle dans la production de cette ankylose ; mais les principales lésions existaient dans les os.

L'immobilité complète, aidée par une active dérivation, a éloigné les accidents inflammatoires, et quand on a enlevé le bandage les *formes* normales étaient à peu près rétablies. Cette variété d'ankylose avec allongement, abduction et rotation en dehors est celle où l'on obtient le plus difficilement le retour à la conformation naturelle. La mauvaise position du membre persiste toujours à un plus ou moins faible degré, et chez notre malade la difformité était devenue si peu apparente qu'un œil non prévenu s'y serait trompé.

Quant au rétablissement des *fonctions*, il n'échappera à personne que le résultat n'a pu être qu'en proportion de la somme d'efforts tentés pour l'obtenir.

Or, on n'a peut-être pas assez insisté sur cette partie du traitement. Les appareils ingénieux de M. Bonnet n'ont pas été employés. Un seul mouvement artificiel a été exécuté, la flexion; et c'est le seul qui se soit rétabli en partie. Aurait-on pu obtenir davantage, sous ce rapport, par des manœuvres plus complètes et plus longtemps prolongées? Les altérations osseuses qu'a révélées l'autopsie permettent assurément d'en douter. Mais, en principe, il n'en est pas moins logique de chercher le rétablissement des mouvements après la rupture de l'ankylose, surtout si l'on a affaire à un sujet plus jeune que notre malade et à une affection moins ancienne.

Ce rétablissement partiel des mouvements, démontré d'une manière irréfutable, est le fait capital de notre observation. Ce point n'avait pas encore été prouvé; et l'on avait pu croire que toujours l'ankylose rectiligne succédait à l'ankylose angulaire. Il est certain qu'il est facile de se faire illusion sur les mouvements qui se passent dans la hanche, en raison de la mobilité qu'acquièrent alors les articulations lombaires. Nous y avons été trompés nous-mêmes; jusqu'à l'autopsie, nous avions cru ces mouvements beaucoup plus étendus qu'ils ne l'étaient en réalité. Mais enfin ils existaient; la flexion pouvait s'exécuter dans une étendue de 40 degrés ; et ce succès, tout incomplet qu'il soit resté, est bien fait pour engager les chirurgiens à suivre dans ces tentatives la voie que leur a tracée le regrettable professeur de Lyon.

OBSERVATIONS

DE RUPTURE D'ANKYLOSE DU GENOU ET DE LA HANCHE,

TIRÉES DE LA PRATIQUE DU PROFESSEUR BONNET,

ET PUBLIÉES DANS SES OUVRAGES ANTÉRIEURS.

Bien que les observations qui suivent aient été déjà publiées par le professeur Bonnet dans ses précédents ouvrages, et qu'elles datent d'une époque où il n'avait pas encore perfectionné ses méthodes de traitement, nous les réunissons ici, parce que, si imparfaits que fussent les procédés mis alors en usage, les faits auxquels ces procédés s'appliquent et les résultats obtenus n'en sont pas moins des preuves de plus en faveur des doctrines nouvelles soutenues par le savant chirurgien.

Dr J.-G.

Ire OBSERVATION. — *Ankylose du genou, suite d'arthrite aiguë. — Redressement graduel à l'aide de la section des muscles fléchisseurs de la jambe et de l'appareil à extension de M. Bonnet.*

Marie-Claudine Jacaud, de Saint-Denis, âgée de vingt et un ans, entrée le 6 avril 1840 à l'Hôtel-Dieu de Lyon.

Onze mois avant son entrée à l'hôpital, elle avait été prise d'un rhumatisme articulaire aigu qui avait occupé les articulations de l'épaule, du coude et du genou gauche. Ce dernier se fléchit à angle droit dès l'invasion du mal.

Après un mois, les douleurs et le gonflement avaient disparu de toutes les autres articulations ; la tuméfaction persista dans le genou, et la maladie passa à l'état chronique.

A son entrée à l'hôpital, le genou offre l'état suivant :

Gonflement considérable de l'articulation dans toute la partie occupée par la membrane synoviale; fluctuation. Ce gonflement dur, un peu pâteux, sans trace de suppuration, est dû probablement à un épanchement de lymphe plastique dans la cavité articulaire. La malade souffre beaucoup, ses douleurs sont vives et continues ; elle ne marche que très-difficilement et avec le secours de béquilles. Les tendons du jarret sont extrêmement rétractés, et la moindre tentative d'extension suffit pour provoquer des douleurs insupportables.

Depuis son entrée à l'hôpital jusqu'au 16 avril, j'essayai vainement les tractions exercées avec les mains et l'emploi de la machine destinée au redressement du genou; je me décidai enfin à couper les tendons rétractés

Le 16 avril, je coupai le tendon du biceps; le 24 avril, celui du demi-tendineux; le 10 mai, celui du demi-membraneux.

Ces sections n'entraînèrent aucun accident; après chacune d'elles, la malade fut mise dans un appareil à extension, et on obtint chaque fois un léger allongement.

Dix jours après la section du demi-membraneux, l'angle formé par la jambe et la cuisse était très-ouvert, et je pus placer le membre dans la gouttière, où la pression des courroies fit disparaître peu à peu l'angle de flexion; le 16 juin, le membre était complétement redressé.

Ce redressement fut accompagné d'un phénomène singulier : c'est que les douleurs et le gonflement disparais-

saient à mesure que le membre se rapprochait de sa rectitude naturelle.

Dès le 16 juin, la malade put marcher facilement sans
chaussettes. Seulement un gonflement variable de la
jambe et du pied succédait à chaque exercice. Cette disposition a cessé avec le temps, et la guérison a été complète
sous le rapport de la facilité des mouvements de l'articulation et sous le rapport de la rectitude du membre.

II⁰ OBSERVATION. — *Tumeur blanche du genou droit datant
de huit ans ; ankylose à angle aigu et de nature fibreuse
entre le tibia et le fémur ; luxation en arrière et en dehors
du premier de ces os ; soudure intime de la rotule et du fémur. Rupture de l'ankylose suivant la méthode de M. Palasciano. Traitement consécutif avec des appareils perfec-
tionnés ; réduction presque complète de la luxation. Guérison avec ankylose dans la position étendue.*

Le sujet de cette observation, mademoiselle Marie K...,
est une jeune fille de quatorze ans, d'un tempérament lymphatique, et d'une constitution peu forte. A l'âge de six ans,
elle avait fait une chute sur le genou droit, et depuis cette
époque cette articulation était le siége d'une douleur et
d'un gonflement qui, d'abord peu intenses et intermit-
tents, étaient devenus plus graves et permanents à partir
du commencement de l'année 1846. Cette aggravation
pouvait être attribuée autant à l'humidité des appartements habités par la jeune fille qu'à la marche naturelle
de la maladie. Dès lors, mademoiselle Marie K... fut
obligée de garder le lit pendant trois mois consécutifs ;
elle restait couchée sur le côté droit, et la jambe, fléchie
sur la cuisse, reposait sur sa face externe. La maladie fut
combattue par les moyens habituels : sangsues, vésicatoires, frictions, cataplasmes calmants et résolutifs. Plus
tard, on établit un cautère au côté interne de la cuisse.
L'inflammation, ainsi que la douleur et le gonflement du

genou , diminua , mais la flexion de la jambe sur la cuisse devint de plus en plus prononcée. La malade ne marchait qu'à l'aide de deux béquilles, et le pied droit ne touchait plus le sol.

Dans le commencement d'octobre 1847, lorsque mademoiselle Marie K... fut soumise à mon observation, elle présentait l'état suivant : signes extérieurs du tempérament lymphatique nerveux très-prononcés, santé générale assez bonne ; flexion de la jambe sur la cuisse sous un angle aigu de 75 degrés environ, abduction et rotation en dehors du tibia. L'extrémité de cet os est luxée en arrière sur les condyles du fémur ; ceux-ci font une saillie de 3 centimètres en avant. La rotule est déjetée en dehors et ankylosée sur le fémur.

Les mouvements que l'on peut imprimer au tibia sont à peine appréciables et produisent beaucoup de douleur. La cavité de l'articulation est le siége d'une fluctuation perceptible, surtout au côté interne du ligament rotulien. La forme du genou est considérablement altérée par le déplacement en arrière de l'extrémité supérieure du tibia, mais il existe peu d'engorgement des parties molles.

J'hésitai longtemps à entreprendre un cas aussi difficile, je fis part de mes craintes aux parents. Je leur exposai entre autres choses que le redressement d'une flexion aussi prononcée n'était guère à espérer ; que tous les cas que j'avais vus ou traités jusqu'alors n'étaient pas des flexions à angle aigu, comme celle que présentait leur fille ; que, eu égard à la luxation du tibia, il était à craindre qu'après le redressement cet os ne restât placé en arrière du fémur au lieu de se réunir à lui bout à bout ; et qu'enfin les efforts de redressement pourraient activer la suppuration à laquelle le genou me paraissait disposé.

Quelque fondées que fussent ces craintes, les parents insistèrent pour que l'on tentât tous les moyens qui étaient au pouvoir de l'art ; je me décidai sur leurs instances.

Le 12 octobre 1847, l'opération fut pratiquée en présence de MM. les docteurs Diday, Girin, Garin, Pomiès, Lacour, Teissier, etc.

Le malade étant éthérisé, je fis la section de tous les tendons du jarret et des faisceaux antérieur et externe du triceps et de l'aponévrose fémorale.

L'opération fut faite avec toutes les précautions que j'ai recommandées dans mes ouvrages. Aucun nerf, aucun vaisseau important ne fut intéressé.

La flexion de la jambe fut accompagnée, comme toujours, d'un craquement très-rude ; elle réussit à merveille à détacher la rotule, et je pus immédiatement écarter assez la jambe de la cuisse pour que ces deux parties formassent un angle un peu plus ouvert que l'angle droit.

Le membre fut placé dans une gouttière articulée au niveau du genou (*voy.* p. 153, *fig.* 16) et fléchie à angle droit. A partir du quatorzième jour, il y fut soumis à des efforts graduels de redressement et y resta jusqu'au 20 novembre.

A cette date, nouvelle éthérisation et nouveaux mouvements de flexion et d'extension, à la suite desquels j'obtins un redressement presque complet. L'appareil étant alors inutile, j'eus recours à une gouttière droite dans laquelle une traction était exercée sur la jambe et une pression sur le genou. L'usage de celle-ci fut continué pendant la nuit et une partie du jour jusqu'au commencement de janvier. Sous l'influence de ces moyens successifs, on obtint en trois mois un redressement tel que le pied touchait le sol, dans la station, par ses deux tiers antérieurs, et que le talon n'en était séparé que de 3 centimètres.

Cependant, vers la septième semaine, c'est-à-dire au commencement de décembre, lorsque la malade commença à se lever, les moindres secousses imprimées au genou étaient très-douloureuses et cette articulation était toujours engorgée. Pour combattre cette vive sensibilité, je fis un emploi journalier et graduellement croissant d'un appareil de mouvement destiné à produire la flexion et l'extension. A mesure que l'on en fit usage, la sensibilité du genou et le gonflement diminuèrent, mais la mobilité resta toujours extrêmement restreinte, et ne dépassa jamais 10 à 12 degrés.

La complication de ce traitement local ne permit pas d'employer d'autre traitement général que l'administration habituelle de l'huile de foie de morue.

Le 10 janvier, la malade quitta Lyon après trois mois de traitement ; elle pouvait alors passer d'un appartement dans un autre avec l'aide d'une canne. Les deux tiers antérieurs du pied appuyaient sur le sol pendant la marche, et il y avait à peine trace de la luxation en arrière.

Je lui conseillai : 1° de tenir constamment le genou entouré d'une gouttière de cuir solide, lacée en devant, et s'étendant du haut de la cuisse au bas de la jambe ; 2° de marcher chaque jour, autant que possible, en s'aidant d'une béquille ou d'une canne, le membre toujours soutenu par la gouttière ; 3° de faire usage trois fois par jour, et pendant une demi-heure à trois quarts d'heure, d'un appareil de mouvement. J'ai lieu de penser que ces prescriptions furent suivies exactement. Quoi qu'il en soit, au mois de mai 1848, c'est-à-dire six mois après l'opération, il se forma un abcès au-dessus de la rotule, lequel se fit jour au dehors par deux ouvertures fistuleuses.

A partir de cette ouverture, l'amélioration fit des progrès graduels et non interrompus. La marche devint de plus en plus facile, et lorsque je vis mademoiselle K..., un an après son opération, le membre était complétement droit ; le pied appuyait sur le sol par toute l'étendue de sa face plantaire ; l'axe de la jambe était seulement un peu en arrière de celui de la cuisse ; les fistules étaient fermées, et le gonflement du genou ne semblait plus persister que dans les os. La mobilité n'était point rétablie, et l'ankylose en position étendue avait été substituée à une ankylose avec flexion à angle aigu. Du reste, depuis plusieurs mois, la malade marchait toute la journée dans ses appartements sans aucun appui, et, dans la rue, une canne lui était à peine nécessaire. Cette facilité dans la marche a fait depuis chaque jour des progrès, ainsi que l'a constaté M. Diday, qui a suivi la malade avec moi.

IIIᵉ Observation. — *Ankylose angulaire du genou droit, résultat d'une arthrite aiguë de cause traumatique. Sections musculaires; rupture de l'ankylose. Traitement consécutif; emploi d'un appareil de sustentation. Guérison.*

Un homme de trente-deux ans, d'une constitution forte, vint à l'Hôtel-Dieu de Lyon, dans la salle de clinique chirurgicale, le 13 novembre 1850, pour s'y faire traiter d'une ankylose angulaire du genou droit. Dix mois auparavant, il s'était frappé le genou avec une hache, le coup avait porté sur le côté interne, et avait ouvert, à ce qu'il paraît, la jointure. Immédiatement après l'accident, on couvrit l'articulation de compresses mouillées d'eau froide ; néanmoins il survint une arthrite très-intense qui se termina par suppuration, et il fut nécessaire de faire deux ouvertures, l'une au niveau de la partie supérieure interne du tibia, l'autre en dehors, au-dessus de la rotule. Le malade resta au lit pendant quatre mois ; lorsqu'il se leva, la jambe était ankylosée à angle droit avec la cuisse. Il alla aux eaux salines de Bourbon-Lancy ; mais l'effet des douches et des bains fut tout à fait nul.

Au moment de l'entrée du malade dans la salle de clinique, la jambe était solidement soudée dans la position fléchie et formait avec la cuisse un angle un peu moins ouvert que l'angle droit ; il existait en même temps un peu de rotation en dehors et un léger degré d'abduction. Cependant la déformation de la jointure était peu marquée, comparativement à ce que l'on observe dans les ankyloses qui succèdent à des tumeurs blanches du genou.

Par suite de l'atrophie des muscles de la cuisse et de la jambe, la circonférence du membre malade avait 4 centimètres de moins que celle du membre sain ; les tendons du jarret, en dedans et en dehors, étaient tendus et saillants ; la rotule était immobile ; les mouvements entre le tibia et le fémur étaient presque imperceptibles ; en un mot, il existait une ankylose fibreuse des plus solides. Le raccourcissement résultant de la flexion de la jambe était de 25 centimètres, et la marche ne pouvait s'exécuter qu'avec deux béquilles.

Pendant les premiers jours, on plaça le membre inférieur sur un double plan incliné, où la jambe était soumise à l'extension et à un effort de redressement. Cette tentative occasionna des douleurs vives dans le genou, et ne produisit aucun allongement appréciable.

M. Bonnet se détermina alors à pratiquer la rupture de l'ankylose.

Le 19 novembre, en présence des élèves qui suivaient la clinique, il fit la section des muscles du jarret en dedans et en dehors, et celle du tendon commun, du triceps et du droit antérieur.

Les adhérences qui unissaient les os entre eux étaient si solides, qu'il fallut cinq ou six tentatives faites avec beaucoup de force pour opérer le mouvement de flexion qui s'accomplit en faisant entendre un craquement très-prononcé, et la rotule se détacha. M. Bonnet imprima ensuite quelques mouvements de rotation pour achever de rompre les adhérences, et s'efforça d'étendre la jambe, tandis qu'un aide appuyait en avant et en dedans sur l'extrémité inférieure du fémur.

Le redressement ne put être obtenu immédiatement que d'une manière incomplète ; il était tel, cependant, que le raccourcissement n'était plus que de 8 centimètres.

Les piqûres ayant été recouvertes d'un linge enduit de collodion, le membre, ramené à la position fléchie, fut placé dans une gouttière coudée qui embrassait la face postérieure de la jambe et de la cuisse. La plaie à travers laquelle avait été faite la section du biceps et des tendons de l'iléo-aponévrotique fournit, dans la première journée, une quantité assez considérable de sang.

Cependant les suites de l'opération furent très-simples ; il ne survint aucune inflammation, et le redressement, opéré progressivement à partir du quatrième jour, était à peu près complet vers le 6 décembre.

Le 15 décembre, on applique un bandage amidonné, et le 18, un mois après la rupture de l'ankylose, le malade commença à se lever.

Le poids du corps, pressant sur l'articulation, rendait l'exercice de la marche pénible et douloureux, et l'appui de deux béquilles était indispensable. L'application d'une chaussette ne fit pas cesser cette sensation douloureuse. On ne retira non plus aucun avantage de l'exercice des mouvements artificiels.

Au commencement de février, M. Bonnet fit appliquer par-dessus la chaussette un appareil de sustentation s'étendant de l'ischion à la plante du pied. Cet appareil, imité des membres artificiels de M. Martin, n'offrait aucune articulation au niveau du genou ; il en présentait une pour les mouvements du pied.

Au moyen de ce tuteur, le malade put immédiatement marcher avec facilité en s'appuyant sur une canne. Il demanda à quitter l'hôpital le 16 février : sa jambe était alors parfaitement droite. Il n'a pas été revu depuis ; mais il est certain qu'au bout de quelques mois il aura pu se passer de son appareil de sustentation. (*Observation recueillie par M. le docteur Pomiès.*)

IVe OBSERVATION. — *Ankylose angulaire du genou gauche
datant de quatre ans. Section sous-cutanée des muscles du
jarret au côté interne et au côté externe ; section du triceps
et du droit antérieur ; rupture de l'ankylose par des mouvements forcés. Traitement consécutif ; redressement ; exercice de la marche pendant que le membre est soutenu par
un appareil de sustentation. Guérison complète.*

Le sujet de cette observation, Laurent Lamure, est un
jeune homme de dix-neuf ans, bien portant, et d'une constitution assez bonne. La maladie de son genou gauche
a commencé il y a dix ans. Il n'y a jamais eu de douleurs
dans les autres articulations et il n'est pas possible d'indiquer, d'après les renseignements fournis, quelle a été la
cause de la maladie : il paraît qu'elle s'est développée lentement, et que pendant six ans elle n'a pas empêché la
marche. Plus tard, il y a cinq ans, une ouverture fistuleuse
s'ouvrit au côté externe du jarret, près de l'insertion du
biceps. Deux ans après, cette fistule s'étant fermée, un
nouvel abcès se forma et s'ouvrit par une large plaie au
côté externe de la partie inférieure de la cuisse. Du moment où il y a eu des abcès dans le genou, l'articulation
s'est déformée de plus en plus, la jambe s'est fléchie et
s'est portée dans l'abduction ; depuis quatre ans la marche
est impossible sans béquilles.

Le malade présentait l'état suivant à l'époque où M. Bonnet entreprit son traitement à l'Hôtel-Dieu de Lyon,
salle de clinique chirurgicale, le 15 novembre 1850 : Le
volume du genou gauche n'était supérieur que d'un centimètre à celui du genou droit. Il n'y avait pas de trace de
fongosités ni d'abcès. Les trajets fistuleux étaient cicatrisés
depuis deux mois. La tumeur paraissait formée par les os
et par les tissus fibreux. Les muscles du jarret, en dedans
et en dehors, étaient rétractés et faisaient saillie sous la
peau.

L'ankylose était complète. La rotule, soudée au fémur, était un peu déviée en dehors. Le tibia était fléchi de manière à former avec le fémur un angle un peu plus fermé que l'angle droit ; il était en même temps porté en dehors et en arrière, ce qui laissait à nu, sous la peau, une portion articulaire du condyle fémoral interne.

Par suite de la flexion, il existait entre les deux membres inférieurs une différence de longueur de 28 centimètres. L'abduction, mesurée par la distance qui séparait le talon du prolongement d'une ligne conduite suivant le plan de la face interne de la cuisse, était de 15 centimètres.

L'atrophie du membre malade était très-considérable; elle ne portait pas seulement sur les muscles, mais encore sur les os eux-mêmes ; le tibia et le fémur avaient un centimètre et demi de moins en longueur du côté gauche que du côté droit.

Le genou ankylosé n'était pas douloureux; mais la position dans laquelle la jambe était placée était si gênante, et s'opposait tellement à ce que le malade pût se livrer avec activité aux travaux de sa profession d'agriculteur, qu'il était venu à l'Hôtel-Dieu dans l'intention formelle de se faire couper la jambe.

M. Bonnet pensa qu'il ne fallait point adopter ce parti extrême et résolut de tenter le redressement de cette ankylose malgré l'ancienneté de la maladie et l'étendue de la déformation. La jeunesse du malade, le bon état de sa santé générale, l'absence de toute inflammation dans le genou, étaient autant de raisons qui l'encourageaient dans cette entreprise. Le 16 novembre 1850, le malade étant plongé dans le sommeil produit par l'éthérisation, il fit la section des muscles internes et externes du jarret, ainsi que la section du tendon du triceps et du droit antérieur ; il imprima ensuite à la jambe un mouvement forcé de flexion, par lequel il détacha la rotule du fémur. Pour détruire plus complétement les adhérences, et pour rendre plus facile le redressement, il imprima à la jambe quelques mouvements de rotation, et après ceux-ci il fit des efforts pour opérer le redressement. Il obtint ainsi un allongement de 18 centimètres; la luxation du tibia persistait toujours d'une manière incomplète.

Les petites plaies à travers lesquelles avaient été faites les sections sous-cutanées avaient été recouvertes d'un linge imbibé de collodion, et le genou entouré d'une bande modérément serrée; le membre inférieur, ramené à une flexion à peu près égale à celle qui existait avant l'opération, fut placé dans un appareil formé de deux gouttières, l'une pour la cuisse, l'autre pour la jambe, réunies au niveau de la jointure et pouvant être étendues au moyen d'une vis de rappel mordant sur une roue dentée.

A partir du 18 novembre, on put commencer à étendre un peu l'appareil; on continua ainsi progressivement jusqu'au 6 décembre, époque à laquelle le redressement était à peu près complet.

Les sections sous-cutanées ne furent suivies d'aucune inflammation; l'épanchement sanguin qui s'était formé sous la peau après la section du tendon du triceps fut long à se résorber; il n'avait disparu complétement qu'à la fin du mois de décembre.

Le 5 janvier, on appliqua sur tout le membre inférieur une chaussette destinée à exercer une compression uniforme , et par-dessus un appareil de sustentation prenant son point d'appui sur l'ischion. (Voyez *fig.* 4, p. 11.)

Le malade en fit les premiers essais le 14 janvier; il put marcher immédiatement en s'appuyant sur une canne.

Il quitta l'hôpital le 27 janvier; il marchait facilement et sans douleur avec son tuteur. ·M. Bonnet lui conseilla d'en faire usage jusqu'à ce que l'ankylose en position étendue eût pris de la solidité, et que la pression exercée sur le genou par le poids du corps ne fût plus douloureuse. (*Recueillie par M. Pomiès.*)

Ve OBSERVATION. — *Maladie de la hanche datant de deux ans, chez un enfant d'une constitution détériorée; allongement, ankylose, abcès froids multiples; traitement général par les moyens hydrothérapiques et l'iodure de potassium; traitement local par les ponctions sous-cutanées, la rupture de l'ankylose, les appareils de redressement et les mouvements artificiels.*

Paul Millet, âgé de onze ans, d'un tempérament lymphatique, maigre et peu développé, boitait depuis deux ans; la maladie s'était développée lentement et sans cause appréciable. La marche était très-difficile et nécessitait l'emploi de deux béquilles. Au moment de mon examen, la jambe droite offrait un allongement de 6 à 8 centimètres. La cuisse présentait à un haut degré la flexion, la rotation en dehors et l'abduction propres aux maladies de la hanche avec allongement; on ne constatait aucun mouvement dans l'articulation coxo-fémorale. Au côté externe de la cuisse existait un vaste abcès, étendu depuis le grand trochanter jusqu'à la partie moyenne du fémur; au côté interne et à la partie supérieure, on sentait une tumeur inégalement arrondie, qui semblait formée par un engorgement chronique du tissu cellulaire sous-cutané et intermusculaire. L'aisselle droite était le siége d'un trajet fistuleux qui paraissait être la suite de la fonte purulente de quelques ganglions lymphatiques. A l'ensemble de ces lésions il faut ajouter, pour caractériser l'état général, le défaut d'appétit, la diarrhée habituelle, la fréquence du pouls, la pâleur et la sécheresse de la peau.

Il était difficile d'entreprendre le traitement dans des circonstances plus défavorables.

Le 12 juin, le jeune Millet fut placé dans la maison de santé de M. Moussier, et là, pendant six mois, je le soumis à un traitement général et local dont j'indiquerai sommairement les détails.

Pour agir sur la constitution, activer les fonctions languissantes de la peau et produire sur cet organe une puissante révulsion, le malade fut enveloppé chaque jour dans une couverture de laine, et, lorsqu'il avait transpiré ainsi pendant deux heures à deux heures et demie, on lui jetait sur tout le corps un drap trempé dans de l'eau froide, et avec lequel on le frictionnait pendant une à deux minutes. Au bout de dix jours, on substitua au drap mouillé un bain froid par immersion. Durant tout l'été, on joignit à ces pratiques hydrothérapiques des bains dans le Rhône ; on veillait, dans ces deux cas, à ce que la peau fût bien séchée au sortir de l'eau, et l'on faisait des frictions de manière à ce que la réaction s'établît d'une manière complète. Dans le courant du mois d'octobre, les enveloppements dans la couverture de laine ne donnant plus lieu à des sueurs abondantes, je les remplaçai par les bains russes et par des douches de vapeur chaude sur la hanche malade. .

Dès que les moyens hydrothérapiques et une bonne hygiène alimentaire eurent rétabli l'intégrité des fonctions digestives, on fit usage à l'intérieur de l'iodure de potassium dissous dans l'eau sucrée. Administré d'abord à la dose de 0^{gr},50 par jour le 15 avril 1847, il fut porté à un gramme, le 16 septembre, et continué à cette dose jusqu'à la fin de novembre.

Sous l'influence de ce traitement, le petit malade prit des forces et un peu d'embonpoint ; sa peau perdit le caractère de pâleur et de sécheresse qu'elle avait au début et le pouls cessa d'être fébrile. Mais ces diverses améliorations furent lentes à se prononcer ; il fallut toute la confiance que j'avais dans les moyens employés et toute la persévérance des personnes qui entouraient le malade, pour persister pendant près de six mois dans l'emploi journalier de l'hydrothérapie et des remèdes prescrits.

En même temps des moyens locaux étaient dirigés

contre la maladie de la hanche. L'abcès de la partie supérieure de la cuisse occupa d'abord mon attention; il avait
décollé la peau dans une grande étendue, et si on l'eût
abandonné à lui-même, il se serait ouvert et aurait donné
lieu à tous les accidents des abcès froids communiquant
avec les articulations. Je pensai devoir le traiter suivant
la méthode de M. Jules Guérin.

Le 14 juin, à l'aide d'un trocart aplati, je fis au côté
externe de la cuisse une ponction sous-cutanée, et je vidai
en partie l'abcès avec la seringue. J'enlevai ainsi un demi-
litre environ d'un pus séreux parsemé de flocons albu-
mineux. Le 29 juin, une deuxième ponction donna issue
à une quantité à peu près égale du même liquide. Cette
fois la cavité fut vidée entièrement. La collection purulente s'étant formée de nouveau, une troisième ponction
fut faite le 16 août de la même manière; il ne s'écoula
plus que 30 grammes environ de liquide. Enfin une quatrième et dernière ponction, qui ne fournit qu'une petite
quantité de sérosité, fut pratiquée le 23 septembre. Aucune des piqûres ne s'enflamma; elles guérirent toutes
sans suppuration.

La tumeur du côté interne de la cuisse s'étant ramollie
et étant devenue fluctuante, elle fut aussi vidée à l'aide de
la ponction sous-cutanée le 23 septembre. Ici le trajet du
trocart devint le siége d'une fistule qui suppura jusqu'au
10 novembre. A cette époque, l'abcès de la partie externe
de la cuisse avait entièrement disparu, et il ne restait
presque plus de traces de la tumeur de la partie interne.

Pour remédier à l'allongement du membre droit et à la
déviation du bassin, le malade était placé chaque jour
dans un appareil disposé de manière que le tronc était
incliné du côté le plus court, et qu'une traction était
exercée, à l'aide d'un tourniquet, sur la jambe du même
côté; la contre-extension était faite sur le pubis et sur le

pied gauche du côté le plus long, c'est-à-dire du côté malade. De la sorte, le côté gauche du bassin était abaissé et le côté droit élevé. Le malade passait plusieurs heures chaque jour dans cet appareil sans que cela l'empêchât de dormir.

L'ankylose incomplète de l'articulation coxo-fémorale fut combattue par l'emploi des mouvements artificiels, précédés de la rupture des adhérences. Le 29 juin, le malade ayant été rendu insensible par l'éthérisation, j'imprimai à la cuisse des mouvements violents de flexion et d'extension, d'adduction et d'abduction. Des craquements, indices de la rupture des adhérences, et une mobilité plus grande de la jointure, furent le résultat de ces manœuvres, qui ne laissèrent après elles que des douleurs peu intenses et n'exigèrent que trois jours de repos au lit. Une autre opération semblable fut répétée pendant le cours du traitement. L'une et l'autre contribuèrent puissamment à rétablir la rectitude du membre et à lui rendre ses mouvements. Cependant elles eussent été tout à fait insuffisantes si l'on s'était borné à l'emploi de ce moyen. En effet, l'on détruisait bien ainsi les adhérences vicieuses, mais on ne donnait pas aux surfaces articulaires le poli, aux parties molles la souplesse nécessaires à l'exercice des fonctions de la jointure. Ce résultat fut obtenu à l'aide des appareils de mouvement. Celui que l'on employa était muni de deux cadrans; le malade lui-même faisait mouvoir sa cuisse dans toutes les directions. On constatait chaque jour sur les cadrans gradués l'augmentation de la mobilité de la jointure, et afin de ramener progressivement le membre droit à sa rectitude, on le fixait par intervalle avec les vis de pression, dans une attitude de plus en plus éloignée de la position vicieuse qu'avait fait contracter la maladie.

Le succès de ce mode de traitement, aidé des moyens généraux précédemment cités, fut des plus satisfaisants.

A la fin du mois d'août, le malade put quitter ses béquilles et marcher avec un bâton. Au mois d'octobre, la jambe droite pouvait être portée dans un degré d'adduction tel qu'elle croisait la jambe gauche ; la flexion de la cuisse avait alors presque entièrement disparu. Dans le courant de novembre, le redressement du bassin était complet, l'abduction de la cuisse n'existait plus, il restait seulement un léger degré de flexion et de rotation en dehors. L'allongement du membre droit avait entièrement cessé, et avait été remplacé par un raccourcissement d'un centimètre environ. Cette disposition tenait sans doute à une absorption partielle de la tête du fémur ; elle était aussi le résultat de l'atrophie du membre malade, atrophie qui n'avait pas porté seulement sur les muscles, mais aussi sur les os, lesquels étaient moins longs que ceux du côté sain.

Paul Millet quitta la maison de santé dans les premiers jours de décembre. Il marchait facilement, en s'appuyant sur une canne ; cependant les mouvements spontanés de l'articulation coxo-fémorale n'étaient pas très-étendus, et il restait de la claudication. Il n'y avait plus de traces des abcès de la hanche et de la cuisse ; la santé générale était aussi bonne que le comportait la constitution du malade.

J'ai revu le jeune Millet en 1851 ; il marchait très-librement, et pouvait faire plusieurs kilomètres sans fatigue ; il s'appuyait seulement sur une canne, et un talon élevé de 2 centimètres à peu près masquait presque complétement la claudication.

TABLE DES MATIÈRES

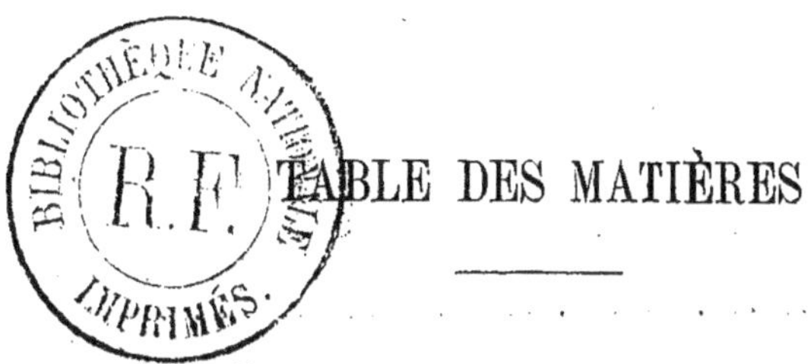

Partie théorique.

Partie clinique.

FIN DE LA TABLE.

Corbeil, typ. et stér. de Crété.

LIBRAIRIE J. B. BAILLIÈRE et FILS.

BOUVIER. — Leçons cliniques sur les maladies de l'appareil locomoteur professées à l'hôpital des enfants pendant les années 1855, 1856, 1857, par le docteur H. Bouvier, médecin de l'hôpital des enfants, membre de l'Académie impériale de médecine de Paris, in-8 de 500 pages .... 7 fr.

— Atlas des leçons sur les maladies chroniques de l'appareil locomoteur comprenant les *Déviations de la colonne vertébrale*. Paris, 1858, atlas de 20 planches in-folio.................................... 18 fr.

BOUISSON. — Tribut à la chirurgie, ou Mémoires sur divers sujets de cette science. Paris, 1858. Tome Ier, in-4 de 564 pages avec 11 planches lithographiées .... 12 fr.

CRUVEILHIER. — Traité d'anatomie pathologique générale par J. Cruveilhier, professeur d'anatomie pathologique à la Faculté de médecine de Paris. Paris, 1849-1856, 3 vol. in-8............................. 26 fr.
Le tome IV et dernier est sous presse.

LOUIS. — Éloges lus dans les séances publiques de l'Académie royale de chirurgie de 1750 à 1792, par M. A. Louis, recueillis et publiés pour la première fois, au nom de l'Académie de médecine et d'après les manuscrits originaux, avec une introduction, des notes et des éclaircissements par F. Dubois (d'Amiens), secrétaire perpétuel de l'Académie impériale de médecine. 1 beau vol. in-8 de 548 pages........................ 7 fr. 50

Cet ouvrage contient : Introduction historique par M. Dubois, 76 pages ; Éloges de J. L. Petit, Bassuel, Malaval, Verdier, Rœderer, Molinelli, Bertrandi, Foubert, Lecat, Ledran, Pibrac, Benomont, Morand, Van Swieten, Quesnay, Haller, Flurant, Willius, Houstet, de la Faye, Bordenave, David, Faure, Coqué, Fagner, Camper, Hévin, Pipelet, et l'éloge de Louis par P. Sue.

LEBERT. — Traité d'anatomie pathologique générale et spéciale ou description et iconographie pathologique des affections morbides, tant liquides que solides, observées dans le corps humain, par le docteur H. Lebert, professeur de clinique médicale à l'Université de Breslau, membre des Sociétés anatomique, de biologie, de chirurgie, et médicale d'observation de Paris. Paris, 1855-1861, 2 vol. in-folio de texte et d'environ 200 planches dessinées d'après nature, gravées et la plupart coloriées.

Le tome Ier texte, 760 pages, et tome Ier planches 1 à 94 sont complets en 20 livraisons.
Le tome II comprendra les Livraisons XXI à XL, avec les planches 95 à 200.
Il se publie par livraisons, chacune composée de 30 à 40 pages de texte, sur beau papier vélin et de 5 pages in-folio gravées et coloriées. Prix de la livraison................ 15 fr.
XXXIV Livraisons sont en vente.

LEGENDRE. — Anatomie chirurgicale homolographique, ou description et figures des principales régions du corps humain représentées de grandeur naturelle et d'après des sections; plans faits sur des cadavres congelés, par le docteur E. Q. Legendre, prosecteur de l'amphithéâtre des hôpitaux, lauréat de l'Institut de France. Paris, 1858, 1 vol. in-folio de 25 planches dessinées et lithographiées par l'auteur, avec un texte descriptif et raisonné....... 20 fr.

MALGAIGNE. — Traité d'anatomie chirurgicale et de chirurgie expérimentale, par J. F. Malgaigne, professeur de médecine opératoire à la Faculté de médecine de Paris, chirurgien de l'hôpital Beaujon, membre de l'Académie de médecine. *Deuxième édition* revue et considérablement augmentée. Paris, 1859, 2 forts vol. in-8 .... 18 fr.

MALGAIGNE. — Traité des fractures et luxations, par J. F. Malgaigne, professeur à la Faculté de médecine. Paris, 1847-1855, 2 beaux vol. in-8 et atlas de 30 planches in-folio. .... 33 fr.

MATHYSEN. — Traité du bandage platré. Paris, 1859, in-8 avec figures intercalées dans le texte.. 1 fr. 25

Corbeil, typographie et stéréotypie de Crété.